智慧医疗共性技术与模式创新

郭源生　吕　晶　董永明　李　鹏　冯南海　编著

电子工业出版社

Publishing House of Electronics Industry

北京·BEIJING

内 容 简 介

将医疗与互联网、物联网、5G、人工智能等新技术深度融合，可构建智慧医疗信息化体系和服务平台，实现在智能医院、远程医疗、慢性病康养与健康管理等医疗保健过程中的智能化和医疗服务模式创新。运用可穿戴设备、家庭智能终端、服务机器人等智能产品，精确完整、便利快捷地获取人体生理参数指标与健康大数据，可实现"未病先知"与"未病先治"，为民众提供个性化、精准化、科学化、便捷化的健康生活指导和医疗保健与健康服务。

本书共分为 7 章：第一章和第二章系统地介绍了智慧医疗的基本概念、主要问题与对策研究、发展状况、模块化架构与商业模式；第三章～第五章介绍了与智慧医疗相关的共性核心技术及基础产品、健康管理大数据、人工智能技术与运用；第六章介绍了慢性病检测与健康管理，提出了"未病先知"的新理念；第七章通过 3 个不同类型的运营服务模式案例，进一步说明智慧医疗在市场化应用中的相关性问题，为企业家、研究者提供顶层设计与实施方案等参考依据。

本书适用于政府公务人员、事业单位、企业管理者、投资机构、医务人员等相关人士和科技爱好者阅读，也可作为相关专业本科、研究生的教学参考书。

图书在版编目（CIP）数据

智慧医疗共性技术与模式创新 / 郭源生等编著. —北京：电子工业出版社，2020.10

ISBN 978-7-121-39652-6

Ⅰ.①智… Ⅱ.①郭… Ⅲ.①互联网络－应用－医疗卫生服务－服务模式－研究 Ⅳ.①R197.1-39

中国版本图书馆 CIP 数据核字（2020）第 180063 号

责任编辑：陈韦凯
文字编辑：张佳虹
印　　刷：涿州市京南印刷厂
装　　订：涿州市京南印刷厂
出版发行：电子工业出版社
　　　　　北京市海淀区万寿路 173 信箱　邮编：100036
开　　本：787×1 092　1/16　印张：18.75　字数：480 千字
版　　次：2020 年 10 月第 1 版
印　　次：2020 年 12 月第 2 次印刷
定　　价：86.00 元

凡所购买电子工业出版社图书有缺损问题，请向购买书店调换。若书店售缺，请与本社发行部联系，联系及邮购电话：（010）88254888，88258888。

质量投诉请发邮件至 zlts@phei.com.cn，盗版侵权举报请发邮件至 dbqq@phei.com.cn。

本书咨询联系方式：chenwk@phei.com.cn，（010）88254441。

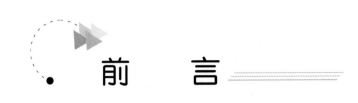

前　言

　　早在 2000 多年前,《黄帝内经》中提出了"上医治未病,中医治欲病,下医治已病",即医术高明者并不是擅长治病的人,而是能够提早发现可能出现的疾病,并善于预防疾病来袭的人。可见,中医历来是防重于治。遗憾的是,不少医生错误地认为:谁的病人越多,谁的本事越大。"治未病"是中医的健康观,是古代医家几千年来在预防和治服瘟疫的过程中不断总结和完善的"未病先防、既病防变"的科学思想,是中医学奉献给人类的健康医学模式。这与我国传统文化中的"先知先觉是智者,后知后觉是愚者,不知不觉是窥者"思想,以及孔子所说的"生而知之者上也,学而知之者次也,困而学之又其次也,困而不学民斯为下也"是一脉相承的。

　　我国现阶段出现了极其复杂的社会现象和结构性矛盾问题,具体表现为以下 5 个方面。

　　第一,人口老龄化趋势加快引发的问题与矛盾突出。目前,中国老年人口年增长率为 3.4%,每年净增 600 万左右,是同期出生人口增速的 5 倍多。2014 年,中国 60 岁以上的老年人口突破 2 亿;2016 年,中国 60 岁以上的老年人口高达 2.43 亿,占中国人口总数的 16.1%;预计在 2050 年前后这一数字将到达峰值,约为 4.38 亿,将超过中国人口总数的 30%(按照国际标准,当一个国家和地区 60 岁以上老年人口占比达 10% 或 65 岁以上老年人口占比达 7% 即意味着进入老龄化社会)。据联合国统计,预计到 21 世纪中叶,中国有近 5 亿人口超过 60 岁。更为紧迫的是,发达国家的老龄化进程长达几十年至 100 多年,如法国用了 115 年,瑞士用了 85 年,英国用了 80 年,美国用了 60 年。而中国的老龄化进程仅用了 18 年(1981—1999 年),可谓是"跑步进入老龄化社会"。中国的人口老龄化不仅增速快、规模大,而且背负着"未富先老"和"未备先老"等多重压力,同时存在着养老资源配置严重不足的现象。

　　第二,慢性病呈现"井喷状态",居民健康状况不容乐观。目前,中国慢性病的低龄化趋势明显,慢性病已经开始侵袭四五十岁的中年人和青少年儿童,使人口体质加速弱化。国家卫生健康委发布的《中国慢性病报告》中显示,中国慢性病人口接近 4 亿,已超过流行性传染病的人数,占死亡人口的 86.6% 以上,是死亡第一原因。另外,中国有超重人口 3.05 亿、肥胖症人口 1.2 亿、高血压人口 3.3 亿、高胆固醇人口 5200 万、血脂异常人口 1.6 亿、糖尿病人口 1.2 亿。据专业统计,在中国每 1000 个死亡的人当中就有 850 人死于心血管、癌症、糖尿病等慢性病。在中老年人群中,平均患慢性病高达 3.1 种,部分人群甚至患有 5～6 种疾病,多种治疗药物互相作用,致使脏器负担加重,造成患者生命质量较差。中国失能、半失能人数持续增长,高达 3300 多万。未来肝癌、肺癌、胃癌三大癌症也将会困扰着中国的家庭。根据国家卫生健康委统计,近 20 年里,我国医疗费支出用因重大疾病增长了 28 倍;重大疾病的平均治疗费用为 10 万元,并且每年以 20% 的幅度递增。另据北京市卫生健康委发布的健康白皮书显示:"各种慢性病及三高异常的低龄化趋势明显"。患有慢性病的人群涌向医院是造成"看病难,看病贵"的重要因素之一,此外,老龄化人口、儿童、育龄妇女等一般性检查和常见病诊治也是造成医疗资源短缺的一大因素。

人们总以为慢性病是富贵病，城市居民才容易得。事实上，根据调查情况来看，农村居民的患病情况更加严重，因医疗条件、医学知识、观念意识等因素受限而导致农村居民对高血压、糖尿病"无知无畏"。最新趋势表明，糖尿病已经开始向农村蔓延，患病人数快速上升到6300万。专家推测，大约几年后，农村和郊区的糖尿病患者数量将会超过城市的糖尿病患者数量，这将给农村家庭带来劳动力损失及经济负担，更有甚者会因病致贫。

因此，"慢病快治、慢病快防"已成为中国当前面临的紧迫问题，需要全社会大力推广和全民参与，共同做好慢性病的预防和控制工作。

第三，环境因素变化引发的各种矛盾不容忽视。中国正处于社会变革与经济转型期，各种矛盾交错复杂，社会问题更加突显。由于城市化进程和人口流动性加快，导致父母与子女异地居住，空巢老人越来越多。目前，中国城乡空巢家庭超过50%；且高龄空巢化趋势明显。生活方式、生存压力、环境污染、饮食结构、气候变化等因素致使家庭人口结构突变，城市"4-2-1"的家庭结构和农村"老幼留守"的家庭结构使得家庭养老功能日渐退化。昔日"养儿防老""多子女共同承担赡养、服侍老人义务"的传统养老模式受到严重冲击。劳动力人口因加班、劳累等体力透支现象，导致亚健康人数持续增加，使家庭经济负担加重从而陷入恶性循环。

第四，医疗资源短缺且配置严重失衡。城乡之间的软、硬件基础条件形成了较大的反差，农村乡镇的医院等级较低、医疗设备短缺且与城市医疗设备的数量差距巨大，上述原因导致城乡之间的医疗和养老资源比例失调。在中国，三级以上医院、综合性医院、专科医院、中医医院几乎全部分布在市级以上城市，农村的医疗机构大多是县级医院、卫生院、卫生所（室）、门诊等。很多疾病在农村医疗机构无法进行诊治或救治。此外，在资本储蓄和经营行为方面，大型医院远胜于小型医院或卫生院/所。一些先进的医疗器械，药品都只有在大中型医院才能配备；农村医疗机构受限于医护人员的素质和患者的消费水平，即使引进了某些先进的器械或药品，也不能很好地发挥作用。上述情况导致患者涌向大中型城市就医而"一号难求"，造成了大城市的医疗资源愈发集中，看病更难、更贵，而小城市的医疗机构门庭冷落、少人问津的情况，加大了分级诊疗的难度。

第五，"健康中国"是党和政府的期望，也是人民群众的热切期盼。长期以来，党和国家高度重视人民健康，使我国健康发展取得了显著成就，城乡环境面貌得到了明显改善，全民健身运动蓬勃发展，医疗卫生服务体系日益健全，人民健康水平和身体素质持续提高。但是，由于工业化、城镇化、人口老龄化，以及疾病谱、生态环境、生活方式的不断变化，我国仍然面临多重疾病威胁并存、多种健康影响因素交织的复杂局面，我们既面对着发达国家面临的卫生与健康问题，又面对着发展中国家面临的卫生与健康问题。如果这些问题不能得到有效解决，必然会严重影响人民健康，制约经济发展，影响社会的和谐与稳定。

如何把医疗观念从以"治疗为主"调整为"以预防为主"，从而实现治疗向预防保健方面转化？有没有一种手段能够实现"我的健康我知道，我的健康我管理"？答案显然是肯定的。创建新型医疗服务体系和模式，运用科技手段推动、帮助和提升人民的健康，创建和形成新的医疗保健协同体系等举措，是解决医疗资源短缺、缓解"看病难、看病贵"的有效手段和方法。要实现"未病先治"，首先需要做到"未病先知"。通过家庭智能终端和可穿戴设备等技术创新产品的应用，对人体向外辐射的体温、气味、皮肤温度、脑电波、心电波（心率及心率变异性）、血糖、血脂、血氧饱和度、皮电属性、指尖血流量、指尖脉搏、呼吸率等各种生理参数指标进行采集和监测，使这些指标具有一定的可读性和可用性。上述指标的不同值分别表达着人体正常与非正常、健康与病态程度的不同特征，结合对应的病理学分析判断模型，可以识别、分析判断并准确表达出不同个体的健康程度，实现"望闻问切"的数据化、量值化，提升医生对病体判断的准确度，实施医治的精准化。

本书主要针对中国医疗改革遇到的突出矛盾与问题，试图通过信息化手段与技术，实现医学治疗与信息化技术的深度融合，以及医疗资源的共享化、个性化、精准化服务。其中与医疗、健康融合的颠覆性技术包括互联网、移动互联网（5G）、泛在网等网络技术；3D 与 VR/AR 虚拟现实技术；公有/私有云技术；智能感知与物联网技术；人工智能与机器人技术等。通过上述技术构建智慧医疗体系中不同形态的技术关联和服务模式创新平台，在慢性病管理、远程医疗、智慧医院、智能康复、智能家居、健康养老等方面深入探索，通过构建出的医疗信息化平台体系，再结合医疗服务模式设计，实现医疗过程的智能化，即从患者病理指标数据采集、数据分析判断与处理、诊断结果与治疗方案的产生、治愈后的健康状态监测与管理等全过程实现医疗的公开透明和科学合理，并以此延伸到每个个体的全生命周期的健康数据（电子病历）的智能化及智慧化管理（即智慧医疗），让居民健康有科学现代化的手段做保障，让人民群众有充分的获得感，同时也为企业家和医疗服务机构提供参考。在互联网等信息技术快速发展、普及应用的时代，必然产生不同的智慧医疗的解决方案。大数据技术、云计算技术、物联网技术等都会在智慧医疗领域发挥重要作用，甚至产生颠覆性变革，当然这也需要有一个创新发展和探索的过程。

全书共分为 7 章，第一章和第二章系统地介绍了智慧医疗的基本概念、发展状况、主要问题与对策研究，以及智慧医疗的模块化架构与商业模式；第三章介绍了与智慧医疗相关的核心技术和基础产品；第四章介绍了健康管理大数据；第五章介绍了人工智能技术及其应用；第六章介绍了慢性病检测与健康管理的相关方式；第七章通过 3 个不同类型的运营服务模式案例分析，进一步说明智慧医疗在市场化应用中的相关性问题，为企业家、研究者提供顶层设计与实施方案等参考依据。本书还列出了相关参考文献与可供查阅数据的附件等相关内容。

本书在编写中力求突出系统性、全面性、创新性和实用性。在书中详细梳理了智慧医疗的概念与基本内涵、体系架构与功能特征，以及产业体系与建设运营模式，重点对医疗方法与模型创新应用、医疗方法与产业的关联性、基础功能模块和系统架构、产业结构与服务模式等进行了阐述，并介绍了大量国内外相关技术应用和服务模式创新的具体案例，为企业家、研发人员提供了平台架构的顶层设计与规划的理念、思路、实施方案和参考依据。

本书由郭源生负责总体构思和编著，由吕晶、董永明、李鹏、冯南海负责部分内容的编著。

本书适合从事智慧医疗技术、产品和服务类研究的工程技术人员，以及政府、事业单位投资机构等从事智慧医疗的相关人士和科技爱好者阅读，可作为物联网开发相关技术人员与科研工作者的参考工具书，也可作为高等院校信息类、通信类、计算机类等专业的物联网概论课程的教学参考用书。

本书在编写过程中参考了大量学者、相关技术人员及各类网站提供的研究数据和资料，在此一并表示衷心的感谢。

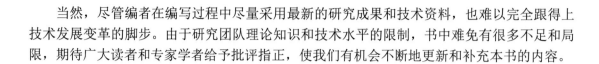
当然，尽管编者在编写过程中尽量采用最新的研究成果和技术资料，也难以完全跟得上技术发展变革的脚步。由于研究团队理论知识和技术水平的限制，书中难免有很多不足和局限，期待广大读者和专家学者给予批评指正，使我们有机会不断地更新和补充本书的内容。

编著者

2020 年 6 月

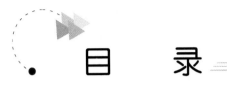

目　录

第一章 绪 论

人类在自然生存法则和社会发展规律中，始终伴随着生、老、病、死。在面对疾病与死亡时，任何人都会产生恐惧心理。为了延长生命，人类从远古至今，与疾病的抗争从未停止，一直在寻求与探索治疗疾病和减少病痛的有效方法，甚至幻想和寻求长生不老之术，并为此不懈努力、前仆后继。疾病给人们带来身心痛苦，导致人口锐减，甚至影响到国家安危。随着工业化进程的不断发展、社会生产力的提高和人们生活水平的改善，卫生医疗水平迅速提升，使人们的健康水平达到了前所未有的高度，医疗对社会经济发展的作用也越来越重要。

众所周知，医生在全球范围内仍属于稀缺资源，这种供求关系的不平衡决定着"看病难"的问题。在我国长期存在着"重医疗，轻预防；重城市，轻农村；重大型医院，轻社区卫生"的倾向，人们对大型医院过于依赖的心理加重了"一号难求"的就医矛盾。管理效率较低、服务质量欠佳、看病难且贵成为医疗卫生行业普遍存在的问题和社会关注的焦点。与此同时，我国公共医疗体系尚不完善、医疗成本高、就医渠道少、医疗卫生体系覆盖面小等问题长期困扰着患者，导致大型医院人满为患、社区医院无人问津，患者就诊手续烦琐，这些问题已成为影响社会和谐发展的重要因素。因此，亟须建立一套"智慧"的医疗信息网络平台和智能化服务体系，使患者用较短的诊疗等待时间、支付较少的医疗费用，就可享受安全、便利、优质的诊疗服务，以彻底解决"看病难、看病贵"和医患关系紧张等问题和矛盾，真正做到"人人健康、健康人人"。在这种环境背景与指导思想下，为迎合科技创新发展，智慧医疗应运而生，并形成了广泛的认同和共识。应当坚信，在正确的指导理念和市场需求推动下，智慧医疗必将促使我国进入科技与医疗相互促进、相互融合的全新时代。

从宏观层面来看，伴随着"十三五"规划建议落地实施，"健康中国"正式升级为国家战略，以三医联动、医药分开、分级诊疗、互联网医疗为核心的"健康中国"建设将成为深化医疗卫生体制改革的重头戏。运用以互联网+、人工智能等为代表的新一代信息技术，再结合商业模式创新和资本追逐，使智慧医疗产业步入了黄金时代和快速发展期。

智慧医疗作为物联网在医疗卫生产业中的应用和智慧城市架构体系中的分支，被各地区列入智慧城市规划发展中，随着智慧城市建设一起高歌猛进，其产业链和市场化潜力巨大。在医院智能化管理中，可将院内医疗信息、设备、药品、人员等资源信息的数字化采集、处理、存储、传输、共享等全部纳入其中，实现物资管理可视化、医疗信息数字化、医疗过程数字化、医疗流程科学化、服务沟通人性化，以满足医疗健康信息、医疗设备与用品、公共卫生安全的智能化管理与监控等方面的需求，从而解决医疗平台支撑力薄弱、医疗服务水平整体较低、医疗安全生产存在隐患等问题，同时对后期的追溯查询也具有积极意义。

智慧医疗的应用已得到广泛的认同，并开始逐步渗透和全面推广。目前，国内已实现了智能分诊、手机挂号、门诊叫号查询、报告单获取、化验单解读、在线医生咨询、医院医生查询、医院周边商户查询、医院地理位置导航、院内科室导航、疾病查询、药物使用、急救流程指导、健康资讯播报等智慧医疗的应用。除实现从身体不适到完成治疗的"一站式"信息服务外，个人健康档案信息化服务功能逐渐完善，同时在移动医疗创新应用等信息化技术应用上也有了较大的突破，出现了让每位患者通过手机便可查看医院历史预约记录和就诊记录的 App，其功能包括门诊/住院病历、用药历史、治疗情况、相关费用、检查/检验单图文报告、在线问诊记录查询等。患者不仅可以及时自查健康状况，还可通过 24 小时在线医生进行咨询，在一定程度上做到了"身体不适自查，小病先问诊，大病去医院"的应用水平。患者对健康知识的阅读和普及不仅便捷、随机，而且更加真实、有效。出自权威医学字典的药物库、疾病库、症状库查询，以及临床病例分析，甚至相关医学期刊在线内容的阅读和下载等都为医务人员和患者带来了极大的便利。此外，随着智能终端产品功能和人工智能技术的不断发展，智慧医疗将拓展出更多的固有资源和功能，更好地满足和服务于大众的健康需求。

近两年来，随着信息技术的创新发展与日趋完善，为移动医疗开启了很多新的应用场景和创新机会，各种资本和人才争相涌入，面向医院、医生的 B2B 和直接面向用户的 B2C 等新商业模式不断呈现，前者为专业人士提供医学知识，后者则便于民众"自查+问诊"。智慧医疗的问世与普及，对患者来说，不仅能简化就医流程、降低医疗费用，而且能增加被医生重视的感受；对医生来说，既能减少劳动时间，又能提高患者管理质量、提高诊治水平，在不断学习中得到患者认可；对医院来说，能更直接地了解患者需求，为患者服务，同时能提高服务满意度，构建和谐的医患关系。在不久的将来，医疗卫生产业会融入更多人工智能、传感技术等科技元素，使医疗服务走向真正意义的智能化，从而推动医疗事业的健康发展。在新医改的大背景下，智慧医疗已经来到我们身边，正在走进并融入寻常百姓的日常生活与生命健康之中，并将颠覆性地改变我们的生活。

第一节　智慧医疗概况

智慧医疗是近年来兴起的专有名词，随着人均寿命延长、出生率下降和对健康关注度的提高，人们渴望和需要更好的医疗服务。运用物联网、大数据、云计算、3D 与虚拟现实、人工智能、移动互联网（如 4G/5G）等技术，以患者个人健康数据为基础，通过传感器、可穿戴设备、家庭智能终端、服务机器人等新技术产品，打造区域医疗信息平台，使其具备医疗数据融合、挖掘、分析能力，以及完整、便利、快捷的健康管理能力，实现患者个人生理参数指标与医务人员、医疗机构、医疗设备之间的信息交流与互动，使医疗技术手段、医生诊疗方法、医院基础设施资源与软件产品、医疗服务相互融合、彼此协同，并随机与实时地进行智能决策与评价，跨越原有医疗系统的时空限制和技术制约，实现医疗机构和医疗服务过程的信息化，建立并形成人性化、合理化、精准化、科学化的医疗保障环境，为民众提供个性化、便捷化的健康生活指导和医疗健康需求服务。

一、智慧医疗概念的提出

早在 2004 年，美国食品药品监督管理局（FDA）促使政府相关机构通过立法，规范射频识别（RFID）技术在药物的运输、销售、防伪、追踪体系中的应用。医院建立了基于 RFID 技术的新生儿管理系统，利用 RFID 标签和阅读器，确保新生儿和小儿科病人的安全。2008 年年底，IBM 提出了智慧医疗的概念，设想把物联网技术应用到医疗领域，实现信息互联、共享协作、临床创新、诊断科学及公共卫生预防等。

在我国传统的就医流程中，无论病人距离医院有多远，也要赶到医院进行现场排队预约，在窗口挂号后，再到诊疗区候诊排队，等医生叫号后才能就诊，医生问诊后根据病情确定进一步的药物治疗或检查化验项目内容，病人再去多个窗口排队划价、交费、取药，或者去相应的科室排队做相应的检查项目，还要在现场等待其结果，取到结果后去找医生进行复诊或者进行下一步诊疗流程。有些路途较远的病人，大清早就要开始准备，争取提早到达医院，并经历数次漫长的排队、交费的等待，反复往返于医院各科室，既耽误了时间又浪费了精力，还无益于患者的病情，"没病也能累出病""忙碌一天结果没病"等现象比比皆是，于是造成了"看病难"的社会问题。因此，各种传言在网上盛行，有网友调侃说赴医院看病过程是："开 2 小时车，排 2 小时队，检查、化验、交费 2 小时，医生只需 5 分钟看病就结束了。"这句话具有较强的讽刺意味，却也是实际描述之言，不仅描述了"看病难"的问题，而且深深地刺痛了医务工作者的心。

在这种背景的迫使下，人们试图寻求新的途径和方法，希望通过信息技术达到既能解决医院困惑，又能解决患者烦恼，节约各方的时间和体力来改变看病过程中的"病态"现象。科技的力量是无限的，智慧医疗应运而生。智慧医疗不仅给患者提供从门诊到住院、从资金流到信息流、从院前到院后的全方位医疗服务，从根本上改善患者的就医体验，提升患者对医院的满意度，缓解医患之间的矛盾和纠纷，而且还最大限度地方便并提高医生对患者病情信息了解的及时性、准确性和判断的科学性、合理性，使病人就医流程更加顺畅，提升医院的医疗服务质量与人们对医疗过程的满意度。

智慧医疗至今仍缺乏完整的理论体系和标准化内容，其基本概念是在生命科学和信息技术迅速发展的基础上，随着智慧地球概念的提出而出现的。智慧医疗的英文简称为 WIT120，是将物联网技术、云计算技术、移动计算技术、数据融合技术等应用于医疗领域的一项新的概念，也是生命科学和信息技术融合的产物，包括智能医院、区域医疗交互和家庭健康等服务内容。智慧医疗与数字医疗、移动医疗在概念上存在相似性，智慧医疗在系统集成信息共享和智能处理等方面存在明显优势，是物联网在医疗卫生领域具体应用的更高阶段。从广义上说，智慧医疗是以患者为中心，借助数字化、可视化等技术简化医疗服务流程而构建出的新的医疗体系，使健康管理与医疗服务的过程信息化、智能化，为公众提供便捷化、个性化、经济性、可持续性的医疗服务。从狭义上说，智慧医疗是指整个卫生部门、医院、社区、服务机构、家庭的医疗资源和设备，通过创新医疗健康管理方式而形成的全息、全程的健康动态监测平台和服务体系。智慧医疗的内涵是结合无线网技术、条码 RFID 技术、物联网技术、移动计算技术、数据融合技术等，其目的是改变原有就医流程，进一步提升医疗、诊疗流程的服务效率和服务质量，以及医院的综合管理水平，全面解决数字医疗模式、智能医疗及健康管理、医院信息系统等方面存在的问题和困难，并大幅度提高医疗资源普惠程度与高度共享能力，降低公众医疗成本。

未来，大部分人口将居住于城市，这将形成庞大的城市集中群，同时会带来城市发展中的各种突发性应急事件的紧急处理问题，智慧医疗在疾病的预防和改善、公共突发事件的应

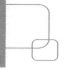

对、公共卫生数据的收集、城市健康预警系统的统计和分析等医疗生态圈的信息化管理中发挥重要作用。

二、智慧医疗的基本概念和基本特征

智慧医疗的核心理念是打造健康档案区域医疗信息平台，实现患者与医务人员、医疗设备之间的信息互动，逐步实现医疗与健康管理的信息化和智能化。同时智慧医疗的应用也在快速地推进中，医疗卫生、医院、养老院、医疗保健及社区医疗等领域均在探索智慧医疗的应用模式，智慧医疗行业的市场空间不断扩大。

（一）基本概念

智慧医疗是智慧城市的重要组成部分。随着智慧社区、智能家居等逐步成熟，智慧医疗作为具有特殊功能的模块在智慧城市中发挥主导作用。人们期待从单一的医疗信息化扩展到整个生命周期的健康信息管理，从单一的就医环节扩展到就医前后。构建满足不同需求和服务类型的医疗信息化平台，这是智慧医疗的必要功能和意义所在。

智慧医疗以居民健康为核心，以居民的个人电子健康档案为重点，通过城市公共卫生基础环境、基础数据库、软件基础平台、数据交换平台、卫生信息化体系（包括卫生综合运用体系、公共卫生体系、医疗服务体系、医疗机构信息化体系）来保障智慧医疗体系的建设，构建城市医疗卫生信息化统一支撑平台，将分散在不同机构的健康数据整合为逻辑完整的信息整体，以满足与各类人员的需求。

因此，基于医疗物联网的广泛应用，实现全面感知、移动及自动获取，使信息互联融合更准确、全面数据支持决策更智慧地表现出来；实现全民化的健康信息管理，形成"我的健康我知道，我的健康我管理"的健康意识和管理理念。

目前，国内对智慧医疗的概念尚处于探索阶段，每种概念各有侧重，主要有以下3种理解。一是建立以医疗物联网为核心、信息高度移动和互联互通的医疗信息化生态系统。二是建立协同工作的合作伙伴，提供更好的医疗保健服务，并有效地预防与治疗疾病，同时还能帮助和激励个人做出更明智的选择。三是通过信息化实现"健康面对面"计划和建立以个人电子健康档案为核心的数据中心，并按照统一标准实现区域卫生信息互联互通和智能评价系统。

（二）智慧医疗的基本特征

总体来说，智慧医疗具有互连性、协作性、预防性、普及性、连续性、可靠性及创新性等特性。

（1）互联性。不论人身在何处，被授权的医疗健康服务者都可以通过网络浏览个人的健康档案、病历、服务记录等内容，并可以会同其他专家进行网上会诊或健康咨询，为人们提供最好的医疗健康服务。

（2）协同性。通过信息网络记录、整合和共享医疗健康信息和资源，实现不同部门、机构之间的信息交换和协同工作，为人们提供健康咨询与回访，以及预防、体检、诊疗、报销、康复等一体化服务内容。

（3）预防性。实时地发现重大疾病发生的先兆，按照病理样本值模式进行判断，输出结论并按其趋势与结果预先进行提示，并在不同阶段的病理状态发生变化前进行快速、有效地反应。

（4）普及性。通过信息网络，突破城市与乡镇、社区与大医院、医疗机构与健康服务机构之间的观念分歧和因管理制度不同而产生的影响与制约，提供全民性的高质量医疗健康服务，解决"看病难"的问题，实现全民健康保健的全程管理。

（5）连续性。通过庞大的云计算中心，按照家庭、单位、个人、区域、个性化服务需求和内容对每个人一生的健康数据进行分类，并按照时间节点与类型顺序予以存储，对于数据的采集和应用具有全生命周期连续性和持续性的特点。

（6）可靠性。在没有得到个人同意的情况下，任何关于个人健康的电子档案都不会向他人提供，以确保个人网络信息安全。

（7）创新性。借助丰富的医疗健康信息，可以在伦理和法律许可的范围内，突破传统的医学模式和内容，针对医疗器械与装备、诊疗方法和内容、服务体系和模式进行技术创新，从而激发更多医疗健康领域内的创新发展。

三、智慧医疗的愿景

在未来，医疗和健康呵护将逐步日常化、家庭化、移动化，个人甚至可以自我了解、自我查看、自我把握。试想有一天，看病不再需要去医院，只要在家或附近的医疗设备馆就可以完成检查。将个人健康数据上传后，全世界的医生都可以成为选择对象，通过检测数据和医疗数据来作出诊断。当然，在实际应用过程中，不同对象的关注点不同，其愿景也不同。从构成要素来看，智慧医疗面向的对象是个人、医护人员、医疗机构和全社会。

（一）个人期待

未来，医疗健康服务将更加个性化和人性化。当患者走进医院，通过就诊卡就可以完成整个诊疗过程。在门诊就医时，患者刷卡后即可按系统指示的步骤就诊。系统自动接收医生开具的电子申请单，检验人员通过患者标本的条形码信息，将标本放到配有百余个传感器的自动流水线上进行检测。分析检验结果自动传入信息系统，患者及家属可在自助取报告机上通过刷卡获得检验报告。住院患者戴上腕带后就成为医院庞大物联网中最为重要的目标，腕带上的信息为医护人员的所有医疗行为提供了坐标。物联网可以覆盖医院的各个角落，甚至连食堂也被纳入其中。例如，患者能通过病房的无线点餐系统直接点选需要的营养餐。

电子健康档案全程记录从出生到去世的全生命周期，个人一生中的任何医疗记录和临床相关信息都会被记入电子健康档案，成为医生为病人设计治疗方案的重要依据和参考。日常体检和定期的健康检查可以记录和分析个人的长期健康状况，还可以作为衡量自身健康状态和遵守医嘱进行康复的进度标准。

在日常健康管理中，人们通过健康管理平台，可以随时随地查看健康档案，了解自己及家人的健康状况。通过佩戴可穿戴式设备等新型设备，随时随地测量生命体征以监控人体机能，测量信息上传到云端并进行自动分析，形成健康报告。当出现异常时，系统将自动发出健康警报，给出健康资讯，甚至进行远程辅助治疗。尤其对于老年人来说，通过远程诊疗系

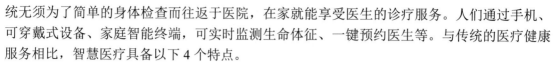

统无须为了简单的身体检查而往返于医院，在家就能享受医生的诊疗服务。人们通过手机、可穿戴式设备、家庭智能终端，可实时监测生命体征、一键预约医生等。与传统的医疗健康服务相比，智慧医疗具备以下 4 个特点。

（1）全程服务模式。通过智能可穿戴设备和云端服务，24 小时监测人的生命体征，进行实时数据分析和判断、分析健康状况，并在必要时向本人、家属、相关服务机构发出提醒或警报信息。

（2）一体化服务模式。几乎整合医疗产业链所有环节，提供监测、诊断、预约、支付、治疗、给药、康复、保险等一体化服务。

（3）保姆式服务模式。通过专业的医疗健康服务公司，智慧医疗直接面对各种人群，是贴身的医疗健康服务"保姆"，可细致地观察个人身体状况，并及时提供咨询，在必要时联络医疗机构和服务者。智慧医疗系统熟悉服务对象医疗健康历史和部分健康问题的有效应对方法，按照医嘱提醒服务对象开展相关计划。

（4）自助式服务模式。通过在线咨询、可穿戴式设备、远程医疗为医疗健康服务对象提供自助式服务。服务对象可以借助传感器、网络、医疗健康云平台等自行诊断健康状况，也可在医生的指导下自主选择和执行治疗方案，免去因"小毛病"就医的麻烦，也可以为医生诊疗提供判断依据。

（二）医护人员

针对医生的工作职别，可提供手机版工作软件、医生工作站等产品。通过这些产品可实现病人查看病情、开诊断单、化验体检、复诊挂号、双向转诊、开具医嘱等功能，完成对患者各项护理信息的采集和记录，并可以将信息直接传输到护士站、手术室、药房等相关科室。医生不论是在诊室看病，还是在住院区查房，都可以通过远程调阅 CT 影像、电子病历等，查询到病人的检查结果，随时随地查看病人的病情，并提供相应咨询服务。通过上述产品，医生还可以实时掌握病人情况，并直接反馈注意事项至值班医生或病人本人，在某种程度上减少医患纠纷。住院医师还可以通过视频医疗会诊，建立集视频、语音、文字与数据交互为一体的全方位沟通体系，和远程专家进行异地交流讨论，大大提升了治疗效率。

社区医生通过医生工作站，可按计划进行常规走访，及时了解居民的诊疗需求，在紧急时提供上门服务。社区医生在走访时，可通过医保卡号调阅个人健康档案，通过无线诊疗仪器进行血压、血糖、心电图等检测，并实时将检测结果上传至平台，及时更新健康档案，供居民和社区医生实时查询。医生还能够查看平台对居民生理指标的预分析，为诊疗提供依据，并及时将诊疗信息保存，充实电子病历，方便社区医生下次诊疗。通过无线社区医生工作站可实现患者寻诊、医生上门服务、诊疗信息保存整个流程的电子化管理，使居民享受家庭医生式的服务成为现实。

护士可通过数据共享平台进行数据的读取、查询、核对与执行医嘱；查看医生给病人开具的处方信息，以及检验结果和检验图片，并为病人送药；随时和主治医生沟通，增强医护之间实时的信息交流，更加精确地提供护理服务；可在医嘱执行时对病人腕带和输液标签条形码进行双重核对，防止用错药物的情况发生；可以随时查看病人的输液情况，合理安排工作，提高工作效率，保障输液安全。

（三）医疗机构

智慧医疗有利于医院灵活运营和节约成本，提高运营效率，简化临床流程，建立集成信息系统，优化内部资源供应链，更好地满足业务需求。

1. 高度集成共享的信息系统优化内部管理流程

从数据、业务过程、应用等方面将医院内医疗信息化系统、智能化系统高度集成化，推动内部医疗、行政、后勤等信息资源的共享、整合和利用，实现系统之间无缝连接，使就医、住院等流程简便、通畅。

通过对挂号、就诊、支付、检查、取报告、取药等环节的优化整合，使信息能够实时传递与共享，缩减各环节间的衔接时间，甚至可以在同一时间同时进行多个环节，从而加快就诊流程。将开住院单、安排床位、问诊、检查、手术、交费等流程联动，合理安排医院资源，缩短住院等待时间。例如，医生工作站实现了各诊室与药房、化验室、收费处之间的互联互通，使医生开具的处方、申请单及处置单快速传送到门诊收费、医技科室等相关部门，实现医院内部的信息共享，从而减少患者的排队时间和遗失中间票据的现象，方便患者就医。医疗机构、医生还可以通过信息化平台进行在线交流、会诊、咨询、检验资源共享等。

2. RFID 广泛应用于对人和物的管理

RFID 广泛应用于医药、生物制剂、医疗设备、消毒包、医疗垃圾和血液等方面的管理，以及医疗设备的跟踪和管理。从注射器、外科手术设备到轮椅等资源的管理一直是令全球医院非常头痛的事情。分布于医院各处的无线射频标签、计算机终端、移动终端等信息源能够记录并上传医院各类资源的使用情况和人员的状态，如病房、手术器材、病人、医生、护士等，大大提升设备使用效率，从而提升服务效率。

在药品管理上，可通过对流通过程中的单个药品唯一的身份进行标识及追踪，达到对药品信息及时、准确地采集与共享，有效地解决了医药流通过程中存在的安全、成本和管理问题。通过腕式 RFID，医疗物联网能实现医护人员和患者的定位和追踪。将 RFID 与门禁控制功能相结合，可以确保经过许可的人员进入医院的关键区域。当病人出现紧急情况时，也可通过标签上的紧急按钮进行呼叫。

此外，RFID 还可以加快库存周转，确保医院购买和接收正确数量的设备和药品，最终减少库存量和成本。

3. 构建智能化、人性化的医疗环境

在温馨、舒适的就医和工作环境中，构建智能化、人性化的医疗环境，可减少管理人员、降低能量消耗、实现设备的安全可靠运行、提高服务的响应速度，使医院高效、稳定地运营。智慧医疗注重以人为本，通过智能化的建筑，布设有线与无线通信网络、公共广播及紧急广播系统、巡更管理系统、闭路电视监控系统、门禁管理系统、停车场管理系统、数字多媒体信息发布系统、IC 卡系统、触摸屏信息查询系统、电子叫号系统、医护对讲系统、手术室监控系统、中央通风系统、智能窗帘系统等，提供通畅的无线网络和就医流程，保障出入安全，并根据需要自动调节室温、光线和音乐。

（四）全社会目标

完善整个社会医疗卫生服务体系，并提供技术支撑和理念驱动，对于公众、医院、健康服务机构、医疗行业监管、政府管理等方面意义重大。

1. 互联互通使医疗卫生体系连接更加紧密

把大中型医院、社区医院、卫生部门、社保部门、保险公司等主体的有关数据互联互通，形成体检预防、保健康复、健康管理、疾病治疗、保险支付等业务立体交互的社会医疗卫生体系，可提高诊疗效率、降低病人就医成本。例如，双向转诊使医院之间的配合更加流畅；社保卡和社保结算让医疗保险、银行、卡片运营商之间的协作更加深入；医生工作站不仅能够调阅病人在不同医院的电子病历，还有利于医保政策规范用药及提供系统药物配伍禁忌提示等，避免超量开药、重复开药等违规行为。

2. 促进社会医疗资源的优化配置

一方面，医院内部各部门、各业务环节紧密衔接，使医疗资源发挥出最大效能；另一方面，通过院际转诊、远程医疗，促进优质医疗资源在区域内共享，缓解医疗资源不平衡的问题。院际间的信息共享使重症病人转移至大型医院、康复中病人转移至社区医院更为便利。

3. 大数据提升公共医疗卫生管理水平

提升公共医疗卫生管理水平要着力于关注公共卫生管理，预防和监控流行性疾病，对整个社会的医疗资源做出优化统筹，确保医疗体系各部分之间协调合作。例如，血库综合管理系统对血库进行实时监测和管理，实现城市间、院际间血库的数据共享。通过超市的纸巾销售数量估计城市感冒人数等经过研究验证的方法，对流感等流行性疾病作出监控预测，及早应对处理。急救响应系统在医院、交通等方面做出协同控制，在病人到达医院前做好预备工作，使事故重伤或重病患者在第一时间得到抢救，提高手术成功率。药品监控系统覆盖药品的生产制造、批发、运输、仓储等整个业务链管理，以及药品的跟踪和服用。通过将医疗法规纳入医疗系统中，可自动监测医疗过程，同时自动检测和报销医疗费用，提高了医疗效率。

智慧医疗还将促进医疗卫生人才机制创新。例如，在社区卫生平台上，以医生工作站、移动终端和无线诊疗设备为纽带，联合社区全科医生、社区护士、预防保健人员，以及医院的专家、护士、志愿者等人员打造社区"家庭健康服务团队"，为社区居民提供医疗服务定制套餐和家庭医生等服务。社区居民只需拨个电话，家庭医生就可以带着无线诊疗设备提供上门服务，真正实现"健康服务零距离"。

四、智慧医疗的关联性分析

当前的医疗系统并不是一个整体性的协同系统，而是分散在不同区域独自运作的孤岛化系统，或大或小，彼此间没有相互联系。智慧医疗将以更透彻的感应和度量、更全面的互联互通实现完全协同的医疗系统。

（一）全面感知及自动获取及时

通过多种渠道进行更深刻的感知，获取来自传感器、仪表和系统的一切数据，观察、监测医疗系统中每个部分、每个个体、每个环节的确切情况。

医院各种物理设施（如数据中心、计算机、网络等）都成为智能化节点。传感器无处不在，分布在病房、手术室、病服、药品中，使人们所关注的健康状况都可以被度量、被感知、被发现。

（二）信息互联融合准确

伴随着 5G 等通信技术的不断发展，将呈现全球化的互联互通局面。每个个体、器械、机构系统整合为一个协同的整体，将临床医生、护士、研究人员、保险公司和患者联系起来，通过全新的方式进行沟通、互动、共享信息、协同工作，弥合信息壁垒，以无缝协同的方式准确地进行互联互通。

（三）全面数据支持决策智能化

透过智慧医疗系统，用极其简单的方式便可获得庞大的医疗数据，使病人可以随时掌握自己的健康状况，而医生也可以由此提升诊断的准确性，不会再因为病历的缺失而影响对病源的找寻。医疗研究人员通过智慧医疗系统可获得大量准确、珍贵的医疗信息和大量高质量的有效案例，不但可以及时对大规模的疾病暴发进行准确的预测，而且能够推进国家医疗行业的发展。"智慧化"的医院管理系统可以使管理变得更加地有效，药物供应商也能因实现及时、准确的药品配送而节省大量成本，保险公司更可以因为对病人情况的有效跟踪而提升服务质量、促进流程发展。

（四）产业关联性

智慧医疗是科技融合的产物，与各行业领域有着千丝万缕的联系。

1. 智慧城市的子系统

智慧医疗与智慧交通、智慧应急、智慧环境等一样，是智慧城市系统重要的组成部分。没有智慧医疗就无法形成完整的智慧城市体系。从架构设计的角度来讲，与智慧城市建设相似，智慧医疗包括"感、传、知、用"四个层次。其中感知层以基础设施建设为重点，适合政府主导、企业运营；传输层以专网建设为重点，可以由政府出资，企业建设和维护；其余的标准规范、政策法规、安全和评价体系等应由研究机构和大学进行研究。

智慧医疗与智慧城市在最终目标和技术支持上是一脉相承的，而且相互影响。因此，需要站在决策角度处理好两者的关系。一方面，两者在人才、技术、基础设施等方面寻求共享，杜绝重复建设。另一方面，智慧医疗建设的标准和规范应与智慧城市建设既成的标准和规范统一，避免重复分散建设和"信息孤岛"，保证智慧医疗的建设成果服务于智慧城市的建设目标。

2. 智能终端关系

作为获取患者信息和连通医生、服务商和患者的必需设备，各种终端设备扮演着不可或

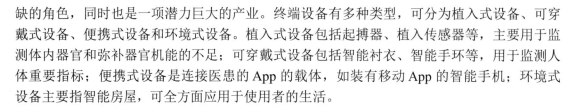

缺的角色，同时也是一项潜力巨大的产业。终端设备有多种类型，可分为植入式设备、可穿戴式设备、便携式设备和环境式设备。植入式设备包括起搏器、植入传感器等，主要用于监测体内器官和弥补器官机能的不足；可穿戴式设备包括智能衬衣、智能手环等，用于监测人体重要指标；便携式设备是连接医患的 App 的载体，如装有移动 App 的智能手机；环境式设备主要指智能房屋，可全方面应用于使用者的生活。

3．市场投资关系

智慧医疗必将推动医疗卫生服务和管理模式的深刻转变，也将为电子健康档案、电子病历、移动医疗、远程医疗及关联领域带来投资机会。

1）热点分析

一是带动医疗装备制造业的发展。新一代医疗装备的开发要以减少医生和护士的工作量为目标。二是智能家居迎来发展机会。智慧医疗与智能家居关系密切。三是带来与安防技术的融合契机。凭借传统安防技术和经验积累，为安防企业进军智慧医疗产业提供了契机。

2）潜力分析

（1）政策环境支持。2013 年以来，政府加大了对卫生信息化的投资力度，国家卫生健康委推出 611 亿元建立全民电子健康系统工程，包括大型综合医院信息化系统、全民电子健康档案和区域性医疗信息化平台 3 项工作。从国家层面陆续出台 30 余份文件，为智慧医疗的发展创造了良好的政策环境。

（2）资本市场的热情已点燃。一些地区政府专门设立了基金，包括百度、阿里巴巴、腾讯（合称 BAT）在内的互联网巨头、创投资金及上市公司积极参与其中。

（3）深化医改手段。一是医疗行业的战略性转变，从"以治疗为中心"到"以预防为中心"过渡。二是传统就医模式的改变，破解长期存在的"看病难、看病贵、三长一短"等问题。在"互联网+"融入生产和生活方方面面的时候，以互联网为依托的智慧医疗成为人们的新期待。

（五）智慧医疗的发展进程分析

各城市推进和实施状况主要体现在以下 6 个方面。一是明确包括深化医疗卫生体制改革和提高医疗水平及服务质量在内的建设目标和规划蓝图；二是充分利用物联网技术打造的医疗服务信息平台来提高医院的运作效率和医疗服务的水平；三是推广使用预约挂号服务平台以缓解看病挂号难的问题；四是利用先进的智能医疗设备提高诊疗水平和质量；五是关注弱势群体远程医疗服务项目的开展；六是推广和应用可提高医疗服务效率的医疗卡结算方式。

第二节　全球智慧医疗行业的发展状况

科学技术的发展带动了医学事业的蓬勃发展和医疗诊断技术的日新月异，社会对医疗及疾病预防的要求也相应地提高，从而使各类医疗机构和医疗服务行业应运而生，形成了从近代医院向现代医院的转变，进入了科技医学发展的时期。其主要发展趋势和表现形式为医院功能多样化，医疗、预防、康复、教学、科研及指导基层保健的地区医疗、保健、教育和研究中心开始普及；大型医院高度专业分工化与多科协作化，新兴学科及边缘学科纷纷建立；医院设备的自动化、电子化程度日益增强，医院建筑不断改进；现代管理理论向医院管理广泛渗透，使医院管理学得到迅速发展。但是，由于社会卫生服务的供求关系日益尖锐，使医院管理及其发展受到严峻考验。现代医院首先是在经济发达国家出现并开始发展的，在广大发展中国家，绝大多数医院仍处于近代医院或近代医院和现代医院部分特征并存的时期。

以数字技术为基础的医疗信息技术，如电子病历、互联网医疗、远程医疗及大数据分析正在改变医生、支付方、患者、其他医疗行业相关人士之间的互动方式。人工智能相关设备、数字化诊断仪器、可穿戴设备等一系列的数字创新技术的应用产品正在帮助医生提高诊断和治疗的效率并大幅减少成本。技术的进步同时也加强了发达国家和新兴市场，以及整个医疗行业内部之间的联系。在一些国家和地区，这些变化对原有的医疗模式产生了影响，对医疗服务的进步与提高所起到的积极作用是有目共睹的。

一、美国智慧医疗概况

美国在智慧医疗领域的进展非常快，涉及电子病历、医患沟通、移动医疗、个性化和连续医疗等。近 10 年来，美国已经划拨了 270 亿美元用于医疗电子健康档案的建立，尤其是智能医疗知识库的建立，可以为近一万种症状、两千多种诊断、五千多种药物的使用、六千多种临床过程提供智能诊断和方案。

在智慧医疗系统中，患者的基本信息、病历记录、各种检验信息乃至财务信息都将被整合其中。这不仅方便了医生，还使患者和政府管理人员能从中得到便捷的信息服务。从患者的角度看，其就诊信息将被永久性存档，便于医生对其病史和相关并发症状准确地掌握。同时，由于医疗信息实现自由流动、即时分享，病患在不同地点就诊时，其病历资料随时可以被调阅，从而省去了大量的复查时间和费用，特别对于来自小城镇和农村的患者有很大帮助。最后，信息共享也可以让病患通过互联网获得远程诊疗。智慧医疗这一美好的愿景正在美国逐渐变为现实。美国政府通过应用创新的信息及通信技术来全面改造和优化现有的区域医疗服务体系。信息系统将链接各个医疗管理部门、各级医院和患者，在实行电子处方和数字化病历的基础上构建医疗协作平台。

1. 电子处方

美国的智慧医疗是从消灭处方纸开始的。2009 年 5 月，美国的官方医疗保险制度 Medicare 开始实行一种新的措施，即向那些为病人开电子处方的医生支付奖金。此外，一些私人医疗保险项目也开始提供额外奖金及数字手持设备等免费设备。一个由科技公司组成的联合会正在向医生提供免费软件，鼓励他们抛弃传统的处方纸签。

推动电子处方的应用可以有效地避免医疗事故的发生，并实现对用药成本的控制。医生用电脑或是数字手持设备，通过加密网络将处方直接传送至后台，在医院、药店和卫生管理当局联网共享的数据平台上进行统一登记和共享查询。通过电子处方系统可以非常方便地查询到患者的用药史和过敏史，还可以避免药物间因相互冲突而引发的不良反应。同时，医生也可以通过电子处方系统了解到病人目前的药费负担情况，从而决定是否选择比较便宜的药品。由于电子处方系统直接与医保系统联网，患者也可以对自己的财务负担有一个明确的预计，决定是否选择某些不在报销目录之内的新药或特效药。美国研究人员发现，如果医生通过电子处方选择仿制或较廉价药物，可以使每 10 万名病人每年的药费减少 84.5 万美元。

2. 数字化病历

数字化病历系统可以使医生通过登录该系统来了解病人的过往病史和医学诊断材料，包括 X 光片、化验结果、用药记录等，免去了每到一家新的医院就必须不断重复诊断、化验的过程。这不但可以节省救治时间，还可以降低高昂的仪器诊断费用。

3. 医疗协作平台

以电子处方和数字化病历为基础整合成为个人电子健康档案，然后进行联网，再拓展到单个医院之外的社区、城市乃至更大范围，就可以实现区域医疗信息网络和医疗协作平台。

有了完备的、标准化的个人电子健康档案之后，患者通过系统可以迅捷地找到以最短距离、最低成本可针对自己病情进行有效治疗的社区医疗机构，甚至可以在家接受社区医疗机构的上门服务；还可方便地进行远程门诊预约、日常医疗咨询，而不必"大病小病都跑去医院"，浪费大量时间进行排队挂号、检查。这样也避免了三甲医院或大型医院人满为患的现象。社区小型医疗机构则可通过网络对患者进行地理定位，发展家庭病床和日常陪护巡诊业务。此外，医疗协作平台还可用于公共卫生管理。以甲型 H1N1 流感防控为例，通过医疗协作平台，患者在发现自己有疑似症状之后便可以通过网络等手段进行报告，相关机构便可以迅速地根据患者的个人电子健康档案来制定相应的隔离、诊断和治疗措施，并能有效跟踪患者的健康状况。同时，医疗协作平台还可以有效地解决人口跨地域流动带来的医疗档案信息共享问题。

4. 移动医疗与远程医疗

目前，许多手机已具备生命体征监视器。通过外置传感器和应用软件的配合，可以让医生利用手机随时跟踪病人的病情，在有问题的时候自动通知并要求医疗帮助。此外，生命体征监视器还像动态心电图一样随时记录用户的生命体征情况。按照设想，在未来，患者完全可以将自己的个人电子健康档案装进手机里随身携带，甚至可以通过手机来进行日常的医疗咨询，还可以获得自己的健康状况和服药计划。而医生可以通过手机开具电子处方、书写病历、管理病人信息，甚至进行远程视频诊断。随着新型医疗技术的广泛应用，患者不再需要到专业医院，便可以从医生、护士那里得到治疗，从而大幅降低整个医疗体制的运行成本。只有通过革命性的新技术简化医疗过程，才能够使医疗成本被普通人接受，社会医疗体制才能以较低的成本提供较好的服务品质。

2013 年，美国政府拨款 30 亿美元，支持全国各地的医生和医疗保健系统建立和使用电子病历，希望通过医院、医生之间的临床信息交换和共享，降低长期成本，提升医疗开支的效果，以改善美国的医疗保健系统。为了提高医生使用电子病历的意愿。美国卫生信息协会表示，治疗美国联邦医疗保险的病人，使用已获认证的电子病历系统的医生将获得更高的退税率。

二、英国智慧医疗概况

1998 年以来，英国政府陆续发布了一系列报告，清晰地阐述了英国国家卫生信息化战略。利用信息技术推动医疗服务现代化，为解决"看病难"等问题进行了多年的努力。2004 年，英国政府陆续与多家跨国卫生信息化巨头签署了为期 10 年、总金额逾 60 亿英镑的合同，搭建一个全国性卫生信息网基础设施，部署一系列应用服务。通过该信息网，病患可以选择并预定医院的服务、获得自身的电子病历档案、网上办理出院手续等；医生可以通过该信息网实现电子病历、网上预约、电子处方、医学影像共享及远程医疗咨询等。项目惠及英国的 5000 万人口、2.8 万家医疗机构和 100 多万医务工作者。2005 年，英国开始使用电子病历系统，希望能将全国超过 6000 万名病患的就诊记录与病史登记到电子病历系统之中，并发展出整合性医疗影像交换服务。医院间可以传输病患的影像医疗记录（如 X 光片），借以整合并传送不同形态的病患资料。2009 年，英国相关机构开发了国家级的知识库、决策知识系统；同时，政府还采取了其他方面的措施，包括临床处方的决策，以及建立电子处方系统、医生支持系统、医学知识地图。2010 年开始，英国又开展无线远程医疗项目。

目前，经过一系列的调整，英国国家卫生信息网已经取得了阶段性的成就，成为欧洲国家级卫生信息化建设的典型代表。

三、德国智慧医疗概况

德国的医疗信息化起步较早。2000 年，德国医院 HIS 系统建设已达到较高的水平。其 HIS 系统的建立一般采用某一公司的 HIS 系统为主干，采用标准的接口应用于不同专科的分系统或子系统集成，达到资源共享。2010 年，德国海德堡市建成首家"绿色医院"，部署涵盖能源管理、患者诊疗和通信基础设施的综合性解决方案。在电子病历的实施方面，检查单和检验单都不需要发布报告的人员签名后送到医生手中，医生可以从网上获取检查或检验报告信息。这个过程是医生签名负责制，有关人员可通过网络直接查询报告结果提供者，以及报告结果是否准确。此外，德国还开展了远程医疗会诊和诊断编码系统。其中，远程医疗是德国智慧医疗最为突出的领域。

远程诊疗是一个针对慢性心脏病患者的远程监控项目。通过利用互联网、手机等信息通信技术（ICT）手段，患者可以定期将血压、体重等监控数据从家里传到医院的远程医疗中心。这样，患者既可以持续监控身体状况并提早确定潜在的风险，又可以及时得到医生的建议并减少去医院的次数。该项目实施之后，人们就可以免去经常上医院量血压、称体重的路途劳顿，在一定程度上提高了人们的生活质量。德国的远程医疗体系以政府出资为主，与社会保险及各终端设备运营商、供应商携手，共同完成整个体系的建设。

为了应对日益来临的老龄化社会，德国弗里德里希哈芬市启动了独立生活项目。该项目的服务对象是当地行动不便者，其目标是提升上述居民的自我服务能力。通过在家里安装一种特殊的装置，行动不便者可以更轻松地使用一些服务，如药品、商品、食品的配送和看护等。有了 ICT 技术的帮助，行动不便者可以更长时间地待在家里，变得更加独立。

四、澳大利亚智慧医疗概况

自 2005 年澳大利亚国家数字健康执行委员会（NEHTA，National E-Health Transition Authority）成立以来，澳大利亚的智慧医疗取得了很大的进展。NEHTA 是为了更好地管理医疗电子信息收集和安全交换而设立的。由于单个医院、医院网络及国家缺少标准化的产品标识、位置标识和大量产品数据的维护，使得改革势在必行。南澳大利亚州（以下简称南澳州）政府启动了卫生信息共享项目，通过在主要医院建立以患者为中心的企业级临床信息系统，向医护人员提供患者病史信息访问渠道，改变南澳州医疗服务系统的信息保存、传递和访问手段乃至传统的医疗服务模式。该项目覆盖了南澳州首府阿德莱德（Adelaide）的 8 家主要公立医院。新南威尔士州、昆士兰州等地都在进行类似的区域卫生信息化的建设工作。

国家产品目录与电子采购过程是电子医疗供应链系统的核心。该系统通过在所有参与方之间使用、共享同一个关键标识，即全球贸易标识代码（GTIN），为参与方之间提供了标准化的信息交流，同时也为澳大利亚卫生部门与私立医院提供了价格电子数据交换的途径。

五、加拿大智慧医疗概况

加拿大于 2001 年投资 5 亿加元成立 Health Infoway 公司，这是一个独立的非营利性组织，负责全国医疗信息化建设。2003 年，加拿大发布了促进电子健康档案发展文件，被称为电子健康记录（EHR）解决蓝图。2009 年，加拿大 EHR 达到 50%，计划在 2020 年实现全国人口的覆盖。同年，加拿大政府在全国开展 283 个卫生信息项目。其中，电子健康解决方案、数据共享交互系统、医疗决策系统、知识系统的建设是重点。

六、日本智慧医疗概况

随着日本老龄化加剧，医疗机构资源不足的问题越来越凸显。一方面，需要医疗护理的慢性病（如高血压、糖尿病、心脑血管疾病）患者在逐年递增；另一方面，医疗机构面对着保证医疗质量和扩大医疗能力的取舍难题。对此，日本政府依托 Panasonic 和 OMRON 等大型医疗器械公司，广泛地推广"高质生活"的家庭移动医疗护理概念，力争在家庭层面分散医疗护理需求的压力。

第 1 步：家用健康医疗器械数字化。以测量型为主的健康医疗器械（如体重计、体温计、血压计、血糖测定仪、活动量测量仪等）在日本家庭中的持有率很高。但是一直以来没有测量数据的积累，这些医疗器械也只是停留在测量和基本判断（如血压值是否偏高）的层面上。由于近场通信技术（NFC）和智能手机的普及，"医疗器械+智能数据管理"App 这类捆绑式的销售开始流行。

第 2 步：移动医疗。日本医疗数字化已经实施很多年，每个医院、诊所都建立有自己的医疗管理系统以记录患者的个人信息、诊断依据（如 X 光片、心电图等）和疾病信息，医疗数据的积累已经非常完善。医疗数据的支持加上智能手机医疗 App 的开发，使移动医疗成为可能。

智能手机医疗 App 可实现不适症状自查、各种疾病解读、按照身体器官分类检索疾病等功能，并且可以根据地理位置查找附近的医疗机构和根据症状查找专科门诊。

第 3 步：云端-个人医疗数据信息库。医院在利益的驱使下，个人很难获取和积累检查诊断记录等资料信息。经常在 A 医院做完一系列检查后，到 B 医院后要重新再次做同样的检查。日本大地震后，受灾地区的纸质医疗数据丢失和医疗机构服务器上保存的电子数据损坏促使日本开始推行在云端统合个人医疗数据。

对于个人，从出生开始就建立一个医疗信息库，其中记录个人的所有医疗信息，包括用药记录、过敏记录、外伤记录、手术记录、感染记录、疾病记录，以及在不同时期、不同医院做过的检查结果（如 CT 光片、X 光片、心电图等）和疾病诊断。个人可以通过网络随时随地查看云端保存的医疗信息。医疗机构不再保存患者的医疗数据，而是从患者处获取授权来查看以往的历史记录和追加新的医疗记录。患者也无需向不同的医疗结构申请自己的诊断记录等数据，相反，数据在云端得到了很好的保存和统合之后，"随处都是我的医院"的概念正在悄然兴起。

通过上述 3 步，从家庭日常基础数据的采集保存和健康指导，到症状疾病随时随地可自查，再到构建云端个人的医疗数据库。IT 技术的不断渗透使日本健康医疗领域发生了翻天覆地的变化。在每个步骤上，用户、医疗器械供应商、医疗机构乃至政府（保险负担 70%的医疗费用）都分别获得了实惠。

日本是仅次于美国的第二大智慧医疗消费市场。在日本智慧医疗市场中，西方发达国家，尤其是美国的智慧医疗产品占有很大比例。日本已进入高度老龄化社会，60 岁以上老年人占该国总人口的比例已达 20.5%，与老年疾病有关的智慧医疗产品，包括心脏起搏器、人造心脏瓣膜、血管支架、胰岛素泵、人工关节等植入性产品需求极为旺盛。同时，近年来陷入亏损的日本电子业巨头纷纷转型智慧医疗产业，将进一步促进日本智慧医疗产业的发展。

各个国家发展的特征和趋势都是以人为本，以数据为基础，互联互通，智能决策。中国也希望以信息技术为基础，构建一个互联互通的系统。其中，数据主要从个人健康档案和医院健康病历建立共享知识库中获取，移动设备的迅速发展使数据能够实现自动采集。

第三节　中国医疗与智慧医疗

从中国的实际情况来看，在医疗资源配置方面与国际水平相比存在较大差距。"十三五"以来，医疗卫生体制的改革，特别是新型农村合作医疗和城镇合作医疗的推进、医保政策的完善，以及人们对生存质量的要求不断提高，使人们对医疗保健越来越重视，对早期、快速、精确、微创等诊断与治疗设备的期望和需求越来越高。针对医疗市场供需矛盾比较突出的实际情况，在市场的带动和牵引下，中国通过融资租赁、合作投放等方式引进和开发了大量的医疗设备，促进了国内医院的建设和发展。随着新技术、新材料和数字技术应用水平不断提高，医疗机构的设备与设施得到了快速发展，年增长率达到 10%～20%。随着中国对医疗保健投入力度的加大，先进的信息技术、工作流程和预防性保健模式将发挥优势，巨大的市场使得众多企业也看到了信息技术和医疗技术结合的机遇。因此，中国发展智慧医疗具有发展的紧迫性和广阔的市场空间。

一、中国医疗行业的发展状况

中国是一个医疗资源分布极不均衡的国家，"看病难"一直是困扰我国的一大民生问题，医疗行业越来越多地受到公众及政府的关注。为了使公众享受到更加优质的医疗服务和医疗资源，政府不断加快社会保障体系建设，健全社会保障制度，政府卫生支出和社会卫生支出逐年增加。

（一）医疗机构发展概况

公立与非公立医院、卫生院是我国医疗机构的主要形式。此外，我国的医疗机构还有疗养院、门诊部、诊所、卫生所（室）及急救站等。随着我国医疗卫生支出的不断增长，预计未来我国医疗机构的数量仍保持一定增长。

1. 医疗机构

近年来，我国医疗机构的数量不断增长。根据国家卫生健康委的统计数据，2016 年上半年，全国医疗卫生机构总数已经达到 98.9 万个，与 2015 年 6 月比较，全国医疗卫生机构增加 3160 个。截至 2016 年 10 月，全国医疗卫生机构数达 99.1 万个，其中，医院 2.9 万个，基层医疗卫生机构 92.9 万个，专业机构 3.0 万个，其他机构 0.3 万个。与 2015 年 10 月比较，全国医疗卫生机构增加 1056 个，其中，医院增加 1587 个，基层医疗卫生机构增加 4130 个，专业公共卫生机构减少 4661 个。基层医疗卫生机构中的社区卫生服务中心（站）3.4 万个，乡镇卫生院 3.7 万个，村卫生室 64.2 万个，诊所（室）20.1 万个。与 2015 年 10 月比较，诊所增加，社区卫生服务中心（站）、乡镇卫生院和村卫生室减少。

2. 就医诊疗情况

近年来，我国医疗机构诊疗人数持续增长，进而带动了医疗行业的刚性需求不断增长。统计资料显示，2015 年全国医疗卫生机构总诊疗人次达 77.0 亿人次，比 2014 年增加 1.0 亿人次（增长 1.3%）。其中，公立医院诊疗人次达 27.1 亿人次（占医院总数的 88.0%），民营医院诊疗人次达 3.7 亿人次（占医院总数的 12.0%）；乡镇卫生院和社区卫生服务中心（站）门诊量达 17.6 亿人次，比 2014 年增加 0.5 亿人次。乡镇卫生院和社区卫生服务中心（站）门诊量占门诊总量的 22.9%，所占比重较 2014 年提高 0.3 个百分点。随着人口老龄化程度的增加，我国医疗机构诊疗人数将以年均约 1% 的速度增加。

3. 卫生费用支出状况

我国居民个人卫生支出总额迅猛增加。2013 年，我国城镇居民人均年现金医疗保健支出为 18022.6 元，农村居民人均年现金医疗保健支出为 6625.5 元，较 2009 年的 12264.6 元和 3993.5 元分别增长 46.95% 和 65.91%，增幅较大。2016 年上半年，三级公立医院的人均住院费用为 12901.2 元；二级公立医院的人均住院费用为 5535.8 元，同比增速为 4.76%。

（二）医疗器械现状

我国医疗器械是一个新兴产业，其技术开发水平与产能都跟不上市场发展的要求，远不能满足市场的需求。我国医疗器械与药品的消费比例约为 1：10，但在发达国家该比例已经达到了 1：1。由此可见，我国医疗器械产业还存在着很大的缺口，现阶段国产医疗器械产品只占国内总量的六成左右，部分产品仍依赖于进口。截至 2011 年 11 月，全国共有医疗器械生产企业 15638 家，其中，一类企业 5034 家，二类企业 8132 家，三类企业 2472 家，国家及省级重点监管企业近 1863 家。

1．生产总值

从近几年中国医疗器械市场的产品结构来看，影像诊断设备占据最大的市场份额，市场份额保持在 40% 左右，且呈不断上升趋势；其次是各类耗材，占据 20% 左右的市场份额；骨科及植入性医疗器械市场份额不断下降；剩余的市场份额被牙科及其他类器械所占据。目前，中国医疗器械市场的基本构成为高端产品占比为 25%，中低端产品占比为 75%；而国际医疗器械市场基本构成的平均水平为高端产品占比为 55%，中低端产品占比为 45%。中国医疗诊断、监护及治疗设备制造行业资产规模和负债规模均逐年扩大。2015 年，医疗器械行业共有规模以上企业 297 家，资产总额为 862.42 亿元，同比增长 19.95%；负债总额为 320.47 亿元，同比增长 18.45%，资产增长率大于负债增长率，其中半数是合资或独资企业，生产企业直接从业人数约为 50 万人。

2．主要产品出口情况

虽然中国医疗器械市场需求增长率远远高于 GDP 增长速度，但在全球市场中，美国、西欧、日本等国家和地区占据绝对领先优势，其中，美国稳居行业龙头地位，排名前 25 位的医疗器械公司的销售额合计占全球总销售额的 60% 以上。2011 年，中国医疗器械产品全年进出口总额达 265.98 亿美元，其中，出口额为 157.11 亿美元，进口额为 108.87 亿美元，贸易顺差额达 48.24 亿美元。出口总额约占国内工业产值近 30%。进口额超过 1 亿美元的产品主要有彩色超声波诊断仪、X 射线断层检查仪、导管/插管类产品、核磁共振成像装置、内窥镜、医用直线加速器、X 射线管、肾脏透析设备、人工关节和诊断试剂等。2015 年，中国医疗器械产品全年出口额为 93.86 亿美元，同比增长 6.01%；进口额为 81.69 亿美元，同比下降 1.6%。由此可见，中国医疗器械产品主要依赖于进口，进口地域仍为欧洲、美国和日本，同期进口占比分别为 36%、30% 和 24%，总计达 90%。此外，中国医疗器械产品出口增长较快、进口逐年下降趋势明显。

3．农村市场发展概况

农村的医疗机构区别于城市的医疗机构，其受到资金、医疗技术及消费群体等多种因素的制约，使农村的医疗机构使用的医疗器械大多都处于严重缺乏或超期服役的状态。由于农村地区相对贫穷，并没有充裕的资金购买价格高昂的医疗设备，因此，购置二手的医疗器械成为农村市场的主要来源。此外，不少二手医疗器械都超出了服役期限，存在严重安全隐患。

而缺乏有效的技术支持及相关的使用人才也是医疗器械在农村市场存在的一个严重的弊端。由于缺乏技术支持，很难保证医疗器械设备在使用的过程中是完全符合标准和规范的，而缺少专业的维修及测试人员则难以保证医疗器械在使用过程中的安全性。这也导致我国农村地区医疗器械简单、安全隐患大，给农村地区人们的生命健康留下不小的隐患。

（三）医师队伍现状

医疗行业是高度的知识密集型行业，医学人才所从事的疾病诊断、治疗、预防保健服务及卫生管理等是医疗行业中的重要因素。面对科技的快速发展与市场经济的激烈竞争，医学人才的争夺已成为医疗服务市场竞争的关键。医院必须树立科学的人才观，实施可持续发展的人才战略，牢固树立"人才资源是第一资源"的理念，积极探索人才管理机制，在人才培养、引进、激励和管理等方面进行有益的探索，为医院的可持续发展提供有力的人才保障。

1. 人才队伍基本情况

人才是医疗事业发展的第一生产要素。进入 21 世纪，我国医疗人才在性别、年龄、学历、职称结构等方面均发生了结构性变化，医疗人才总量迅速增加。据国家卫生数据统计，2018 年，执业（助理）医师总量达到 360.7 万，注册护士总量超过 400 万。另外，我国医务人员中年龄在 45 岁以下的医生约占总量的 3/4（73.5%），年龄在 35 岁以下的医生约占半数（49%），年龄在 25 岁及以下的护士占比为 20.7%，而年龄在 45 岁及以上的护士仅占护士总量的 8.5%；中专及以下学历者占比为 35.7%，本科及以上学历者占比为 26.7%。近年来，医务人员呈现出大量流失的现象，存在人员短缺、青黄不接的状况。

2. 人才结构与配比

我国医务人员在城乡、地区的分布存在着明显的不平衡。高学历的医务人员集中在中心城市的大型医院，较少在基层医院和民营医院。2012 年，我国城乡每千人卫生技术人员数量分别达到 8.5 和 3.4。东部地区每千人卫生技术人员数量为 5.3 人，中西部地区这一数字为 4.7 人，地域分布呈现显著的东部高而中西部低的状况。从国际比较来看，中国人口占世界人口的22%，但医疗资源仅占世界医疗资源的 2%。医疗资源对比情况如表 1-1 所示。中国每千人拥有 1.2 个医师，而发达国家这一数字是 2.8 个，中等发达国家这一数字是 1.9 个；中国每千人拥有 2.4 个床位，而发达国家这一数字是 7.4 个，中等发达国家这一数字是 3.7 个。

表 1-1　医疗资源对比情况

项　目	中　国	中等发达国家	发　达　国　家
医师数量（个/千人）	1.2	1.9	2.8
床位数量（个/千人）	2.4	3.7	7.4

2011 年，英国每千人医生数量为 2.8，而 2012 年，中国每千人医生数量仅为 1.9；英国每千人护士数量为 9.5，而中国每千人护士数量仅为 1.9。在金砖国家中，在每千人护士数量方面，中国远低于俄罗斯、巴西和南非；在医生数量方面，中国接近于巴西水平，高于南非和印度的水平。

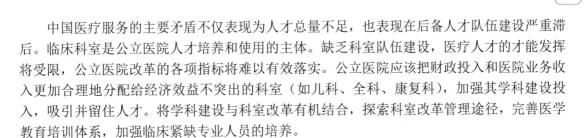

中国医疗服务的主要矛盾不仅表现为人才总量不足，也表现在后备人才队伍建设严重滞后。临床科室是公立医院人才培养和使用的主体。缺乏科室队伍建设，医疗人才的才能发挥将受限，公立医院改革的各项指标将难以有效落实。公立医院应该把财政投入和医院业务收入更加合理地分配给经济效益不突出的科室（如儿科、全科、康复科），加强其学科建设投入，吸引并留住人才。将学科建设与科室改革有机结合，探索科室改革管理途径，完善医学教育培训体系，加强临床紧缺专业人员的培养。

3. 基层医院人才竞争现状

国内医疗资源的供给和配置与人民群众对健康生活的迫切要求，以及经济发展现状相比仍有较大差距。市场竞争归根到底是人才的竞争，由于医院现有人才队伍状况不够理想，缺乏竞争力，影响了医院的可持续发展。

（1）人才队伍结构不合理。基层医院人员结构比例不合理，如医院正高级人员占比为0.8%，副高级人员占比为9.5%，中级人员占比为46.9%，初级人员占比为42.8%。

（2）人才队伍思想不稳定。基层医院的人才队伍特别不稳定，流失率极高。

（3）人才引进与人才培养不到位。目前，基层医院渴望引入人才，但近年来由于多种原因在人才引进方面不到位，现有人员的培养上也做得很不够。虽然医生有各种进修学习的机会，但与高速发展的医疗行业相比远远不够，医院培养的人才远不能担当学科带头人的重任。

（四）国内医疗产业发展状况

从市场需求角度来看，我国人口规模大且老龄化的速度有所加快，医疗市场规模巨大。根据统计年鉴数据，我国老年人口占比逐年提高，老龄化势必伴随着更高的对于医疗服务的需求。按《"健康中国 2020"战略研究报告》中所提出的 6.5%～7%的目标，我国卫生消费市场将达到 6.2 万亿～6.7 万亿元规模。

近年来，我国医药制造行业总产值一直呈上升趋势，从 2005 年的 3365.85 亿元增加至 2011 年的 14522 亿元，行业保持较快增长速度。2012 年，医药行业销售总值为 1.11 万亿元，较 2011 年增长 18%；主营业务收入为 7881 亿元，较 2011 年增长 20%；实现利润总额为 150 亿元，较 2011 年下降 1%。2012 年，医药销售收入高于全国工业销售收入 9.1 个百分点，增加值高于全国工业增加值 4.5 个百分点，实现利润增幅高于全国工业利润增幅 15 个百分点，医药销售利润率高于全国工业利润率 4.1 个百分点。

医药行业被称为"永不衰落的朝阳产业"，其未来发展趋势非常明确：人口老龄化、城市化、健康意识的增强及疾病谱的不断扩大促使医药需求持续增长；生物科技的发展从技术上能够保证医药创新研发，满足医药需求，而政府投入的不断加大提供了满足需求的资金。

产业链式经营、大生态系统构建已经成为移动互联时代医药产业发展的关键成功要素，医药电商运作逐渐成为医药产业快速发展的催化剂。中国医药行业，无论是传统中成药，还是西药，其产业链都比较长，涉及上游的原料种植、收购、运输等环节，中游的研发、生产、制造等环节，更涉及下游的医院、医生、患者等专业类资源，各产业链主体各有其商业诉求，医药企业跨领域合作日渐提上日程，只有建立建全相关产业链、大生态医药服务体系，医药企业才能快速发展，这也正是医药产业发展的必然趋势。

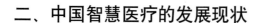

二、中国智慧医疗的发展现状

就目前而言，智慧医疗市场规模很小，三四线城市医院的信息化程度较低，民营医疗机构的信息化程度不足 8%。受医院本身管理理念的制约，没有引入的迫切需求，因此智慧医疗的应用处于初级阶段。

目前，中国正进入智慧医疗需求的爆发期，新医改的方向是强调基本医疗的覆盖范围，区域医疗协同从社会层面统筹医疗资源的安排。如果说数字化医院本身在管理系统仍存在动力不足的问题，那么在社保机构层面，通过信息系统加强对医院社保的管理，能够有效节省开支，对智慧医疗的发展有一定助推作用。

（一）对国内智慧医疗的认识

当前，绝大部分三级医院已经建立了医院信息管理系统（HMIS）。HMIS 已经成为医院必不可少的基础性设施，而且基层医院的 HMIS 建设也在快速发展。同时，HMIS 的开发和应用正在向深度发展，从侧重经济运行管理，逐步向临床应用、管理决策应用延伸。县级以上医院基本上都建设了 HMIS，部分发达的乡、镇医院也建设了 HMIS。说明医院本身对信息系统建设的认识更加深入，信息系统建设给医院带来的效率、效益与管理上的提高，更使医院管理层对信息系统建设的重要性和必要性有了进一步的认识。

在远程智能医疗方面，国内发展比较快，先进的医院在移动信息化应用方面其实已经走到了前面，如可实现病历信息、病人信息、病情信息等的实时记录、传输与处理利用等，使得在医院内部和医院之间可以通过联网实时、有效地共享相关信息。这对于实现远程医疗、专家会诊、医院转诊等起到了很好的支撑作用。

随着移动互联网的发展，未来医疗将向个性化、移动化方向发展。2015 年已有超过50%的手机用户使用移动医疗应用，诸如智能胶囊、智能护腕、智能健康检测产品将会被广泛应用，借助智能手持终端和传感器，可以有效地测量和传输健康数据。

总体来说，中国医疗正处在第一、二阶段向第三阶段发展的阶段，还没有建立真正意义上的智慧医疗，主要原因是缺乏有效数据和数据标准的统一。除供应商缺乏临床背景外，在实际应用上也缺乏标准指引。中国要想从现阶段进入到第五阶段，涉及许多行业标准和数据交换标准的形成，这也是未来需要改善的方面。

（二）智慧医疗的应用状况

智慧医疗在就诊、健康档案管理等方面的具体应用如下。

1. 一站式就诊服务

国内智能医院项目主要具备以下功能：智能分诊、手机挂号、门诊叫号查询、报告单获取、化验单解读、在线医生咨询、医院医生查询、周边商户查询、地理位置导航、院内科室导航、疾病查询、药物使用、急救流程指导、健康资讯播报等。通过上述功能实现了从身体不适到完成治疗的"一站式"就诊与康复服务。其应用需要真正落实到具体医院、具体科室、具体医生，将患者与医生"点对点"地对接起来，但绝不等于跳过医院这个单位，通过网络平台直接将患者与医生连接在一起。

2. 个人健康档案管理服务

当前很多地区的患者如果想知道自己的历史就医记录，如在哪家医院住了几天、用过什么药、上一次的治疗方式等，除翻阅一本又一本纸质的病历外，根本无从查阅。每到复查或者犯病时，总是需要翻箱倒柜地去找病历，时间久了还可能记不清或者记错。移动医疗的出现让每一位患者都可以通过手机应用查看个人在医院的历史预约和就诊记录，包括门诊记录、住院病历、用药历史、治疗情况、相关费用、检查单/检验单图文报告、在线问诊记录等，不仅可以及时自查健康状况，还可通过 24 小时在线医生进行咨询，在一定程度上做到了"身体不适自查，小病先问诊，大病去医院"的正确就医态度。

3. 安防技术融入智慧医疗

目前，随着医院信息化建设的推进，安防视频监控系统已越来越多地应用于医院业务管理。

4. 远程探视

医院的一些特殊病房（如重症监护室）是集中救治危重患者的特殊场所，这里收治的患者均为手术后病人和危重病人，他们的抵抗力最低，最容易产生并发症和严重感染。但是这类患者往往又最需要家人的陪同和安慰。通过网络化视频监控系统实现远程探视，既可以保护患者免遭外部感染或交叉传染，又可以实现患者与家人的"面对面"亲情交流。

5. 远程医疗会诊

借助于视频监控系统，可通过对各级医疗机构的"无边界互联"组成一个有效的远程医疗网络，实现对医学资料和远程视频、音频信息的传输、存储、查询、比较、显示及共享，使偏远地区的患者能方便地共享优质的医疗资源。在医院设立远程医疗或远程会诊点，配备视频编码器、摄像机、麦克风及音箱，接入监控中心管理平台。外部合作医院、外地专家通过 PC 远程登录该医院管理平台，即可对会诊点的患者进行远程诊断和远程医疗，观看患者伤情，并通过语音对讲与患者交流，既解决了一些医院专家不足问题，又节约了患者到处寻医的费用和时间。

6. 远程医护

通过视频编码器与病房内相关医疗设施的结合，医护人员可随时了解病人的具体情况，同时也减轻病人心理和身体上的负担。例如，与输液报警器连接，可实现患者输液完毕通过监控系统自动呼叫护士；与血压仪、心电图机、床边监护仪等仪器连接，可实现自动报警，以及数据参数与监控图像的叠加显示，在发生异常时及时报警通知护士站医护人员。

由此可见，医院安防视频监控不再仅仅局限于传统的安防功能，而是越来越多地与医院本身的业务相结合，远程手术示教、远程探视、远程护理、远程医疗会诊都是典型的应用体现。而随着 5G 与监控的融合，在移动中传输清晰流畅的监控视频成为可能，医院安防视频监控将呈现更为广阔的应用空间。

第四节 智慧医疗的主要问题与对策研究

智慧医疗除了解决医院、区域公共卫生、家庭健康三大系统协同性问题，在政策匹配、机制完备、技术全面、标准规范、运行安全可靠、管理有序的社会保障体系等方面还需要统筹解决。不仅需要政府持续性地推进，而且需要科学的理念、合理的设计、有序的方案、可行的方法、有效的实施，并通过不同的方式、方法进行评估和评价，还要有相应的法律法规宣贯和约束。这也是智慧医疗体系能否成功实现、系统运行能否可持续发展、服务内容和方法是否有效的考核依据，也是决定智慧医疗成败的关键所在。

一、智慧医疗系统结构和体系中存在的问题

智慧医疗产业结构和利益链条形成过程较为复杂，需要有新的商业模式和服务方法来整合利益关系、调整利益结构和转变分配方式。

（一）八大主要问题

虽然我国在智慧医疗系统技术、标准、产品、应用及政策层面均呈现良好的开端，各地政府在推行医疗制度改革的过程中，均制定出相应的发展规划和产业政策加以推动。但从现阶段实施情况分析，智慧医疗系统仍然面临着法律制度、结构协同、服务理念等诸多问题和挑战，具体问题分析如下。

（1）政府法律保障。智慧医疗中的个人健康信息涉及个人隐私，同时也涉及医护人员的职责。如何保证广大市民在最大限度上享受医疗健康服务，同时又尽可能地保证隐私安全，这需要政府通过制定相应的法律和制度，以及完善监督管理体系才能解决。

（2）产品化与市场准入。现有智慧医疗相关产品多数尚处于初级阶段，成熟度较差，缺乏相对应的产品、专业标准，套用标准较多，产品结构功能设计思路混乱、使用过程复杂、难以掌握。由于医疗产业庞大、特殊、复杂，新企业很难取得相关资质，与市场规定的准入条件和指标要求差距较大，难以形成、遵循和符合市场公平性原则。

（3）关键技术创新、突破与提升。智慧医疗系统相关技术涉及医疗专家系统、医疗感知、网络通信的软硬件、信息融合、大数据和云计算等众多技术创新内容，涉及大量的资金投入和知识产权保护问题，更应引起重视。

（4）商业模式创新问题。智慧医疗系统涉及行业领域范围较为宽泛，产业结构和利益链条形成过程较为复杂，需要有新的商业模式和服务方法来整合利益关系、调整利益结构和转变分配方式。

（5）标准化与规范问题。智慧医疗系统涉及信息采集、网络通信、信息处理、终端接口、功能结构等多个环节，现有业务与技术标准涉及领域宽泛，形成的各类标准盘根错节、错综复杂，大量的标准已过时且需要重新制定，历史堆积问题日趋严重，负面影响日渐凸显。

（6）资源配置与协调。长期以来医疗机构形成了条块固化模式，网络集成与服务商结构也颇为复杂，资源分配、技术协调对接、服务协同管理方面等缺乏有效的方式与手段，市场、技术资源分配缺乏有效的约束与管理。

（7）规范运营服务和管理。医疗行业属于资源短缺行业，形态较为稳定和优越。随着智慧医疗的应用，商业模式创新会对医疗行业从业人员和机构构成一定的压力，迫使其改变传统工作形态，其服务意识有待改变、服务理念有待更新。

（8）医疗知识普及与培训。在传统的医疗理念中，人们对健康管理的认识远远不够、健康知识甚少、"重治疗轻预防"现象较为普遍，对于治疗过程的了解知之甚少，部分治疗服务方式难以被接受，形成严重的信息不对称现象，上述问题也成为医患关系紧张和健康问题社会化的根源。无论是产品使用者还是医疗服务者都需要进行相关业务知识的培训和信息技术的普及，这在一定程度上成为普及智慧医疗的难点。

（二）解决问题的建议

1. 创建更加合理、完善的核心系统基础模型

建立协同合作关系的智慧医疗体系需要有一个智慧医疗的核心系统基础模型，使得智慧医疗体系不仅能提供科学的信息数据和指导建议，以及有效地预测和预防疾病的发生，而且能激励、引导每个人正常生活，或在出现不适反应时作出更正确的选择。

完整的个人电子健康档案是智慧医疗系统中的基础模块，记录每个人从出生到死亡的全生命周期中所有生命体征的变化，并将个人所从事过的与健康相关的一切行为活动记录在案，能够实现医疗机构、个人、卫生管理部门之间的信息共享。个人电子健康档案具体包括个人生活习惯、体检结果、家族病史、本人病史、诊治情况，以及所涉及疾病的发生、发展、治疗和恢复过程等。

2. 创立科学有效的商业服务模式

智慧医疗改变了现有的就医模式，也推动了商业服务模式的创新，可通过在服务成本、服务质量和服务内容 3 个方面的优势，让医疗体系中每个要素紧密联系并发挥作用，让产业链中的每一个群体（如病人、医生、研究人员、医院管理人员、药物供应商、保险公司、风险投资商等）都积极参与并能够从中受益。

创立科学有效的商业服务模式需要树立市场需求和政策规划导向相结合、服务模式与技术创新相结合、健康管理与疾病预防为主相结合的思想和服务理念，创建适应老龄化社会的居家养老、健康保健等多种产品与服务模式；构建一系列适合不同人群需求的健康服务保障系统，开发与之相对应的高效便捷、方便有效、简单可靠、安全舒适、通俗易懂的系列化产品，满足各类人群的适应性需求，以解决城乡医疗资源不平衡，同时缓解大型医院的拥挤情况，同时可以创新出新型的商业模式，运用市场化手段使参与企业获得应得的利益，政府也可以付出更少的成本，加大对医疗行业的监督力度。

3. 加快核心技术研发及产业化

智慧医疗的核心是病人各种信息的采集、传递与共享，这些信息能够在医院科室之间、

医院之间，甚至在医院与社区、医疗保险、政府部门之间进行有效的传递。因此，人体异常生理特征参数、曲线、图形等生理信息采集传感器和网络终端设备就成为智慧医疗系统技术的核心和纽带。个人信息数据采集专用传感器的开发及产业化、健康参数对比模型的研究及应用、个人健康保健量化的管理、病理参数差异和影响因素分析模型的研究等都是智慧医疗亟须突破的方面。只有突破关键核心技术，形成自主知识产权的核心产品，实现规模化生产，才能降低成本和广泛地推广运用。

4. 整合有效资源，构建完整产业链

我国智慧医疗行业地域分布广泛、技术差异较大、产品种类繁多、市场集中度较低，应设置重点区域重点扶持发展，集聚包括电信运营商、系统集成商、平台服务商、产品生产商、终端制造商、生物工程基础研究与配套机构、传感器技术研发机构和生产商，以及用户服务代理商等多方资源，形成在一定区域内的产业集聚群体，通过行业组织和机构搭桥，开展包括产品技术工艺、市场应用信息、人才培育等方面的交流与合作，构建不断完善的智慧医疗产业链。

5. 成立标准化的专业机构

智慧医疗是新兴的、多学科技术交叉的行业，融合了生命科学、信息技术、材料技术等跨度较大的行业领域，涉足的技术标准复杂凌乱，缺乏行业规范标准体系。应在政府主导下，组织成立专业人员和机构，针对产品技术工艺、市场运营与服务、产业行为与管理等方面，加快制定出相应的规范标准。

6. 强化示范应用，加大政策扶持力度

我国智慧医疗行业政府主导、规模有限的特点较为明显。其市场还处于起步阶段，很多方面都还处于萌芽状态，需要政府的推进和引导。应在相对发达地区树立相应的示范工程和应用试点，避免形成市场应用、产品技术、运营服务、监督管理的混乱情况，加大推广应用和规范管理，为今后行业的健康发展奠定良好的基础。同时，在规定的技术、产品、应用、服务内容方面，制定出对应的、详细的税收激励政策，并对关键核心技术研发项目给予政策性资金支持。

二、技术与人才问题

与发达国家相比，我国的医院信息化的研究和实践起步较晚。近几年，随着国家大力推动医疗机构的信息化建设，发展比较迅速，全国完成了五级网络直报系统，各级疾病预防控制机构和卫生行政部门可以同时在线报告信息，极大地提高了传染病疫情等报告的及时性和准确性。同时，加强了国家级和省级两级突发公共卫生应急指挥决策系统的建设，极大地提高了突发公共卫生事件的应急反应能力和危机处置能力。从国内信息化程度的技术层面看存在的问题如下。

（一）"信息孤岛"问题

以医院为例，建立以收费为中心的管理系统，主要包括门诊收费、住院收费、护士工作站、药房、药库及院长查询系统等。随着医院发展的需求，相当一部分辅助科室建立了自己的独立系统，如放射科影像归档和通信系统（PACS）、超声科图文报告系统、病理科病理图文报告系统、宫腹腔镜单独图文报告系统等。而这些系统建立时并没有考虑到与智慧医疗系统的集成，或者不具备集成的条件，就形成了"信息孤岛"问题。

（二）数据采集与分析问题

为临床一线和管理部门提供科学性的报告是当前面临的最大的问题。如何采集数据、采集什么样的数据、获取到的数据信息的有效性和及时性都不同程度地影响着智慧医疗系统的有效性。能否将挖掘、采集到的有效数据科学地进行分析，并与临床数据结合起来，做到信息的分析、提炼遵守数据安全和标准的使用规则，为科研行业监管和政策制定提供数据支撑也是亟待解决的问题。

（三）信息协同与共享问题

建立了数据采集与分析系统后，一方面，能否根据电子病历需求，完成不同部门间的数据共享，包括信息的收集、交流、归档、反馈；另一方面，这些数据和分析信息能否同时传输到各个部门，让其发挥信息价值也是当前突出矛盾和问题；与此同时，信息在同城市或一定的区域内能否共享更是一个复杂而又亟待解决的现实问题。

（四）专业人才和人才梯队问题

在整个智慧医疗体系中人才是关键。智慧医疗技术部分是集综合管理、信息技术、计算机网络与市场应用于一体的综合性体系，不仅需要多方人员的协同与融合，更需要跨行业、跨地区、跨领域、跨技术的综合性和全方位复合型人才。而在当前的社会中，有医学专业的技术人才、医院管理专业人才、IT 方面的信息管理专业人才、计算机网络与应用专业人才，却严重缺少既精通医学管理又精通软件开发，还懂得平台体系构架和服务的复合型人才，特别是这一方面的高端人才。

三、运营服务问题

医院信息化建设除硬件问题外，在从"以管理为中心"转变到"以病人为中心，以业务人员为主体，全面提升医疗决策、医院管理和诊疗水平"仍然问题颇多。目前，大多数医院医疗体系的信息化服务水平较低，没有形成规范的标准和模式。

（一）现有的智慧医疗服务体系类型

经过调查摸底，我国现有 3 种智慧医疗服务体系架构模式，且都不同程度地存在相应的问题。

1. 以医生为主体的服务模式

随着多点执业政策的放开，医生具有一定的自由度和选择性，但存在着市场游离状态和管理主体的不确定性，由于考核标准不明确，导致对医生的个人行为、服务规范与标准、技术素养、职业道德等差异化难于评价和约束。医患矛盾难以判断，其责任和后果由谁来承担难以界定。特别是老年患者的弱势和维权能力较低等问题，更增加了管理难度，久而久之会引发新的社会问题与矛盾。

2. 以企业为主体，完全市场化的模式

企业具有技术创新优势和服务市场化优势，但存在缺乏医学专业医生、信任程度、医保政策资源等系统性问题，难以建立市场体系、服务品牌认知度和影响力，其商业模式和盈利模式难以形成，服务运营不可持续。以企业为主体的智慧医疗体系存在着市场准入和信任等方面的问题。

3. 以医院为中心和主体，市场化运作、企业协同的模式

综合上述两种模式可得出相应结论：以医院为中心和主体的模式具有资源的有效性、市场的成熟性、技术的专业性、服务的可靠性、信誉的可信性、系统的可行性，是深化医疗卫生改革的有效途径之一。但是目前缺乏系统性产品、服务技术标准体系，难以实现系统平台的规范化、标准化和模块化，需要进一步进行技术创新和服务模式创新，构架多元化、集群化的联盟，以提供技术支持和基础保障。

（二）亟待解决的政策约束和突出矛盾

目前，医疗机构从事医疗救治外的健康服务业务仍然存在政策法规的制衡与约束，需要医改进一步细化和政策性突破，解决网络平台实施后的分级诊疗、多点职业、非法行医、医保联动、医药分离等细则问题。

（1）对智慧医疗平台和健康服务功能进行规范与监管，进一步明确医院从事健康管理等服务模式创新的合法性，允许并鼓励医疗机构通过信息技术的运用打造和形成新型运营与健康服务模式，确立信息安全责任和相应的社会责任。

（2）通过智慧医疗方式看病形成的医疗费用是否可以纳入医保尚无明确的规定。特别是形成的处方和非处方药品费用应当纳入医保范围，需要医保政策的认可。同时须加强对药品、医疗服务的价格规定和监管，严格监控医保费用的使用。

（3）医生多点执业条例仍须进一步细化，应制定医生多点执业管理细则，明确规定行医的合法性。严格来讲，医生在业余时间从医属于非法行医。因此，需要制定依附于平台的医生业余时间从医相关法律法规，确定平台与医生之间的法律责任关系，同时加强医德医风建设，提高医疗服务质量。同时，规范平台上的医院、医生的医疗和用药行为，以及明晰平台的责任。

（4）医疗信息数据和人体生理参数标准体系仍未建立，缺乏统一认定标准。机构与机构之间，家庭、个人与机构之间的数据缺乏统一标准，难以相互认同，阻碍了各种检查和监测数据的产品技术创新和推广应用，严重影响并制约了产品的规范性和一致性，阻碍了创新产

品的产业化发展,应加以规范和完善。

（5）社会参与仍然存在政策和法律障碍,应当鼓励社会资源参与到以医院为主体的服务模式之中,允许社会资源按照股权分配机制参与市场运行和有序竞争。

四、政策法规与管理问题

涉及相关技术就要有相应的规范和标准加以约束。

（一）信息安全问题

信息安全问题涉及的技术包括射频识别系统（FRID）等智能感知技术、4G/5G 等信息互通技术、云计算等信息处理技术。主要涉及的问题包括如何能够长期、精准地采集数据,网络传输如何实现安全稳定,如何实现身份认证、责任可溯,如何建成高拓展性、高容错性、满足不同存取访问需求的数据平台以适应高速增长的医疗数据规模等。

（二）相应法规问题

在运行过程中产生的海量数据,如个人健康信息、医护人员工作信息、药品设备信息等,需要通过立法进行规范管理。

（三）服务标准与规范

提升硬件能力和水平容易实现,而软件产品的整合和业务流程的梳理升级是最大的难点。因此,患者就医过程中服务效率、水平、质量的提升更为重要。

总之,推进智慧医疗需要做好统筹规划和顶层设计,不可简单盲从和闭门造车,更不能贪大求全和一哄而上。要根据建设智慧城市的总体要求,结合地区及新医改的要求逐步推进。在充分调研的基础上,制订完整设计、分步实施的智慧医疗建设规划,遵循循序渐进、规范标准和实用为主等基本原则,抓好系统的顶层设计,从技术、管理、应用、服务层面真正把各个单位的信息孤岛连通起来,把海量的沉淀数据利用起来,让每一个人在任何地方的医疗和健康信息都能被记录、查询和共享,形成服务内容的标准化、服务行为的规范化、服务管理的法制化、服务评估的信息化,才能使得智慧医疗真正成为惠及广大人民群众的一项惠民工程,真正意义上实现"我的健康我知道,我的健康我管理"。

第二章 模块化架构与商业模式

智慧医疗融合了生命科学、信息技术、材料技术等众多领域，还涉及地域环境、基础状况、人文观念、政策法规与技术标准等方面。我国智慧医疗行业存在着推广时间短、地域分布广泛、区域发展不平衡、市场分散性大、技术差异较大、产品种类繁多、人才严重缺乏、产业集中度低、与国外相比差距较大等诸多问题。软硬件平台架构应围绕着智能医院、区域卫生及家庭健康三大部分，构建管理区域化、服务层级化、功能模块化、技术标准化的具有协同、融合与创新的完整功能的医疗体系。分流、分类、分别解决各种医疗过程中存在的矛盾与问题，以面向全民健康服务为宗旨，促进国内医疗体制改革与系统创新。

智慧医疗改变了现有的就医模式，自然也推动了商业模式的创新。可通过在服务内容、成本、品质上的特有优势，使产业链中每一个群体都积极参与并从中受益。还需要在市场需求牵引下的创新产品技术与服务模式，树立健康管理与疾病预防为主的理念，创建适应老龄化社会的居家养老、社区与社团帮老、科技助老等多种产品与服务模式，以及系列化服务保障系统，开发与之相对应的高效便捷、简单可靠、安全舒适、通俗易懂的系列化产品，满足各类人群的不同的适应性需求，以解决目前城乡医疗资源不平衡及大医院拥挤的情况。

推进智慧医疗是一项复杂而艰巨的系统工程，也是医疗体制改革与创新的切入点，不仅为医改提供可行的技术保障和基础平台，而且为全社会的技术创新、管理创新提供良好的实战场所和公共平台。

第一节 智能医院与分级诊疗

随着科技的发展，医疗资源配置的整体水平在不断提高，成为全面提升服务意识和能力的基本保障，用更科学的手段与方式建立智能化医疗机构，加快设施装备更新，逐年提升服务创新模式和能力，已成为国人的基本要求和社会的共识。在新医改中，政府更是明确提出要进一步改善就医环境，控制医疗费用的增长，用信息技术提高医疗资源的管理与服务水平，成为各项计划中的基本要求。与传统医院对比，医院智能化建设后可有效改善医院的医疗环境和服务质量，缩短医患者排队等候时间，提高信息查询、统计的效率，减少因管理原因造成的药品及物流损失。同时，随着医院智能化体系建设，分级诊疗正在得到逐步落实。

智能医院的总体架构以布线网络为基础，集成医院建筑智能化系统和医疗智能化辅助系统为医院提供安全、舒适、绿色、低碳的就医环境，并采集高度数字化、自动化、智能化的医疗设备和医护工作站提供的各种诊疗数据，通过数据分析和功能应用，实现就医流程最优化、医疗质量最佳化、工作效率最高化、病历电子化、决策科学化、办公自动化、网络区域化、软件标准化等功能，通过各种信息技术的运用来提高医院信息化功能和服务水平。

一、医院智能化

广义的医院智能化内涵日益丰富、外延不断拓展，逐步融合了管理、临床和后勤，包括医院信息化与建筑智能化两方面内容。具体到医院建筑智能化系统，包括信息基础设施的设计、部署与建设，机电设备的数字化智能化管理，与建筑功能相关联的医院专项应用系统等，是医院管理信息系统、临床信息系统等核心应用系统有效应用和未来拓展的基础。医院建筑智能化系统除满足常规的办公、安全及楼宇管理要求外，还具有其专门针对医护人员及患者服务的弱电智能化系统，并在日新月异的变化中快速发展。

（一）智能医院的初步设计与迭代过程

智能医院从系统结构来看，分为物理空间、设施装备、服务内容、人员配置等资源配置的信息化，同时，与服务对象互动、人性化管理、相应系统软件设计等融合为一体，形成协同管理化。颠覆性地改变传统或以往模式是十分困难的。首先是设备管理、人员管理需要随着设备功能、服务内容、软件设计等变化而改变，建立并形成全新的业务流程，这就需要建立医疗物联网系统。

智能医院应按照层级化、模块化建设理念，运用开放式系统分步迭代升级，以不断增加子系统的方式逐步形成。硬件建立在资金充足的情况下，容易一步到位。但是，整个体系的有效运行，尤其是人员相互配合与培训，很难一蹴而就，在短期内难以达到设计规定和操作要求，需要经过时间磨炼、不断改进才能形成。实现智能医院要从医院的数字化抓起，首先实现数字化医院。数字化医院的系统结构框架如图 2-1 所示。

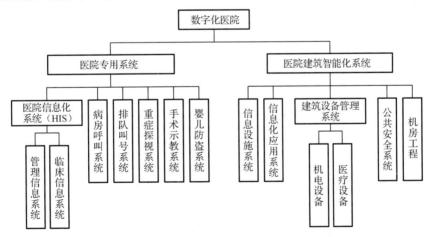

图 2-1　数字化医院的系统结构框架

（二）医院智能化的 16 种基础系统模块或子系统

1. 建筑设备管理系统

除常规功能外，可对氧气、氮气、压缩空气、真空吸引等医疗用气进行监控；监控医院污水处理等各项指标；对空气污染区域的通风系统进行监控。各医院的基础设施不同，其系统结构存在差异。

2. 医疗信息网络系统

医疗信息网络系统包括医院信息管理系统（HIS）、临床信息系统（CIS）、医学影像系统（PACS）、放射信息系统（RIS）、电子病历系统（CPR）、实验室信息系统、病理信息系统、患者监护系统、远程医疗系统等。采用高速宽带将医院专网与外网分开，部分医学影像、放射信息等系统可考虑光纤到桌面的接入方式。

3. 入侵报警系统

在实验室、财务结算、医疗纠纷调解室、重要机房、同位素室、同位素物料区、太平间、贵重物品场所等区域设置防盗报警及探测装置。入侵报警系统结构与产品如图 2-2 所示。

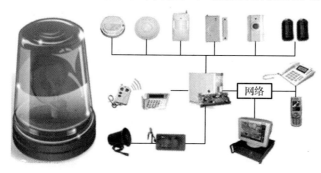

图 2-2 入侵报警系统结构与产品

4. 出入口控制门禁与视频监控系统

运用射频识别技术设计的出入口控制门禁与视频监控系统，在机房、财务、行政、医技、实验室、药库、血库、各放射治疗区、同位素室、同位素物料区、传染清洁区、半污染区、污染区等处设置门禁，并设置相应的视频监控系统。

5. 医学示教系统

医学示教系统可进行手术直播，拍摄手术及会诊过程的高清视频，实时记录和采集相关视频资料，并将其作为教学、学术研究、远程会诊的第一手资料。

6. 信息查询系统

出入院大厅及挂号收费处等区域配置信息查询系统，如大屏幕显示及多媒体查询终端，患者可持卡查询并实时消费。人机界面可根据相关标准和系统功能要求，结合服务对象进行人性化设计，避免操作复杂、烦琐。

7. 医用护理对讲系统

医用护理对讲系统可实现各护理单元联网服务。例如，病区各护理单元护士站与患者床头双向对讲呼叫，手术区护士站与各手术室双向对讲呼叫，各导管室与护士站双向对讲呼叫，重病监护病房（ICU）、心血管监护病房（CCU）护士站与各病床双向对讲呼叫，妇产科护士站与各分娩室双向对讲呼叫，集中输液室与护士站双向对讲呼叫。

8. 门诊叫号及取药排队系统

各科室候诊区、检查室、输液室、配药室、取药窗口等可设置门诊叫号及取药排队系统，同时，该系统具备语音呼叫功能。

9. 远程会诊及多媒体会议系统

远程会诊及多媒体会议系统方便与外地专家及时沟通确定治疗方案。在 5G 网络支持下，远程会诊及多媒体会议系统会更加普遍地应用。

10. ICU 探视对讲系统

ICU 探视对讲系统方便医护人员护理及家属对重症患者的探视，能够提供可视对讲服务。

11. 患者腕带和婴儿防盗系统

患者腕带和婴儿防盗系统可确保患者用药、治疗及婴儿防盗安全。婴儿防盗系统与产品如图 2-3 所示。

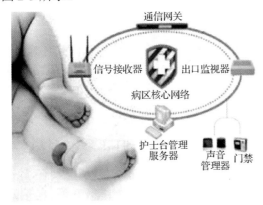
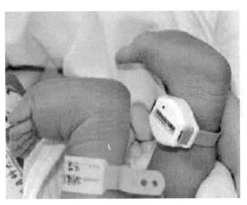

图 2-3　婴儿防盗系统与产品

12. 图像语音监控系统

医疗纠纷会议室内一般配独立的图像语音监控系统。

13. 智能照明系统

智能照明系统实现公共照明分区集中及网络化智能控制，可优化医疗环境、节约能源、降低成本。

14. 洁净手术室设备管理系统

洁净手术室设备管理系统可显示手术室内温湿度、室内静压、空气净化等各项参数指标；对空调机组进行监控；对无影灯、看片灯、照明、摄像、对讲等设备进行控制。

15. **医疗社保联动系统**

在个人医保登记地区享受医保政策比例，可查看账户结算数量和余额等。

16. **药品采购、库存信息系统**

药品采购、库存信息系统包括药品采购计划和实施进度，药品产地、厂家、批次、批号、存量，预定到货时间和数量等信息。药品采购、库存逻辑结构框架如图2-4所示。

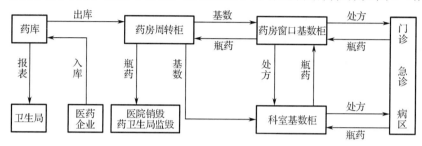

图2-4　药品采购、库存逻辑结构框架

二、智能医院的发展现状

与数字化医院不同，智能医院是数字化医院发展的新阶段，是基于计算机网络技术的发展，应用计算机、通信、多媒体、网络等其他信息技术，突破传统医学模式中的时空限制，实现疾病的预防、保健、诊疗、护理等业务管理和行政管理自动化、数字化运作。在全部医疗流程中实现全面的数字化，智能医院涵盖了联机业务处理系统、医院信息系统、临床信息系统、互联网系统、远程医学系统、智能楼宇管理系统。智能医院的核心理念是"以患者为中心"，利用各种信息化手段方便患者就医、简化就医流程、降低就医成本，最终实现患者自助就医。在智能医院的每个工作环节中，都尽可能地以信息技术为基础，同时在管理制度及医院文化等方面也应与硬件基础进行数字化整合，实现软、硬件的有机结合。智能医院最大的特征在于具备主动感知和智能调控能力，能够更好地为医务人员和病患服务。

（一）智能医院解决患者痛点

智能医院在原有数字医院的基础上，通过对医院信息系统（HIS）、实验室信息管理系统（LIMS）、医学影像信息的存储系统和传输系统（PACS）及医生工作站4部分的整合，实现病人诊疗信息和行政管理信息的收集、存储、处理、提取及数据交换；同时，创新性地以现代智能移动终端为切入点，让患者能够更多地参与到诊疗过程中，实现从诊前到诊后的"一站式"服务。

在传统医院就医时，患者抱怨最多的问题往往是挂号候诊时间长、取检查报告时间长、交费报账时间长（以下简称"三长"）问题。在智能医院体系中，"三长"问题得到了根本性缓解。

1. **诊前服务**

诊前服务包括在线智能分诊、预约挂号、诊前叫号查询和医院信息查询等功能。患者可登录医院网站或掌上医院 App，选择性别、年龄，然后根据人体模型选择不舒服的部位。例如，咳嗽点"胸部"，系统就显示出脓痰、干咳、咳痰等主要症状和伴随症状，并显示可能性疾病，推荐病人到相应的科室挂号。同时，患者还能快速查询到各类健康资讯，以及医院、科室和医生的全方面信息，方便患者选择。

2. 诊中服务

利用掌上医院 App、微信或支付宝服务窗等，可实现移动端交费、查询报告单等功能。以往为取检验报告单需要等候数小时，甚至数天时间，无形中增加了患者看病的时间和金钱成本。现在，患者绑定就诊信息后可以直接在掌上医院 App、微信或支付宝服务窗中查询各类检查/检验结果。部分智能医院甚至还提供了患者就诊后直接在 App 上与医生沟通的功能，进一步减少患者不必要的奔波。同时，医生可以直接将各类预先整理好的疾病健康宣教资料推送给患者，提高了医患沟通的效率。

3. 诊后服务

以往患者如果想知道自己的历史就医记录，除了翻阅一本一本的纸质病历外，根本无从查阅。智能医院可让患者通过手机查看本人的历史预约记录和就诊记录，包括门诊或住院病历、用药历史、治疗情况、相关费用、检查/检验单图文报告、在线问诊记录等，不仅可及时自查健康状况，而且可通过 24 小时在线医生进行咨询。在健全个人电子健康档案的基础上，部分智能医院利用区域医疗平台，可以实现远程会诊、双向转诊等功能。同时，通过整合各类智能终端设备，远程监测患者的生理体征，实现慢性病管理智能化。

（1）信息网络-多层分级结构。分为一级主干网（包括 HIS 医院管理信息网、CIS 临床医学信息网、BIS 建筑监控网、ME 医学仪器网、医疗会诊网、外联网）；二级专业网（包括手术室专业网、重症监护专业网、医用图像专业网、检查化验专业网、心电图专业网、脑电图专业网）；无线网（包括 IP 无线网、身份识别无线网）。

（2）电话网-全院语音整合。包括公共呼叫服务、处室间语音交互等功能。

（3）电视-避免电视干扰。通过电视系统向病患、医护人员提供本地有线、卫星及自制电视节目，在部分患者收看时不影响其他人员的休息。

（4）时钟系统-提供标准时间。医院专用子母钟系统功能包括为医院各区域提供统一的标准时间；给手术室提供倒计时、正计时、温度湿度、标准时间等。采用 GPS 母钟、子钟组网、CAN 总线传输、自动较时，可向其他有时基要求的系统提供同步校时信号。

（二）辅助智能化系统

1. 排队叫号系统

各科候诊区、检查室、输液室、配药室、医技科室等处宜配备排队叫号系统，以便对诊疗过程进行有序管理。

2. 智能卫生间系统

智能卫生间系统使卫生间不再仅具备单一使用功能，而且还是数据采集集中点。

3. 病房呼叫系统

病房呼叫系统设置在病区各护理单元、手术区、各导管室与护士站之间。例如，ICU、CCU 与护士站之间，各分娩室与护士站之间，集中输液室与护士站之间，以及核磁共振、直线加速器、肠胃镜等处。

（三）公共安全系统

1. 设定重点部门、区域、路径控制点

（1）部门：针对财务、有毒物品及放射物品等部门进行防护。
（2）区域：对手术室、传染病区、访客活动区、新生儿看护区等区域进行控制。
（3）路径：针对访客、污染物、遗体搬运等路径进行管控。

2. 婴儿看护系统

（1）主动式保护：佩戴在婴儿身上的标签每隔 3 秒发送一个射频信号，由信号探测器或出口探测器接收后发至主机，确保婴儿处于监控状态；当标签电量过低时，该系统能主动报警。
（2）防破坏设计：标签腕带内置导电材料形成回路，从而有效防止破坏；一旦腕带被非法破坏（如恶意剪断）或因其他原因导致回路断路，该系统立即发出警报。
（3）防盗设计：结合电子门禁系统，当婴儿出现在出口探测区域，探测器接收到标签信息后，控制主机立即控制相应出口门禁使其关闭，切断被窃婴儿的出口通道。
（4）专门针对婴儿设计：电子标签及腕带轻巧，采用细致的人体工程学设计，无过敏反应，完全适应婴儿娇嫩的皮肤。

3. 移动监护系统

（1）对患者而言，该系统在睡眠不受干扰情况下，实时、舒适、无拘束地监视和测量生命体征，当指标异常时立即报警；可实现移动位置跟踪，提高了患者的安全性。
（2）对医护人员而言，该系统自动记录患者生命体征，减轻医护人员的工作量；可进行临床图表的记录，有利于提高诊疗服务质量；减少了与特殊病人的接触（如传染病房）；自动跟踪病人位置，缩短查房过程中确认患者所需的时间。
（3）对医院而言，该系统实现贵重资产实时定位管理，改善对患者照料情况，提高运营效率。

4. 灾害预案与应急联动系统

（1）系统范围
对火灾、非法入侵等事件进行准确探测和本地实时报警；采取多种通信手段，对自然灾害、重大安全事故、公共卫生事件和社会安全事件实现本地报警和异地报警；指挥调度；紧急疏散与逃生导引；事故现场紧急处置。
（2）系统配置
大屏幕显示系统；有线/无线通信、指挥、调度系统；多路报警（如 110、119、122、120，以及水、电等城市基础设施抢险部门）；消防、建筑设备联动系统；消防、安防联动系统；应急广播、信息发布、疏散导引联动系统。

（四）机房布置

机房布置示意如图 2-5 所示。

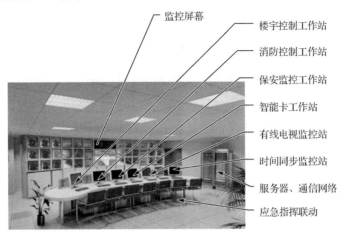

图 2-5　机房布置示意图

（五）智能化集成

智能医院要注重智能化系统的整体集成。

此外，还需注意典型病区的智能化布局，包括门诊大厅、住院部大厅、办公区、ICU、CCU、普通病房、VIP 病房、医护工作站、手术部等。

三、分级诊疗

所谓分级诊疗，就是按照疾病的轻重缓急及治疗的难易程度进行分级，不同级别的医疗机构承担不同疾病的治疗。据统计，只有 10% 的疾病需要到医院治疗，大量的疾病在社区医疗服务机构就可得到医治，部分慢性病的治疗也可以通过智慧医疗平台管理和家庭护理完成。因此，"小病在社区，大病进医院，康复回社区和家庭"是可行的，也是较为科学、理想的就医模式。将大中型医院承担的一般门诊、康复和护理等分流到基层医疗卫生机构，形成"健康进家庭、小病在基层、大病到医院、康复回基层"的新格局是分级诊疗的目的和意义。这样大型医院可将主要精力放在诊治急危重症和疑难复杂疾病方面。基层医疗卫生机构可获得大量常见病、多发病的病例，大量的病例也有利于基层医疗卫生机构整体水平的提高，从而步入良性循环。

（一）政策规划要求和目标

我国于 2017 年开始逐步完善分级诊疗政策体系，分工协作机制已基本形成，推动优质医疗资源下沉，整体效率和效益有所提高，基层诊疗量占比明显提升。预计 2020 年，"基层首诊、双向转诊、急慢分治、上下联动"的分级诊疗模式逐步形成，基本形成符合国情的分级诊疗制度。

1. 基层首诊

鼓励并逐步规范常见病、多发病患者首先到基层医疗卫生机构就诊，对于超出基层功能定位和服务能力的疾病，可由基层医疗卫生机构为患者提供转诊服务。

2. 双向转诊

建立健全转诊指导目录，重点畅通慢性期、恢复期患者向下转诊渠道，逐步实现不同级别、不同类别医疗机构之间的有序转诊。

3. 急慢分治

急危重症患者可以直接到二级以上医院就诊。

4. 上下联动

建立不同级别、不同类别医疗机构间目标明确、权责清晰的分工协作机制，以促进优质医疗资源下沉，推动医疗资源合理配置和纵向流动。

（二）分级诊疗的痛点

分级诊疗提出后，部分基层医疗卫生机构在信息化手段方面做了一些尝试和应用，但整体上还处于初级发展阶段。总体而言，分级诊疗缺乏顶层设计与统一规划，缺乏技术架构与服务模式的模块化思路和理念，基础设施薄弱；在标准、规范的制订和建设方面相对滞后；"条块"分割严重、难于协同，服务水平不高，系统硬件能力缺陷较大，难以消除患者的顾虑。

（三）分级诊疗的要点

1. 各级、各类医疗机构诊疗服务功能的定位

城市三级中医医院充分利用中医药技术方法和现代科学技术，提供急危重症和疑难复杂疾病的中医诊疗服务和中医优势病种的中医门诊诊疗服务。城市二级医院主要接收三级医院转诊的急性病恢复期患者、术后恢复期患者及危重症稳定期患者。县级医院主要提供县域内常见病、多发病诊疗，以及急危重症患者抢救和疑难复杂疾病向上转诊服务。基层医疗卫生机构和康复医院、护理院等（以下统称慢性病医疗机构）为诊断明确、病情稳定的慢性病患者、康复期患者、老年病患者、晚期肿瘤患者等提供治疗、康复、护理服务。

2. 基层医疗卫生机构的人才队伍建设

通过基层在岗医师转岗培训、全科医生定向培养、提升基层在岗医师学历层次等方式，多渠道培养全科医生，逐步向全科医生规范化培养过渡，实现城乡每万名居民中有2～3名全科医生。建立激励机制，在绩效工资分配、岗位设置、教育培训等方面向全科医生倾斜。加强康复治疗师、护理人员等专业人员的培养，以满足人民群众多层次、多样化的健康服务需求。

3. 提高基层医疗卫生机构的服务能力

通过政府举办或购买服务等方式，科学布局基层医疗卫生机构，合理划分服务区域，加强标准化建设，实现城乡居民全覆盖。确定基层医疗卫生机构配备使用药品品种和数量，强化乡镇卫生院基本医疗服务功能。大力推进社会办医，简化个体行医准入审批程序，鼓励符合条件的医师开办个体诊所，就地、就近为基层群众服务。

4. 提升县级公立医院的综合能力

根据服务人口、疾病谱、诊疗需求等因素，合理确定县级公立医院的数量和规模。按照"填平补齐"原则，加强县级公立医院临床专科建设，重点加强县域内常见病、多发病相关专业，以及传染病、精神病、急诊急救、重症医学、肾脏内科（血液透析）、妇产科、儿科、中医、康复等临床专科建设，提升县级公立医院综合服务能力，将县域内就诊率提高到90%左右，基本实现"大病不出区县"。

5. 整合推进区域医疗资源共享

整合二级以上医院现有检查/检验、消毒供应中心等资源，向基层医疗卫生机构和慢性病医疗机构开放。探索设置独立的区域性医学检验、病理诊断、医学影像检查、消毒供应和血液净化等专业机构，实现区域资源共享。强化医疗质量控制规范与标准，推进同级机构间和独立机构间检查/检验结果的互通互认。

6. 推进医疗卫生信息化建设

建立区域性医疗卫生信息平台，实现电子健康档案和病历连续记录，以及不同级别、不同类别医疗机构之间的信息共享，确保转诊信息畅通。提升远程医疗服务能力，利用信息化手段促进医疗资源纵向流动，提高优质医疗资源可及性和医疗服务整体效率，鼓励二、三级医院向基层医疗卫生机构提供远程会诊、远程病理诊断、远程影像诊断、远程心电图诊断、远程培训等服务，鼓励有条件的地方探索"基层检查、上级诊断"的有效模式。促进跨地域、跨机构的就诊信息共享。发展基于互联网的医疗卫生服务，充分发挥互联网、大数据等信息技术手段在分级诊疗中的作用。

（四）分级诊疗的保障机制

1. 完善医疗资源合理配置机制

制定不同级别、不同类别医疗机构服务规范标准，通过行政管理、财政投入、绩效考核、医保支付等激励约束措施，引导各级、各类医疗机构落实功能定位。对基层中医药服务能力不足及薄弱地区的中医医院应区别对待。支持慢性病医疗机构的发展，鼓励医疗资源丰富地区的部分二级医院转型为慢性病医疗机构。

2. 建立基层签约服务制度

签约医生团队由二级以上医院的医师与基层医务人员组成，探索个体诊所开展签约服务。签约服务以老年人、慢性病患者、严重精神障碍患者、孕产妇、儿童、残疾人等为重点人群，逐步扩展到普通人群。签约服务费用主要由医保基金、签约居民支付费用和基本公共卫生服务经费等渠道解决。签约医生提供约定的基本医疗卫生服务，除按规定收取签约服务费外，不得另行收取其他费用。探索提供差异性服务、分类签约、有偿签约等多种签约服务形式，满足居民多层次服务需求。

3. 推进医保支付制度改革

推进医保支付方式改革，建立按病种付费为主，按人头、服务单元内容、服务次数等为辅的复合型付费方式，探索基层医疗卫生机构慢性病患者按人头打包付费的模式。将符合条件的基层医疗机构和慢性病医疗机构按规定纳入基本医保定点范围。

4. 建立完善的利益分配机制

通过改革医保支付方式、加强费用控制等手段，引导二级以上医院向下转诊诊断明确、病情稳定的慢性病患者，主动承担疑难复杂疾病患者的诊疗服务。完善基层医疗卫生机构绩效工资分配机制，向签约服务的医务人员倾斜。

5. 构建医疗卫生机构分工协作机制

基层医疗卫生机构可以与二级以上医院、慢性病医疗机构等协同，为慢性病、老年病等患者提供老年护理、家庭护理、社区护理、互助护理、家庭病床、医疗康复等服务。

四、国外分级诊疗制度

全球范围来看，不论是发达国家还是发展中国家都在推进分级诊疗制度，可以说，这是医疗体制改革的一个必然方向，在"三医联动"的背景下，分级诊疗更是串联医疗、医保、医药改革的有力主线。以区域化为基础的模式是当前和今后分级医疗服务体系结构的总体趋势。基于区域化理念，对特定区域内的医疗卫生资源和服务进行组织和协调。在区域化系统内，将不同类型的人员和设施分配到不同的医疗服务层级，使患者在不同层级间有序、规范地就诊。

（一）英国的三级医疗服务网络

英国将医疗服务分为初级、二级和三级。初级医疗服务最为普遍，主要是针对一些较轻的疾病提供普通的门诊服务，提供者为全科医生。二级医疗服务的提供方则是医院，主要收治急诊、重症患者及需要专科医生治疗的患者。三级医疗服务则是为一些重症患者提供更加专业化的诊疗、护理服务。

1. 全科医生与社区首诊制

英国法律规定，公民或持 6 个月以上签证的外国公民必须注册家庭医生并与其签约。每个居民都有对应的免费的家庭医生，指导患者科学有序就医并按需就诊。全科医生要经过系统、规范化的培养，同时入行门槛较高、准入考核严格。此外，通过给予丰厚的薪金，稳定了英国全科医生的数量，在很大程度上保证了基层医疗卫生机构的服务能力。

2. 转诊监管机制

在预算金额既定的前提下，第三方机构更加重视预防性服务、健康教育的效果，以降低不必要的开支。健康质量框架（QOF，Quality Outcomes Framework）注重绩效评审，其内容涵盖临床服务、机构服务、辅助服务和病人感受 4 个领域。为防止全科医生转诊不规范，QOF 被列入合同，其评估指标直接与全科医生的薪酬挂钩。

3. 医保政策的制定为转诊提供保障与支撑

限定公民除急诊危重症外，接受上级医疗必须经全科医生转诊，否则医保不予支付，医院也不直接收治。患者如果不看全科医生，就只能去高消费的私立医院。

（二）日本的三级医疗圈

日本面临着人口老龄化、慢性病频发等挑战，尚未建立家庭医生制度（或设置全科医生岗位）。分级诊疗主要依靠完善区域卫生规划、强化医疗机能和分工、提高基层服务能力、宣传教育、人性化服务引导等举措。日本根据人口、地理、交通等各种因素，适度打破行政区划，设定了层级错位、功能协同的三级医疗圈。

一次医疗圈设立的原则是以市/町/村为单位，为居民提供便捷的门诊服务。二次医疗圈根据交通、人口密度、社会经济、患者流进和流出比例等要素设立，医院主要提供住院服务。三次医疗圈原则上是以都/道/府/县为单位的区域中心医院，主要提供高精尖的住院服务。

1. 医疗机构分级分类

日本医疗机构主要分为医院、一般诊疗所和牙科诊疗所。随着人口老龄化和疾病谱的变化，人们康复治疗的需求不断上升。将医疗圈内各医疗机构的功能进行详细分工，医疗机构分级结构如图 2-6 所示，主要包括特定机能医院、地域医疗支援医院、地域中小型医院、疗养型医院、精神病医院、结核病医院等。

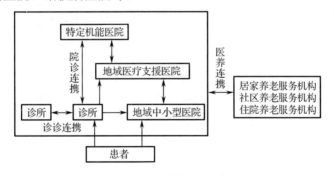

图 2-6 医疗机构分级结构图

2. 医院病床功能分化

除三级医疗圈内的详细分工外，日本对病床也进行了功能分化，主要包括一般病床、疗养病床、结核病床、传染病床、精神病床。一般病床的患者和医生的比例为 16∶1，患者和护士的比例为 3∶1，患者与药剂师的比例为 70∶1；而疗养病床的患者和医生的比例为

48∶1，患者和护士的比例为 6∶1，患者与药剂师的比例为 150∶1。此外，一般病床和疗养病床的价格也不一样。

3．转诊制度

（1）对医疗机构的激励措施。地域医疗支援医院将获得相应的财政专项补助和医疗价格加算。调整诊疗报酬制度，符合条件的以治疗急性期为主的医院每床日最大可以加收 2500 日元。

（2）对患者的激励约束措施。患者跳过一次医疗圈而直接选择二、三次医疗圈治疗，除全部自费外，还需要缴纳一笔额外费用。

（3）双向转诊类型。双向转诊分 3 类：诊所与诊所间的转诊，很多诊所的专科能力很强，诊所间会在地域内进行转诊；医院与诊所间双向转诊；医疗机构与养老康复机构间转诊，虽然养老服务机构种类繁多、层次分明，但病人可在两类机构间进行转诊。

（三）印度公立医院免费下的分级诊疗

印度的医疗体系的重点在于"免费"，着力解决贫困人口的看病问题，所以公立医院实行免费医疗，但政府的投入却相当有限。据统计，印度目前是全球人均医疗费用投入最低的国家，医疗卫生投入占其 GDP 还不到 1%，导致"排长龙"、缺医生、缺设备、缺病床、缺药的现象严重，基本上只有花不起钱的穷人才会到公立医院就诊。据调查，选择到公立医院就诊的人数占总人口的比例还不到 30%，这个数字刚好与印度的贫困人口比例相近。

由于免费的公立医院资源有限，早在 20 世纪 80 年代，印度政府就在全印度建立起覆盖印度农村的三级医疗保健网络，虽然投入的资金不足，但基本做到了每 3000～5000 人就拥有一个最初级的保健站，在很大程度上缓解了"看病难"的问题，但强制性较弱。目前，印度政府的重点在于免费拿药。

第二节　网上医院与远程医疗

随着移动通信产品和技术、远程及网络交流平台等基础设施的日益完善，实现移动医疗服务功能所需要的硬件设施基础和技术条件已经成熟，网上医院不仅弥补了医疗服务资源（医护人员等）的短缺，大幅降低了患者医疗费用支出，而且通过网上医院的多项服务，降低了人们与医院接触难度，改变了人们对健康管理、就医方式的认识，使患者享受安全、便利、优质的诊疗服务。为解决医改中分级诊疗、医生多点执业、医药分离、医保联动等诸多痛点问题，提高医疗服务效率，重构医患生态，降低医疗费用，以及从根本上解决"看病难、看病贵"等问题提供了科学、有效的新途径。

世界上许多国家十分重视对网上医院的研究和开发工作，尤其是一些发达国家和地区，凭借其雄厚的财力，投入巨额资金建设网上医院。特别是在美国、欧洲，网上医院已经得到了较大范围的应用。美国凭借其雄厚的科技和财力资源，在网上医院上进行了大量的探索和尝试。例如，美国俄克拉荷马大学健康科学中心心脏病心律不齐资讯系统 MPHONE，美国佐治亚医学院的儿科网上医院，美国国家免疫学和呼吸医疗中心和 Los Alamos 国家实验室联合网上医院项目等。网上医院发挥了医疗资源优势，建立了便捷、高效的就医通道，延伸了实体医院服务，使居民享受足不出户的高品质医疗服务；同时网上医院作为一个硕大的市场平台，带动了可穿戴设备、家庭智能终端等医疗器械相关产品的产业化发展，成为全世界普及与推广的新热点。

我国网上医院起步较晚，但发展迅速。以企业为中心的远程医疗系统和以医院为主导的"云医院"模式正在兴起。众多知名医院都在门户网站中提供网上健康资讯，经济发达地区已开展利用云平台搭建网上医院的探索。

一、网上医院

我国医疗基础设施不健全、医疗资源匮乏且不均衡，导致患者预约挂号艰难、排队拥挤不堪、医疗效率不高、服务质量低下等问题突出。

网上医院通过虚拟化系统平台，实现有限医疗资源的跨时空配置，提高患者、医疗服务机构和医生之间的沟通能力，突破传统的现场服务模式，缓解医疗资源匮乏的现状。从患者角度来看，一方面，突破了地理位置的局限，只需通过互联网就可享受跨区域的优质医疗服务；另一方面，打破了时间的限制，可以随时向医生进行健康咨询，从而获得更便捷、快速的医疗服务。从医生角度来看，一是提高医疗服务质量，远程设置通过持续地实施医疗监控，实时传输有关数据给医护人员，加快医疗干预患者治疗的速度；二是节约医生时间，医生无须被动地发现患者的问题，通过监控器实时识别可能恶化的病情，第一时间引起医生的关注；三是充分利用医生的时间，通过互联网合理利用其碎片化时间，为患者提供健康咨询服务，增加合法收入。与此同时，该平台也采集更多的病理信息和对服务需求的意见和建议，以便提高服务品质和能力。

（一）网上医院的基本概念

虽然很多类型疾病诊断、治疗等服务项目仍需要与医疗服务机构（如医院）的专业人员面对面地交流，但这种"见面"将越来越多地发生在远程和移动背景下（如家里）。网上医院可实现跨时空的优质医疗资源配置，可极大限度地改善医疗服务效率，提高医疗服务质量，提升就医体验。

网上医院是指医患双方以互联网为载体，以专业医疗卫生数据为支撑，开展在线医疗活动的新型医疗模式。目前，网上医院常见的应用主要有以下 3 种。

1. 以"轻问诊"为主的网上医院

以"轻问诊"为主的网上医院以"自诊+问诊"的模式为患者提供就医指南或病情咨询。目前，我国医疗资源相对不足且分布失衡，大量患者涌向三级医院，从而造成医疗资源紧张，但是疾病可分为轻症和重症，在疾病不严重时，患者并不需要去医院就诊。该网上医院很好地满足了这一需求，医师在线解答患者提出的问题并给予相关建议。患者提出的问题趋同性非常强，据此进一步推出"症状自查"业务，运用结构化数据，为患者提供诊疗建议。

2. 以"健康风险管理"为主的网上医院

以"健康风险管理"为主的网上医院在患者、医疗机构和健康保险机构之间搭建起一座可靠的桥梁，同时与合作伙伴共享价值链的利益。例如，上海徐汇云医院应用结合人工智能技术的系统，该系统会根据用户的症状进行触发式连续问诊，推测出多种病症的可能性，以最便捷的方式减少漏诊或误诊的现象，通过这种方式精简医疗行为、控制医疗费用。

3. O2O 模式的网上医院

O2O 模式的网上医院是以"线上虚拟医院+线下实体医院"的模式，通过"云医院"平台，实现医生线上开出检查单，患者到线下就近地点采血，通过物流取样或享受配送服务，实现线上线下融合医疗服务。

常见的网上医院功能包括医院信息查询、医疗服务、信息自查、健康评估、在线支付、在线购药、病患社区、看病经历交流等。

（1）医院信息查询：介绍医院概况、科室特色、医师情况、医疗特色、政策法规等。

（2）医疗服务：提供在线就医咨询、网上门诊预约挂号、网上检验/检查预约等。

（3）信息自查：对注册已就医患者，提供就诊记录查询，如检验/检查结果查询、个人就诊费用明细查询、处方查询、药物查询等；同时提供根据疾病选择医生、根据症状判断疾病、根据药品名称查询药品说明书等自查工具。

（4）健康评估：提供各种健康生活文字、影像指导；提供各种健康状况评价工具。

（5）在线支付：提供网银或第三方支付功能，实现预约付款，保证预约号源。

（6）在线购药：与线上药商、物流相结合，提供在线购药、送药上门的服务。

（7）病患社区：针对某些具体病症，提供患者之间交流信息、寻求诊断服务支持。

（8）看病经历交流：类似满意度反馈，可供患者交流自己描述的就诊经历。

此外，通过此平台还能够搭建医务人员学习、讨论、交流的专业平台，建立医院内部OA 管理系统等。

（二）网上医院的整体框架

网上医院涵盖的范围很广，包括医院概况、信息动态、视频新闻、健康专题、就医指南等栏目，主要介绍医院不同科室的概况、特色医疗项目的情况，并提供在线健康咨询、医疗信息服务、医药营销与传播等。通过网上医院，不仅可以了解和咨询具体科室情况与坐诊专科医生，还可获得各种保健知识，了解医院的最新动态，实现预约挂号、远程诊疗、网上购药、查看检查/检验结果等。患者只需以在线问答的形式发出疑问，便能与网上医生进行互动、交流，得到针对性解答，听取指导性解决方案。网上医院可以充分利用医疗资源，使患者足不出户就可享受同样的诊疗服务，有效解决老百姓"看病难、看病贵"的问题。因此，拓展新的就医通道，开发一套基于网上医院概念的服务系统势在必行。网上医院系统平台建设分为以下 4 个部分。

1. 网络平台

计算机网络是网上医院的运行平台，所有网上医院的信息传递都需要在网络中进行。网络平台包括网络硬件设备、系统软件和网络通道的申请和建立。网络硬件设备包括服务器、网络存储设备、交换机、路由器、负载均衡设备等。系统软件包括数据库管理软件、应用中间件、数据交换中间件、门户系统软件等。网络通道指的是与系统平台服务器端和互联网相连的网络宽带。

2. 安全结构

网上医院安全结构建立在网络基础层之上，包括安全认证体系（CA）和基本的安全技术。CA 为所有的用户接入提供统一的安全认证平台，通过系统管理员统一角色定义和访问用户授权，保证系统访问的安全性。在医院专网和外网系统之间设置交换网，交换网通过安全隔离网闸与医院专网或外网进行数据交换。基本的安全技术还有防火墙、网页防篡改系统等。

3. 支付体系

支付体系建立在安全结构之上，为网上医院支付型业务提供各种支付手段。通过与银行、手机运营商等合作，建立网上银行、手机付费等多渠道的收费管理系统；支付体系给用户提供可选择的支付方式，由用户自行选择通过何种支付方式对预约挂号、检查/检验、体检及药品耗材购买、视频诊疗等服务进行付费。

4. 业务系统

业务系统包括支付型业务和非支付型业务，网上医院支付型业务建立在支付体系基础之上。网上医院业务系统有网上医院信息服务系统、网上医院视频诊疗系统、网上医疗商城系统、网上医院后台管理系统等。

网上医院业务系统平台的主要模块包括如下 6 个。

1. 就医指南系统

就医指南系统主要展示医院概况、医院新闻、图片新闻、视频新闻、科室导航、名医专家、医疗设备、健康讲堂等信息。就医指南系统为患者提供门诊指南，包括门诊挂号须知、挂号流程、就诊流程；住院指南，包括住院须知、住院流程；检查指南，包括超声、内镜、电子计算机断层扫描（CT）、磁共振成像（MRI）等；体检指南，包括体检须知、体检流程；专家门诊指南，包括专家门诊时间安排、出诊时间安排、时间变更安排；乘车指南，包括乘车路线、地图定位等。

2. 预约服务系统

预约服务系统可实现门诊专家号、门诊普通号、检查/检验、门诊体检、网上视频诊疗等预约服务功能。注册用户登录预约服务系统即可进行预约服务。患者根据从医院得到的预约服务反馈信息，适时来院就诊，为患者提供便捷服务。

3. 信息发布系统

患者可以通过信息发布系统查看自己的诊断与病史、治疗记录、检查/检验结果、费用记录、体检报告等信息。并且实现对网上预约门诊专家号的患者的就医提醒；对要求复诊病人的复诊提醒；对预约检查的患者的检查提醒；对出院或长期门诊的患者可以设定用药、随访、自助监测等，自动生成患者的诊疗安排，进行复诊、复查的提醒。患者通过信息发布、就医提醒系统获得的就诊信息，可以合理安排好就医、复诊、检查的时间节点。

4. 视频诊疗系统

视频诊疗系统可提供 24 小时视频诊疗或会诊服务。通过视频诊疗系统，为初诊咨询、复诊开药及无法来院的患者提供更便捷的服务。专家在对患者进行视频诊疗的同时，可以调阅患者的健康管理档案中的相关信息资料，从而为专家给患者提供准确的诊疗服务奠定基础。

5. 药品销售系统

对长期随访患者或来院不方便患者，根据实际情况和医生建议，实现药品代购配送功能。通过登录网上代购药系统，填报相关个人信息资料，选择所需购买药品并纳入网上虚拟购物车，通过支付体系收取药品费用。

6. 满意度调查系统

目前，多数医院在患者满意度调查工作中存在的问题有渠道单调、方法简单、方式不当等，影响了调查结果的科学性和准确性，因而不能客观、公正、真实地反映医院的真实面貌。满意度调查系统具有开放、透明、互动、准确的特点，以患者的利益出发，规范医院的医疗服务行为。

通过依托医院整体实力、整合专科医疗资源、创新服务模式，构建实体与虚体相结合的网上医院，建立展示医院形象和优势医疗服务的门户网站，以此建成集信息发布、网上预约、在线咨询、视频诊疗、健康管理、病患社交等内容的网络服务体系，可以实现医患、医务同行之间的沟通互动和信息共享，实现就医流程便捷化、信息交流实时化、院前院后一体化，提高医院整体的服务效率，提升医院服务品质，塑造高端医院的高科技形象。

（三）网上医院的特色优势

近年来，居民对医疗服务的需求不断增加。医疗服务作为一种关乎民众生命健康的特殊商品，其需求往往随收入的增长和技术的进步呈现加速增长的趋势。

1. 基本特色优势

（1）改进就医流程，提升医院服务水平

网上医院能够培养患者预约就诊的习惯，通过预约就诊时间对患者进行分流，减少人员在开诊前聚集的情况。通过提供排队候诊信息推动，使得能够避免患者在候诊时的聚集现象，当候诊时间过长时，可以到院外等候。当医生开具检验/检查单或处方时，通过诊间支付服务，避免了患者为付费排队。通过线上服务，多方位、多途径地改善医院就医秩序，从而提升医院的综合服务水平。

（2）记录患者信息，支持医院服务持续改进

医院服务的原则是"以患者为本"。患者在医院就医的体验、流程、反馈，都是医院服

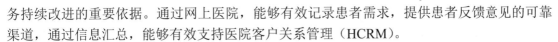

务持续改进的重要依据。通过网上医院，能够有效记录患者需求，提供患者反馈意见的可靠渠道，通过信息汇总，能够有效支持医院客户关系管理（HCRM）。

（3）医药整合，居家就医

线上服务和检查设备接口为居家就医提供了可能。未来可在家里使用"通用医药箱"自助采集标本，通过物流将标本配送到检验中心后，将检查结果自动推送到居民家中。网上医院不仅颠覆了传统就医问诊模式，也是对"居家养老"和慢性病患者提供了可靠的基础保障，对于"居家养老、社区（社团）帮老、科技助老"，以及逐步实现"我的健康我知道，我的健康我管理"提供了有力的支持与保障。

2. 对政策改革与落实的推动作用

随着网上问诊模式的发展，原有法律和法规已不能适应，医疗行业需要研究新模式下的法律和法规。《医疗机构管理条例》《中华人民共和国执业医师法》等相关法律也明确规定"严格要求有资质的医生必须在有资质的医疗场所才能给患者做诊疗"。网上医院如何成为"有资质的医疗场所"，网上医生如何取得"执业资格"，发生医疗纠纷如何认定，这些法律问题尚未明确。

（1）医治和用药分开（简称医药分开）。改变医院以药品收入为主的现状，取消医院药品加价和提成，与此同时，提高医生的医疗服务价格。医药分开意味着药品的流通渠道将从医院转移到药店，网上药店有可能成为一个重要的受益方。商务部调研报告数据显示，在中国，药品的销售80%集中在医院，仅有20%在零售市场（如药店）；而在发达国家，80%的药物流通渠道都在药店。因此，医药分开对零售市场是重大利好，包括网上药店。不过，还需要有电子处方、网售处方药等具体政策配合。

（2）分级诊疗。按照疾病的轻重缓急及治疗的难易程度进行分级，不同级别的医疗机构承担不同疾病的治疗，实现基层首诊和双向转诊，主要是为了缓解大医院"看病难"的问题，实现医院资源的合理配置。目前，我国已全面推广分级诊疗制度，也带来了医疗市场利益重新分配的机会，缓解了大型医院的诊疗压力。

（3）取消医生加号。医院统一号源管理，取消医生个人手工加号条，对于杜绝内外勾结、构建公平有序就医秩序、打击"号贩子"有明显作用。

（4）电子处方。医生开具电子处方后，通过网络传输至药房，经药学专业技术人员审核、调配、核对、计费，并作为药房发药和医疗用药的医疗电子文书。在2015年7月发布的《国务院关于积极推进"互联网+"行动的指导意见》中明确提出，延伸医嘱、电子处方等应用。在网上完成挂号、病例资料上传，通过视频与医生对话、问诊，医生开出电子处方，患者在家就可收到药品和发票。

（5）网售处方药。即通过互联网渠道销售处方药。医生开具电子的处方传到药品配送系统，随后配送到家。对医药电商来说，能否开放处方药的销售权限是关键所在。据相关数据显示，2018年，非处方药物的市场规模为2914.2亿元，而全年药品流通行业销售总额逾2.1万亿元，处方药销售占据了药品市场的绝大部分份额，一旦放开处方药销售权限，医药电商则必将迎来"井喷式"发展。

（6）互联网医保支付。患者在互联网渠道接受医疗服务后，可以通过医保账户结算、划款。受限于医保的地区差异、互联网平台与医院的财务系统对接等问题，医保在互联网渠道的应用还没有放开。

（7）医师自由执业、多点执业。对于符合条件的执业医师，经卫生行政部门注册后，可获得执业资格，允许在两个以上医疗机构执业。也可以自主选择执业方式和执业机构，有选择"个体行医、合伙行医或者受聘于医院行医"的自由，让医生从"单位人"变成"自由人"。该政策实行后，改变了名医"一号难求"的现象，患者更容易得到优质的医疗服务。对于网上医院的运营来说，医生的自由执业是基本前提，一旦医生自由执业政策放开，将有越来越多的平台服务与医生个人品牌。

（四）网上医院在实施中存在的问题

现阶段网上医院的市场秩序仍相对混乱，具体表现在以下5个方面。

1. 网上医院和网上医生的真实性难以鉴别、求证和区分

由于网络的虚拟性，患者无法对网上医生的资质进行确认，部分网上医院缺乏权限管理机制，一旦诊断有误或患者自行服药后产生严重后果，无法找到相应的责任人，患者自身的合法权益难以得到维护。网上医院和网上医生准入机制的不健全，也给"医托""药托"以可乘之机，诱导患者到自己所在的医院看病或者买药，最终导致患者既花了钱又耽误了病情。

2. 网络医疗服务质量及医疗安全性仍难以保障

由于医疗问题错综复杂、患者的个体差异大，医生诊断需要全面、系统的问诊和检查，只根据网络咨询情况就简单下结论，很容易发生误诊现象。

3. 网络问诊的回复率较低

激励机制和责任制度的缺乏使医生对于网上接诊的积极性不高，患者的提问无法及时得到医生的回复，直接导致患者的满意度较低、网上医院的访问量减少，使网上医院无法达到服务于患者的目的。

4. 医疗资源的不合理配置

对于医生而言，尤其是医术较高的医生，由于其本身线下诊疗的数量十分庞大，线上问诊会加大医生的工作压力，导致传统医院对线上问诊报以排斥的态度。

5. 第三方支付与医保难于对接

受医保监管政策的限制，目前医保费用支付系统与第三方金融支付平台无法对接，网上医疗服务及网上购药费用支付很多只能自费。医保支付的限制使网上医院的便捷性优势无法发挥。

（五）对网上医院的建议

提倡以医院为主体，明确医院为主体责任人，是当前和今后网络医疗的趋势和方向。目前，我国互联网医院、"云医院"、网上医院等正在飞速发展，个别地区审批虚拟医疗机构的

进度也在不断加快。更多投资公司已经向互联网医院产业累计注入了数 10 亿美元的资金。据不完全统计，2019 年，全国有近 270 家左右的互联网医院，并且这一数字还在不断增长。网络医疗是市场的"新宠"，其技术环境已经成熟，具有广阔的发展前景。而目前已有的医疗网站主要是针对药品和医疗器械的推广，同时提供医疗信息服务的网站存在同质化比较严重的问题，其共同弱点在于缺乏整合度较高的品牌化网站。

因此，在医疗网站正处于走向成熟的初期，主要在于能为客户提供独特的差异化服务，从而提高医疗网站的竞争力，树立品牌效应。在就医指导方面，专家可以借助医疗网站，给患者进行个性化的就医指导，为患者提供就医参考，很多患者可能并未找到专家看病，但当患者看到专家给其他人回复的问题后，就医不再盲目，而是具有针对性和实用性。同时，在医学科普方面，公众对虚假医疗信息的辨识能力和抵抗能力比较弱，容易受到误导，应开辟主流的传播渠道，让专家占领科普阵地，也让公众直接获取权威的医疗科普知识。

二、远程医疗

远程医疗以网络通信技术、计算机技术、全息影像技术、传感器技术、多媒体技术、人工智能等各种新型信息系统和控制方式为依托，尤其是 5G 技术的推广和应用，将使远程医疗"如虎添翼"。远程医疗可充分发挥大型医学中心、大医院或专科医疗中心的医疗技术和医疗设备优势，对医疗条件较差的边远地区、极特殊环境（远程救助）、海岛或舰船上的伤病员等提供远距离医学信息和服务，进行远距离诊断、治疗和咨询。具体而言，其主要包括在线问诊和远程手术两种模式。

1988 年，美国提出远程医疗系统作为开放的分布式系统的概念，即从广义上讲，远程医疗应包括现代信息技术，特别是双向视听通信技术、计算机技术及遥感技术，向远方病人传送医学服务或医生之间的信息交流。同时，美国学者还对远程医疗的概念做了如下定义：通过通信和计算机技术给特定人群提供医疗服务的系统整体，包括远程诊断、信息服务、远程教育等多种功能，是以计算机和网络通信为基础，针对医学资料的多媒体技术，可进行远距离视频、音频信息传输、存储、查询及显示。远程医疗整体框架结构设计如图 2-7 所示。

目前，远程医疗技术已经从最初的电视监护、电话远程诊断发展到利用 4G/5G 等高速网络进行数字、图像、语音的综合传输，并且实现了实时的语音和高清晰图像的交流功能。

（一）远程医疗的发展历程

20 世纪 50 年代末，美国学者 Wittson 首先将双向电视系统用于医疗；同年，Jutra 等人创立了远程放射医学。此后，美国不断有人利用通信和电子技术进行医学活动，并出现了"telemedicine"一词，现业内专家统一译为"远程医疗"。

1. 国际发展历程

20 世纪 60 年代初期到 80 年代中期的远程医疗活动被视为第一代远程医疗时期。这一阶段的远程医疗发展较慢。从客观上看，是当时的信息技术不发达，远程医疗受通信传送量等因素制约。1963 年，美国建立了试验台，通过卫星和微波技术为宇航员提供远程医疗监护。

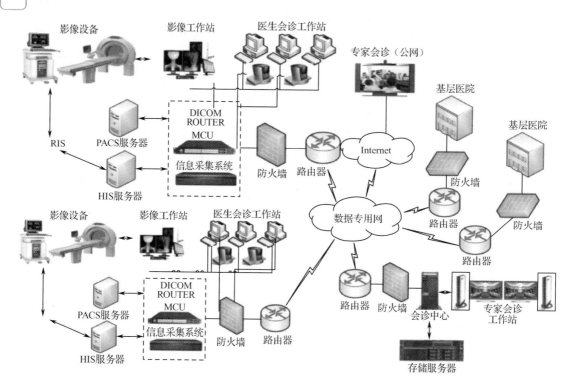

图 2-7 远程医疗整体框架结构设计图

自 20 世纪 80 年代后期，随着现代通信、编码和信息压缩技术等水平的不断提高，实现了数据、图片、语音和视频等多媒体信息传输性能的大幅提高，从收录的文献数量看，1988—1997 年的 10 年间，远程医疗方面的文献数量呈几何级数增长。在远程医疗系统的实施过程中，美国和西欧等国家和地区发展速度最快，大多是通过卫星和综合业务数据网（ISDN），在远程咨询、远程会诊、医学图像的远距离传输、远程会议和军事医学方面取得了较大进展。

总体来看，远程医疗是通信技术发展下的产物，全球水平极不均衡，西方发达国家起步较早、科技相对发达、支撑技术比较成熟、国家投入较大，要领先其他国家很多，如医院的信息化系统、电子病历、图片存档和通信系统等技术非常成熟。美国开发的战地远程医疗系统，由战地医生、通信设备车、卫星通信网、野战医院和医疗中心组成。每个士兵都佩戴一只医疗手环，它能测试出士兵的血压和心率等参数。另外还装有一只 GPS 定位仪，当士兵受了伤，可以帮助医生很快找到他，并通过远程医疗系统进行诊断和治疗。1988 年 12 月，亚美尼亚共和国发生强烈地震，美国国家宇航局首次进行了国际间远程医疗，使亚美尼亚共和国的 1 家医院与美国的 4 家医院联通会诊。这表明远程医疗能够跨越国际间政治、文化、社会及经济的界限。

美国、德国、日本、意大利、阿曼苏丹国、泰国、菲律宾、俄罗斯等国家都针对本国实情制定了相应的远程医疗研究方向和目标，其中，美国几乎在远程医疗的所有方向进行了探索和尝试。现在美国佐治亚州的远程医疗网络——佐治亚州教育医疗系统（GSAMS）是世界上规模最大、覆盖范围最广的远程教育和医疗网络。欧洲方面，组织了由 23 个实验室、多家大型公司及 120 个终端用户参加的大规模远程医疗系统推广实验，以推动远程医疗的普及。其中，德国和挪威取得的成绩比较突出，许多远程医疗系统都已经在医疗活动中得到真正的应用，其通信手段普遍采用综合业务数字网（ISDN），传输质量和速率比较理想。

随着云服务和物联网的发展，第三代远程医疗应运而生。欧盟组织了 3 个生物医学工程实验室、10 家大型公司、20 个病理学实验室和 120 个终端用户参加的大规模远程医疗系统推广实验，推动了远程医疗的普及。澳大利亚、南非、日本、中国香港等国家和地区也相继开展了各种形式的活动。2010 年，远程医疗开始逐步呈现出走进社区、走向家庭、面向个人，提供定向、个性的服务发展特点。根据相关行业报告，随着远程医疗与云计算、云服务结合，众多智能医疗产品逐渐面世，远程血压仪、远程心电仪，甚至远程胎心仪等产品的出现给民众提供了日常医疗预防、医疗监控服务。远程医疗也从疾病救治发展到疾病预防阶段，未来将产生数 10 万亿的产业生态体系和市场规模，促进医疗从治疗向预防的全面转型。国际远程医疗系统结构逻辑关系示意如图 2-8 所示。

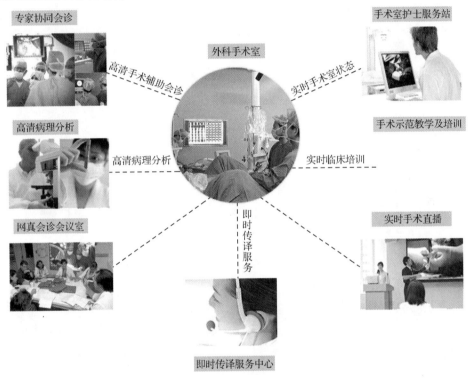

图 2-8　国际远程医疗结构逻辑关系示意图

2. 国内发展现状

中国是一个幅员广阔的国家，医疗水平有明显的区域性差别，特别是在广大农村和边远地区，因此，远程医疗在我国更有发展的必要。尽管我国的远程医疗已取得了初步的成果，但是距发达国家水平还有很大差距，在技术、政策、法规、实际应用方面还需不断完善；同时，广大民众对远程医疗的认识还有待进一步提高。

我国从 20 世纪 80 年代才开始进行远程医疗的探索。为了实现对重症病人的监护，大多数医院采取了电视监控的手段，并很快得到了广泛的关注。1982 年，我国首次通过 E-mail 进行会诊，成功地诊断患肌肉病菌疾病的山东姑娘和重金属中毒的北京大学女学生。1988

年，解放军总医院通过卫星与德国一家医院进行神经外科远程病例讨论，远程医疗开始走向实际应用。远程医疗监护也逐渐进入尝试阶段，从 20 世纪 90 年代后期以来，我国远程医疗在真正意义上取得了进展，1994 年，华山医院与上海交通大学利用电话网络进行了模拟会诊演示。同年，原国家卫生部、中国医学基金会和解放军总后卫生部先后启动了中国金卫医疗网络工程、中国医学基金会互联网络和军卫二号工程，构建了全军医药卫生信息网络和远程医疗会诊系统。一些著名的医学院校、医院都成立了远程会诊中心，与全国上百家医院相继开展了各种形式的远程医疗。1995 年，上海医科大学远程会诊项目启动，并成立了远程医疗会诊研究室。1997 年，中国金卫医疗网络即卫生健康委卫星专网正式开通并运营。同年，解放军总医院与济南军区某医院进行了远程医疗会诊，并于当年正式成立远程医疗中心，主要是通过电子邮件、可视电话、综合业务数字网（ISDN）等方式实现医疗通信。

近年来，我国远程医疗发展迅速，进入实际应用阶段。上海交通大学已经开发完成全国首个无线远程心电图监控技术服务平台（图 2-9），该系统可以实时将人体生理信号转换成数字信号，利用移动网络终端和网络信道使得医学专家能在第一时间获得心血管疾病的诊断和预警。2011 年，我国首家急诊远程监护室在武警总医院急救监护中心启用，通过通用分组无线服务（GPRS）技术实施远程心电监测，而呼救者则可以通过"护心宝"检测器与医生进行交流。目前，该监护室已验收合格并正式投入运营，包括北京协和医院、中国医学科学院阜外医院等全国 20 多个省市的数 10 家医院，已经为数百例各地疑难急重症患者进行了远程、异地、实时、动态电视直播会诊，成功地进行了大型国际会议全程转播，并组织国内外专题讲座、学术交流和手术观摩数 10 次，极大地促进了我国远程医疗事业的发展。

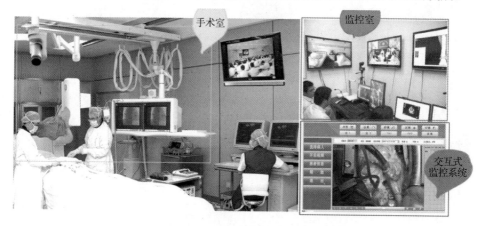

图 2-9　无线远程心电图监控技术服务平台

远程医疗已在我国的农村和城市逐渐得到应用，并在心脏科、脑外科、精神病科、眼科、骨科、放射科及其他医学专科领域的治疗中发挥了积极作用。目前，已可为疑难重症患者提供可视化的实时专家会诊、传输共享诊疗数据、进行病理形态学诊断等。远程医疗可以使偏僻地区和没有良好医疗条件的患者获得良好的诊断和治疗，如农村、山区、野外勘测地、空中、海上、战场等；也可以使医学专家同时对在不同空间位置的患者进行会诊。远程医疗所采用的通信技术手段可能不尽相同，但共同的因素包括患者、医护人员、专家及不同形式的医学信息信号。

（二）远程医疗的特征

中国地域广阔，人口众多，80%的人口分布在县级以下医疗卫生资源欠发达的地区，而80%的医疗卫生资源分布在大中型城市，医疗水平不均衡，三级医院和高精尖的医疗设备也以分布在大型城市为多。另外，边远地区的病人病种复杂，由于当地的医疗条件比较落后，危重、疑难病人往往要送到上级医院进行专家会诊。利用远程会诊系统可以让欠发达地区的患者也能够接受大医院专家的治疗，在一定程度上缓解了专家资源、人口分布极不平衡的现状，可以让病人在本地就能得到相应的治疗，大大减少了就诊费用。远程会诊、监护系统的网络架构如图 2-10 所示。

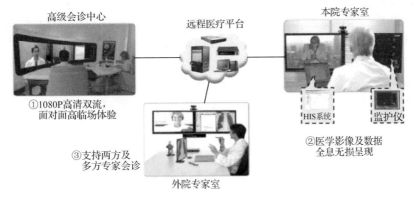

图 2-10　远程会诊、监护系统的网络架构

远程医疗主要具备以下特点。

（1）在恰当的场所和家庭医疗保健中使用远程医疗可以极大地降低运送病人的时间和成本。

（2）可以良好地管理和分配偏远地区的紧急医疗服务，这可以通过将照片传送到关键的医务中心来实现。

（3）可以使医生突破地理范围的限制，共享病人的病历和诊断照片，从而有利于临床研究的发展。

（4）可以为偏远地区的医务人员提供更好的医学教育。

（三）远程医疗的核心技术、产品与应用

远程医疗对一些子系统技术发展水平要求较高，与物联网技术相同，在确定明确的应用目标后，数据采集与传输就成为整个系统的关键，当然商业化和服务模式还有待于进一步创新与提高。

1. 电子病历技术

电子病历可提供电子存储、查询、统计、数据交换传输重现的数字化的医疗记录。不仅包括纸质病历的内容，而且包括声像、图文等信息。其完整的资料数据处理、网络传输、诊疗支援、统计分析等是传统的纸张病历无法比拟的。

2. 网络通信技术

通信技术是远程医疗得以执行的前提，支撑了远程医疗的覆盖范围、传输效率和传输质量。网络通信技术包括以下 7 个方面。

（1）网络接口。不同的远程医疗需求和通信环境，对通信网络的选择也是多种多样的，因此网络接口的速率也有高低区别。

（2）网络协议。在远程医疗系统中广泛采用异步转移模式（ATM）互联协议。在电话网上传输医学图像可以采用 H.324 视频会议协议。TCP/IP 协议可用于局域网和广域网接口，用它接入医学图像和远端的医疗信息源。

（3）视频传输。根据不同的需求，视频传输的速率也是不同的，大致可以分为低速率和高速率传输两类，前者用于视频会议，后者则用于诊断视频的传输。

（4）音频传输。在远程医疗系统内除了视频传输外，还有音频传输，它也可分为低速率和高速率传输两类，前者用于咨询会诊，后者则用于诊断病情。

（5）静态图像（片）传输。通常静态图像（片）的传输是单向通信，传输速率以单幅来计算，并且流量具有突发性。

（6）病历档案。病历档案是单向传输，并且主要是文本信息，因此对传输带宽的要求不高。

（7）骨干网络。作为远程医疗的骨干网络可有多种选择，但随着网络的扩大，有必要通过网桥或路由器将各个局域网互联成为广域网。

3. 医学影像处理技术

用于帮助医院简化和加速医学影像的显示、归档和共享使用。医生通过影像归档和通信系统（PACS）系统的显示和诊断模块，对病人的医学影像进行显示、处理和诊断。院内借阅和多科室会诊系统，可在多个办公室里对某个病人进行同步诊断。院外病人或医生对院内病人的影像资料可以远程访问，以便进行远程会诊和远程教学。

4. 多媒体技术综合与应用

（1）媒体采集。可以通过数字摄像机采集到高分辨率的图像和视频。

（2）媒体存储。音频、视频及医学图像均需在计算机内暂时或永久存储，这可用磁性或磁光器件（如硬盘、软盘、光盘等）实现。

（3）压缩/解压缩。现在流行的 JPEG 图像压缩标准可以达到 10：1 到 20：1，并经诊断结果表明对图像精度没有损害性。

（4）图像处理。图像处理的基本功能包括角度旋转、水平/垂直伸缩、校正采集误差，并在诊所条件下能用肉眼观察到清晰的图像。

（5）用户界面。在医学上图形界面最为普遍，因为它能反映更多的医用可视化信息。显示器、键盘、鼠标及窗口管理软件是最基本的远程医疗用户界面，同时还需要多媒体设备的支持。

利用多媒体技术综合与应用，可实现数千路至数万路的高清视频流、多媒体和数据服务点的统一智能化管理，实现高品质、高度智能化的采集、传输和播放，并且可以覆盖到桌面的每一块屏幕上，用户可以通过电视、电脑、4G/5G 技术等在医院内不同科室、多院区科室之间实现多点双向实时视频通信，可随时随地进行双向高清视音频交流、共同会诊、诊断病情，极大地提高了科室间协同诊疗的能力。

5. 设备接口技术

提高硬盘最大外部数据的传输率常用存储器接口和 I/O 接口。I/O 接口的功能是 CPU 通过系统总线把 I/O 电路和外围设备联系在一起，具体是设置数据的寄存、缓冲逻辑，以适应 CPU 与外设之间的速度差异，接口通常由一些寄存器或 RAM 芯片组成。如果芯片容量足够大还可以实现批量数据的传输；进行信息格式的转换，如串行和并行的转换；协调 CPU 和外设两者在信息的类型和电平的差异，如电平转换驱动器、数/模或模/数转换器等；协调时序差异；地址译码和设备选择功能；设置中断和直接存储器访问（DMA）控制逻辑，以保证在中断和 DMA 允许的情况下产生中断和 DMA 请求信号，并在接受中断和 DMA 应答之后完成中断处理和 DMA 传输。

6. 专用数据库处理技术

在每个手术室中都会配备一个网关，而一个网关最多可以有 100 个数据采集模块。100 个数据采集模块采集到的数据需要在网关汇集，然后经过网关处理再发送给 GPRS。网关同时接收 16 个采集模块的同时，还需要处理其他的多个事件，如与 GPRS 的数据传输，将从上位机收到的信息再传输给采集模块，监视数据且需要不断地处于一些繁杂但又很重要的事情。因此，协调好不同事件之间的关系，使各个不同的事件有条不紊地被处理，就必须要在编写接收采集模块上传数据时进行一些合适的算法处理。一般数据处理模块的设计采取轮询方式或触发方式，使网关在处理数据时稳定性更高，在不同的情形下选择的灵活性更强。

7. 用户终端技术

远程医疗用户终端系统作为一个提供医疗服务类的系统，不是任何人都可以随便登录的，它必须拥有能设置用户账号和密码的功能，当用户输入正确的账号和密码后才能进入远程医疗系统中使用相关功能，只有这样才能有效地阻止非法用户的访问。

远程医疗系统的重要功能之一就是远程会诊，该功能提供的服务是汇集不同地点、同一领域的多名专家医生对某一病历实施交流和会诊的过程。会诊过程需要实时交换会诊各方的视频、音频信息，以及病史档案、超声、CT、磁共振等影像资料等。会诊专家在线进行研讨、分析、诊断，并给出治疗方案或意见。会诊过程中专家可以跟患者互相交流，专家之间也可以互相交流，还可以选择查看对方的视频图像。

8. 远程会诊系统技术功能产品

远程会诊系统交互性能的好坏取决于技术质量特性（包括音视频终端设备、网络通信方式、设备接口、数据库处理系统和用户终端交互系统等）。手术示教音视频终端系统及其主要硬件配置如图 2-11 所示。在手术现场，需要实时采集的数据包括监护仪病理信息、摄像机实时拍摄和录制的全景和病理部位的处理图像，以及医患及医生之间的音视频交流信息等。

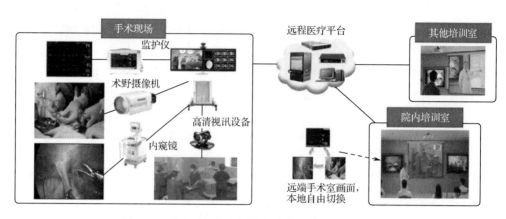

图 2-11　手术示教音视频终端系统及其主要硬件配置

远程会诊系统技术功能产品主要包括以下 5 个方面。

（1）微型摄像机。微型摄像头的图像传感器有 CMOS 和 CCD 两种模式。CMOS 即互补性金属氧化物半导体，CMOS 主要是利用硅和锗这两种元素所做成的半导体，通过其上带负电和带正电的晶体管来实现基本功能。

（2）双向语音对讲系统。将音视频流通过局域网或广域网进行传送，由监控中心平台集中管理，在现场和事件处理人员之间快捷地建立音视频对话机制，构建远程交互环境的场合，建立简单、有效、及时的沟通方案。双向语音对讲系统结构示意如图 2-12 所示。

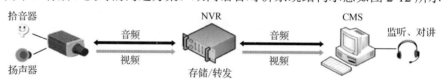

图 2-12　双向语音对讲系统结构示意图

该系统可实现语音信号的双向对讲，发现紧急情况时可通过在后端网络视频录像机（NVR）或监控平台处接入耳机（带麦克风）的语音对讲功能与前端通话。

（3）音视频数据传输模块。除了上述音频信号和视频信号的简单采集外，还需要进行数据流的分析和处理。音视频终端系统主要分为 4 个部分：多媒体数据采集模块、多媒体数据编解码模块、多媒体传输模块、流媒体播放模块。

（4）蓝牙耳机。蓝牙具有跳频快、功耗低、抗干扰能力强和辐射小的特点，在医疗电子方面得到广泛的应用。虽然蓝牙耳机传输速度快，但续航时间较短，同时基于蓝牙协议的通信节点需要人工配置和维护，这就限制了医疗监护设备的移动性。具有蓝牙通信技术的无线耳机产品示意如图 2-13 所示。

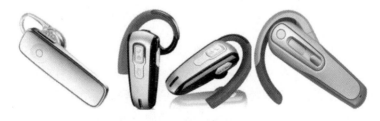

图 2-13　具有蓝牙通信技术的无线耳机产品示意图

（5）基于 ZigBee 技术的无线型信号发射器

ZigBee 技术具有近距离、低复杂度、低功耗、低速率、低成本的双向无线通信功能，主要用于距离短、功耗低且传输速率不高的各种电子设备之间进行数据传输，以及典型的周期性数据、间歇性数据和低反应时间数据传输的应用。基于 ZigBee 技术的无线网络发射器如图 2-14 所示。

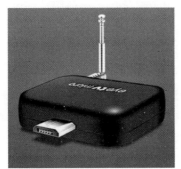 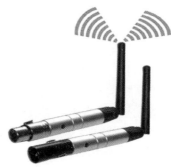

（a）ZigBee信号发射器　　　　　　　　（b）WiFi信号发射器

图 2-14　基于 ZigBee 技术的无线网络发射器

（四）远程医疗的应用类型

远程医疗的应用范围很广泛，通常可用于放射科、病理科、皮肤科、心脏科、外科及神经科等，因此远程医疗具有巨大的发展空间。

1. 在线问诊与咨询

与网上医院相比，在线问诊是一种新型的服务模式，而网上医院可以具备在线问诊的功能，也可以只提供预约、挂号、交费、报告自查等服务内容。在线问诊是可以通过医院这个主体来提供服务的，而现在更多是医生在第三方服务平台上为患者提供服务。凭借其实时、便捷、廉价的服务，在线问诊很快就得到了众多用户的接纳，优势更加明显。

作为新兴的医疗健康服务模式，在线问诊平台没有成功的经验可以借鉴，大部分初创公司都还在摸索可能的盈利模式。目前，在线问诊平台主要通过向用户或者雇主收费来实现盈利，或通过数据价值的进一步挖掘，以及将线上用户引流到线下合作的医院/药店来获取利润。

（1）面向病患收费。面向病患收费是在线问诊最常用也是最直接的盈利方式，无论是哪种类型的在线问诊平台，都有采用这种方式成功盈利的先例，具体包括单次服务收费和包月收费两种收费模式。不同的在线问诊平台收费标准不同，一般来说，视频问诊收费稍贵，通过文字信息咨询的轻问诊收费稍低。有的在线问诊平台也会根据不同的服务主体设置不同等级的收费级别。

在美国医疗行业，问诊费用普遍较高，问诊收入是医生收入的重要来源，因而在线问诊收费具有很大的成本优势；而中国医疗机构问诊收费并不高，所以在线问诊平台并不会显得收费低廉。国内在线问诊的优势在于能够为用户提供更好的就诊体验，用户不再受限于时间、地点，也不需要排队挂号，提出的问题很快就会得到回应。

很多在线问诊平台初期对用户完全免费，等到用户数量积累到一定规模，再通过更专业的服务开通付费模式。届时，基础的问答服务仍然保持免费，以此吸引更多的用户加入平台，而更为专业和复杂的问题则需要转向付费服务或者导流入线下医疗机构才能解决。如果用户对时效性要求较高，需要针对性的互动服务，往往就会选择付费的在线问诊服务。

（2）挖掘数据价值。随着大数据技术的发展，数据已经成为越来越重要的商业资源。通过与医疗服务相结合，进一步挖掘数据的价值，成为在线医疗发展的新方向。例如，与药厂合作，可以提高新药的研发效率；与医疗机构合作，能够改善临床疗效，筛选出更有效的治疗手段等。在线问诊平台拥有大量的用户，长期积累的用户健康数据规模巨大，如果方法得当，很可能会从这些大数据之中挖掘出巨大的经济价值。

（3）O2O 模式下的"导药导医"。通过与线下实体医疗机构和药店合作，将线上平台的用户引流到线下的合作机构，以促进线下销售来实现平台自身的盈利，是国内在线问诊初创公司经常会采取的盈利模式。用户在线上问诊平台完成问诊之后，通常会去药店购买对应的药品或者去医院再诊治，生成"导药导医"需求基础。"导药"是将在线用户就近导流到合作药店或药房，甚至由药店送药上门线上问诊，平台根据导流流量或消费情况抽取佣金。这种模式成功的关键在线上问诊平台对药店资源的整合情况，如果线上问诊平台整合了足够多的药店，就很容易实现盈利。"导医"是将需要去医院患者导流到合作的医疗机构，线上问诊平台根据导入的流量向医院收取一定比例的佣金。然而资质高的医院并不缺少病人，所以没有导流需求；需要导流的医院往往资质较差，用户不愿意去。

2. 远程手术

远程手术是指医生运用远程医疗手段，异地、实时地对远端患者进行手术，包括远程机器人手术、远程手术指导等。远程手术的发展依赖于网络技术、计算机辅助技术、虚拟现实技术的发展，可以使外科医生像在现场手术一样对远程患者进行一定的操作。其实质是医生根据现场传来的影像来进行手术，其动作可转化为数字信息传递至远程患者处，从而控制当地的医疗器械的动作。远程智能机器人手术示意如图 2-15。

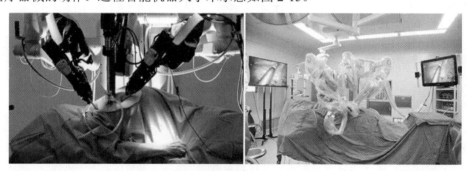

图 2-15　远程智能机器人手术示意图

3. 远程战地救护

过去对战地伤员的处理办法是轻伤员就地处理，而重伤员要送到后方医院。一方面，由于时间延误和处置方法不当，有些伤员在运送过程中死亡；另一方面，战争也不允许战地医院离战场太近。但是，如果给部队配备无线移动远程医疗系统，就相当于把战地医院的"触角"向前延伸，后方医生能及时对前方医护人员进行指导，以保证危重伤员得到及时、恰当的救治，为挽救伤员争取时间。例如，美军在野战救治中使用的单兵计算机"电子士兵"就是一种小型的远程医疗系统。当士兵负伤后，单兵计算机通过头盔系统接收到伤员的伤情信息，一方面将其迅速发送到救护中心，请求救援；另一方面，可迅速启动计算机内的微型智能专家急救软件，为伤员的自救提供早期的救护指导。从远程医疗出现之日起，它就与加强军队的卫勤医疗救护保障能力、加强军队的现代化建设紧密地联系在一起。目前，世界各国都十分重视远程医疗在军队医学中的研究和应用，远程医疗成为高科技条件下发展军事医学的一个重要课题。美军研制的一些远程医疗系统已广泛应用于医疗和战伤救护，如战伤救护数字辅助器、可移动的医疗咨询车辆充当远程医疗的中途站、数字化野战医院及数字化医疗机构等。美国陆军与国防部高级研究计划局合作，正在研制全数字化野战医院，计划利用计算机技术、卫星通信技术，把野战医院、各专科医疗中心和国防部的医疗保健数据库联系起来；同时利用数字化野战医院装备美军及其在海外的军事基地，用于战伤救护、救灾和人道主义援助。

（五）远程医疗的系统方案设计

1. 远程医疗的平台组成

（1）手术室。在每个手术室内安装 3 个摄像机，其中 2 个为半球型摄像机，分别固定在手术室吊顶下的 2 个角，用于观察手术室人员的整体活动；而另一个摄像机为一体化球型摄像机，安装在手术床上方。

（2）手术室控制室。手术控制室的墙壁上安装有液晶电视，配置触摸控制屏或通过 PC 控制，可实现各种信号（如视频信号、病人信息、HIS、LIS、PACS 等）的切换并在液晶电视上展现。同时安装有吸顶音箱、音量控制器、噪音抑制器等。

（3）手术室机房。交换机和控制机柜放在手术室机房。控制机柜用于存放编、解码设备，负责所有信号（如音频、视频、控制）的接入和调度，主要包括高清控制矩阵、视频信号转换器、音频控制单元、多路高清编解码、计算机主机。

（4）主机房。主控制室建议设在主机房内，主控制机柜主要包括主控制单元（与 6 个手术室的分矩阵相连）、MCU 媒体交换平台、录播服务器等。对于网络传输部分，手术室和会诊终端基于快速以太网络，即医院的内部局域网络，要求骨干带宽为 1000M，到桌面带宽为 100M，网络并发观看数量为 64 个用户。

（5）会诊室和 PC 终端部分。会诊室和 PC 终端用户均要求有场景摄像机或摄像头，与手术室及会议室实现语音和视频的双向通信，需要足够的带宽以达到高清晰度和不延时的效果。会诊室机柜包括用于与信息平台沟通的计算机主机、46 寸高清液晶电视、音频套件、场景摄像机、控制台等，采用网络传输方式。普通医生可以在会诊室或会议室中观看手术过程，并可以对话交流和操控手术室摄像机，主要通过高清电视机和投影仪来观看，要求电视机和投影仪具有 HDMI 高清端子。上级医生在办公室可以随时利用 PC 观看手术室的状况和手术过程，要求 PC 配备摄像头和耳麦。

2. 远程医疗的设备构成

远程医疗设备的配置主要包括手术室、手术控制室、手术室机房、计算机信息室等场所的所有机电控制及计算机信息交换设备。

3. 远程医疗的终端设备方案

（1）WiFi 耳持式语音-摄像系统。该系统包括 WiFi 耳持式高清音视频系统和 BL-6720QPA-EX-L 摄像机，分别如图 2-16 和图 2-17 所示，能同时实现语音、视频的双向同步实时传输，摄像头、耳机和麦克风通过信号传输线直接接入 CMS 主机上的 3.5mm 插孔，设置好相关软件后，在 WiFi 和 4G/5G 网络覆盖条件下，即可实现音视频的顺畅传输。

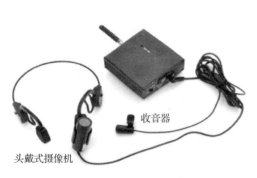

收音器

头戴式摄像机

图 2-16　WiFi 耳持式高清音视频系统

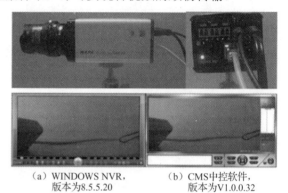

（a）WINDOWS NVR，版本为8.5.5.20　　（b）CMS中控软件，版本为V1.0.0.32

图 2-17　BL-6720QPA-EX-L 摄像机

（2）自动跟踪摄像系统。自动跟踪摄像系统可为手术室提供高质量的现场视频图像信号资源。图 2-18 所示为高集成高速预置摄像机，它能在无人操作的情况下准确、快速地对手术台上的场景进行特写。其采集到的信号可输出至大屏幕投影系统及远程视频会诊中心。

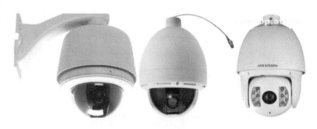

图 2-18　高集成高速预置摄像机

（3）无线语音接收系统。为了保证手术室安静的环境，要求对所有现场医护人员统一佩戴无线蓝牙语音接收装置。无线语音接收系统统一采用蓝牙技术进行无线通信。

（4）大屏高清显示器。大屏高清显示器均具有相应专利和特殊技术，以满足不同应用环境的需求，适用于远程医疗监控系统。

（六）远程医疗的发展趋势

随着 5G 通信技术发展和成熟，视频通信与医疗业务的结合将越来越紧密，将改变传统"患者大病、小病跑医院，医生驻点坐诊"的医疗模式。远程医疗势必掀起新一轮发展热潮。

预计全球远程医疗市场 2020 年将以复合年增长率 14.3%的速度扩展，与 2014 年的 143 亿美元相比，可达到 362 亿美元。目前，远程医疗技术已成为世界各国争相发展的一项高新技术的新增长点，其发展趋势及特点，归纳起来有以下两个方面。

1. 远程医疗技术更加完善

国际上制定了医学影像设备（如 CT、X 线、B 超等）的图像传输接口的标准，使医学影像的自动采集和远程传输成为可能，用于远程医疗的专用设备均有实用产品（如电子听诊器、视频显微镜、视频腹腔镜等）问世。因此，在远程医疗领域，医学图像和生理电信号等的自动采集和远程传输技术将有革命性进展。

2. 远程医疗系统的多样化

远程医疗系统正向通用化、专业化和小型化方向发展，同时有远程医疗系统与医院信息系统（HIS）、医学图像档案与通信系统一体化的发展趋势。所谓通用化有两层含义，一是这类远程医疗系统可以应用于远程会诊、远程门诊、远程教学和远程手术指导等方面；二是可以适用于多种通信方式（如电话、互联网、专线乃至有线电视等）。专业化是指按医学专科设计和应用远程医疗系统，如远程心脏疾病诊治系统、远程放射学系统、远程病理学系统、远程超声诊断系统、远程监护系统、远程手术系统等。小型化指远程医疗装置体积小，这主要是为了适应个人疾病监护、家庭保健和军队野战卫勤的需要及其他特殊的需要。例如，心电图 BP 机、单兵监视器（一种戴在士兵手腕上像手表一样能测量人体生命体征的装置）等。

总之，通信技术在现代医学中的应用领域越来越广，除前面讨论的应用领域外，还有远程医学教育、远程医院信息系统等诸多方面。其中，远程医学教育是通过远程通信网络提供多种多样的医学资源，可实现对医护人员的专业教育、基础教育和继续教育、社区医疗保健教育，以及获取远地信息数据库文献和专家系统、特别是迅速发展起来的虚拟现实技术在解剖学、生理学和病理学等医学教育中，使远程医学教育的应用范围更加广泛。而且，远程医疗还会随着技术发展和社会需求的改变出现更多的应用领域，给传统医学带来革命性的变化。

第三节 电子病历与数据管理

电子病历是以"无纸"的形式、电子化的方式管理个人医疗保健综合数据信息，涉及保健和临床信息的采集、存储、传输、处理和利用。电子病历系统是基于计算机和信息网络的电子病历采集、存储、展现、检索和处理系统。电子病历系统强调发挥信息技术的优势，提供超越纸张病历的服务功能。电子病历系统从 3 个方面展现了其主要功能：医疗信息的记录、存储盒访问功能；利用医学知识库辅助医生进行临床决策的功能；为公共卫生和科研服务的信息再利用功能。尽管从概念上可以严格区分电子病历与电子病历系统，但由于两者关系非常紧密，有时并不严格进行区分。

随着电子病历系统在医疗机构的迅速普及，大量与医疗相关的重要信息以电子病历的形式存储于医疗信息系统中。然而，如何收集、存放并获取集中存放在各个不同地方临床数据，如何整合及分析不同类型的健康数据、使用数据的依据，以及使用过程中数据信息的安全问题等都是当前亟待解决的重要问题。

一、电子病历的基本概念和发展历程

电子病历的发展时间较短，其内涵和外延都在不断探索和发展中，尚没有形成全球共识前提下的统一定义。尽管不同国家、不同行业组织机构、专家学者对电子病历的定义有所不同，但基本上都从包括的信息内容和应当具备的功能两个方面进行了描述。定义可分为狭义和广义两种。狭义理解上，电子病历是纸质病历的数字化，是院内信息化产品中的一项子模块。广义理解上，电子病历是指医务人员在医疗活动过程中形成的文字、符号、图表、影像、切片等资料的总和，包括门（急）诊病历和住院病历，电子病历不仅指静态病历信息，还包括提供的相关服务，是以电子化方式管理的有关个人终生健康状态和医疗保健行为的信息，涉及病人信息的采集、存储、传输、处理和利用的所有过程信息。

（一）基本概念和特征

目前，不同机构对于电子病历有着不同的定义，比较典型的有以下 3 种。一是国家卫生部《电子病历基本规范（试行）》中描述，电子病历是指医务人员在医疗活动过程中，使用医疗机构信息系统生成的文字、符号、图标、图形、数据、影像等数字化信息，并能够实现存储、管理、传输和重现的医疗记录，是病历的一种记录形式。二是国家卫生健康委《电子病历基本架构与数据标准（试行）》中描述，电子病历是由医疗机构以电子化方式创建、保存和使用的，重点针对门诊、住院患者、临床诊断和指导干预信息的数据集成系统，是居民个人在医疗机构历次就诊过程中产生和被记录的完整、详细的临床信息资源。三是美国国立医院研究所描述，电子病历是以电子化方式管理个人医疗保健信息，涉及保健和临床信息的采集、存储、传输、处理和利用。它可在医疗卫生服务中作为主要的信息源，取代纸张病历，并提供超越纸张病历的服务，满足所有的医疗、管理和法律的需求。

综合以上几种定义，电子病历可以定义为，电子病历是医疗机构、医务人员对门诊、住院患者（或保健对象）临床诊治和指导干预的、使用信息系统生成的文字、符号、图表、图形、数据、影像等数字化的医疗服务工作记录，是居民个人在医疗机构历次就诊过程中产生和被记录的完整、详细的临床信息资源，它可在医疗服务中作为主要的信息源，取代纸张病历，并提供超越纸张病历的服务，以满足所有的医疗、管理和法律需求。

近年来，随着医嘱、检验、PACS、心电、手术麻醉等各类临床信息系统的应用，完整的临床数据集成、展现及智能化应用已成为电子病历发展的方向，其核心价值是满足临床诊断信息需求及能够支持医生的临床决策，帮助医生更准确和精细化的服务。图 2-19 中描述了一个系统的、完整的个人电子病历模型。

电子病历具有两个必要的属性。第一，要能够完整记录病人的健康信息和就诊过程中的医疗活动记录；第二，要能够提供基于病历资料，充分发挥计算机和网络优势的相关服务，在医疗中取代纸张病历，提供优于纸张病历的服务和功能，满足所有的医疗、法律和管理需求。电子病历是信息技术和网络技术在医学领域应用的必然产物，是现代医院质量管理和病案分析管理的必然趋势。

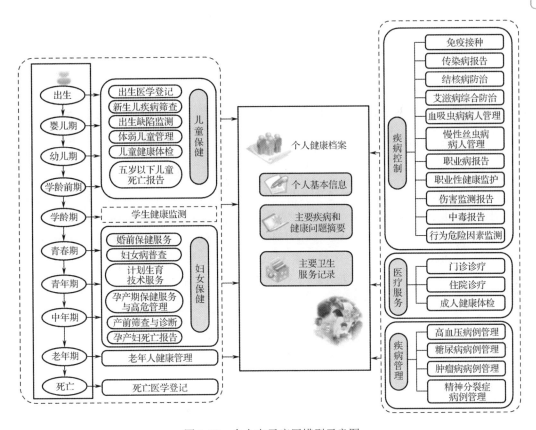

图 2-19　个人电子病历模型示意图

电子病历共有 5 大特征，包括全集成、全过程、全周期、智能化、多视图。电子病历特征结构关系如图 2-20 所示。

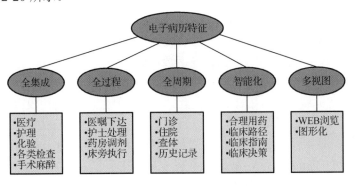

图 2-20　电子病历特征结构关系

（二）发展历程

1. 国外发展历程

电子病历起源于西方，美国是率先应用电子病例的国家。1960 年，以美国麻省总医院为代表，开发门诊电子病历并投入使用。最具有里程碑意义的是 20 世纪 80 年代中期美国政府为退伍军人事务部开发的分散式医院通信系统，实现了所有退伍军人的医院共享医疗信息。1991 年，国家科学院医学研究所发表了题为《CPR 是医疗保健的基本技术》的研究报告，总结了 40 年来实现病历记录计算机化的经验，提出了推动 CPR 的多项建议。1994 年，西门子公司推出了多媒体电子病历记录系统。1995 年，日本厚生省成立了电子病历开发委员会，当年度投入 2.9 亿日元用于开发 EMR。1997 年，时任美国总统克林顿制定了政府电子病历行动计划，把电子病历作为全民健康保障的重要措施，并于 1999 年设立政府电子病历课题，与土耳其于 2000 年投入使用的医院信息系统同分散式医院通信系统基本类似。2004 年，时任美国总统布什在众议院的年度国情咨文中，把建立电子健康记录（EHR）的目标概括为"将健康记录计算机化，可以避免严重的医疗事故，降低医疗费用，提高医疗水平"，要求在 10 年内确保绝大多数美国人拥有共享的 EHR。美国还准备以 EHR（包含个人终生健康状况和医疗保健信息）为基础，建立国家健康信息体系，据研究人员测算，预计 10 年需投入 2760 亿美元。2003 年，美国 13%的医院使用了 CPR，到 2004 年年底这一数字增加到 19%。2005 年春，英国卫生部签署了一份为期 10 年、价值 55 亿英镑的合同，支持发展电子病历、网上预约、网上处方和 PACS。2007 年 2 月 21 日，美国国际组织 HL7 的《电子病历系统功能》获得国家标准局（ANSI）正式批准，成为世界上第一个关于电子病历的国家标准。此后，很多国家也都纷纷投入了大量的人力和物力，使电子病历的功能不断地发展和完善。目前，电子病历档案在欧美发达国家的应用范围已经覆盖临床决策、医疗教育、科研文献检索、患者服务、医院信息系统建设与规划、医疗保险、远程会诊等方面。

（1）美国：立法推动电子病历

美国政府发布了一份长达 556 页的草案规定，内容包括电子病历的规格和认证标准，对于全美市场推广部署电子病历系统设定了由 2011—2015 年的 4 年时间线。美国市场化的发展经验对于研究医疗大数据有很强的借鉴意义。美国的电子病历发展实际上可分为 3 个阶段。

第一阶段（1991—2003 年）：自由发展阶段，主要是 IOM 发布的一系列市场报告，以及一些简单的标准。

第二阶段（2004—2007 年）：形成政策和政府推动阶段。小布什在 2004 年国情咨文中明确表示大力发展电子病历，同时确定了电子病历 7 级标准。

第三阶段（2009 年至今）：依靠经济手段推动阶段。奥巴马在 2009 年国会上发布 HITECH 法案，宣布将 190 亿美元投入 HIT 建设。

美国全国的医疗健康支出有近 2 万亿美元，其中 20%的医疗费用没有起到改善病人治疗效果的作用，通过电子病历等新技术，可以有效地减少错误、降低成本、保护隐私。在电子病历的互通互联上，基于各自的利益性（限制病人转诊），各大电子病历企业也不愿意使数据互通互联，政府相关报告显示，美国电子病历共享比例仅为 30%左右。目前，全美有 60 多家电子病历企业加入，并共享其电子病历数据，但是市场份额第一的电子病历企业 Epic 并没有加入。美国的电子病历企业主要服务对象仍以医院、医生为主，随着数据价值挖掘，面向患者的发展空间巨大。

（2）英国：全国采用电子病历

2005 年，英国卫生部成立"NHS 连接医疗"专门机构，负责实施源自 1998 年的国家 IT 规划，在全国实现电子医疗记录、网上选择医疗机构和预约服务、电子处方等。

（3）日本：电子病历有法律效力

1999 年，电子病历被允许作为正式的医疗文档，认可其法律地位；2001 年，日本政府投入 200 亿日元资助电子病历系统的安装实施（政府资助一半）；2003 年，日本政府投入 250 亿日元资助区域化电子病历的实施。

2. 国内发展历程

国内的电子病历始于 2000 年左右，在研发及应用上起步较晚。1994 年，国家卫生健康委在第六届医药信息学大会上提出，希望到 20 世纪末，我国将有若干家医院能够真正实现完整的电子病历系统。自 1999 年起，少数医院开始部分使用实验性的 EMR，用计算机写病史、下医嘱、开化验单和检查单、查阅病史和病人信息等。2002 年 10 月，国家卫生健康委制定的《全国卫生信息化发展规划纲要 2003—2010 年》指出，三级医院在全面应用管理信息系统的基础上，要创造条件，重点加强临床信息系统的建设应用，如电子病历、数字化医学影像、医生和护士工作站等。2010 年卫生健康委发布通知，在全国范围内遴选至少 50 家试点医院和 3 个试点区域承担电子病历试点工作，探索建立适合国情的电子病历系统。2011 年 1 月 4 日，国家卫生健康委办公厅颁布的《电子病历系统功能规范（试行）》《电子病历基本架构与数据标准（试行）》等法律、法规等，都为电子病历的实施和应用提供了政策性基础。近十几年来，通过政策性支持，各医学软件公司与试点医院合作，积极、稳妥地开展电子病历的研发和试点工作，使其应用面有所扩大，相信在不久的将来将实现病例无纸化的目标。

二、电子病历的系统构成

美国医疗卫生信息和管理系统协会（HIMSS）认为，电子病历应该包括临床数据中心、临床决策支持系统、受控医学术语、计算机支持医嘱录入系统、药品管理系统和临床文档应用程序组成的复杂多变的应用环境。电子病历是以患者为中心的全医疗过程的数据记录，是建立在医嘱、检验、医学影像、心电、手术麻醉、护理等各类临床信息系统基础上，满足临床诊疗现场的信息需求，改善医生临床决策的综合信息平台，其发展和应用水平代表了数字化医院的建设水平。

（一）系统价值的三大要素

应摒弃把病程记录编辑器作为核心内容的建设思路，而是把无纸化存储、一体化展现、智能化应用作为电子病历建设发展的目标。

1. 无纸化存储

无纸化存储是实现电子病历的必要条件。如果一家医院还达不到无纸化存储的要求，那就无法实现真正意义上的电子病历。实现无纸化电子病历需要具备全面性、可读性、真实性、隐私性和安全性等基本条件。

2. 一体化展现

电子病历的内容主要通过集成系统展现，它以图形化的界面全面展示病人的诊疗信息，以减少医务人员多次启动不同子系统的重复操作；直观、有效地调阅、查询、检索、对比不同的诊疗信息，实现快速浏览、书写等各种功能，极大地提高了工作效率，为医生提供了利用患者信息的有效途径。

3. 智能化应用

有效地改善医生的临床决策水平是电子病历系统的另一个核心价值，主要表现在具有医疗过程管理能力、电子化临床路径、闭环医嘱、临床知识库及临床辅助决策支持系统的实施和应用。

电子病历是建立在临床数据中心基础上的。临床数据中心处于中心位置，医学术语可帮助提高其数据质量，满足临床决策支持系统和实现临床路径等工作流组件的要求，医嘱录入系统能够为医护人员提供强大支持。将临床数据中心、计算机支持医嘱录入系统、药品管理系统及电子药物管理记录相结合，能有效地提高患者安全，以及减少或排除医疗错误，将这些软件与受控医学术语、临床决策支持系统和工作流组件等结合在一起，并在电子病历系统统一架构下规划建设，能够强化形成完整的电子病历系统。电子病历系统还为跨区域的电子病历数据交换提供接口，支持数据/信息转换功能，为个人健康档案的普及打下基础。

（二）电子病历系统的主要内容

电子病历系统在概念上分为狭义和广义的电子病历系统。狭义的电子病历系统包括以下4个部分。

（1）企业级病人主索引（EMPI）。因为电子病历是围绕个体患者组织所有的数据的，即"以患者为中心"，而 EMPI 是医疗机构内部全局唯一的患者标识，所以不管是临床信息系统还是临床数据中心，都以 EMPI 来组织个体患者的信息。

（2）受控医学术语。使电子病历信息结构化和标准化，以满足信息交换和二次利用。

（3）数字签名、时间戳、隐私保护等与电子病历管理与安全相关的系统。

（4）在 EMPI、受控医学术语、数字签名、时间戳、隐私保护等基础上构建的临床数据中心，以满足电子病历的综合浏览和跨机构共享。

广义的电子病历系统包括所有与电子病历有关的系统。除了狭义的电子病历系统所包含的内容外，还包括以下4个主要内容。

（1）完善的临床信息系统及其产生的临床数据，完善的临床信息系统是电子病历的主要信息来源。

（2）临床医护工作站。临床医护工作站作为临床信息系统的重要组成部分和电子病历系统的核心部件，既是电子病历的信息源，又是电子病历最重要的展现载体，同时，医嘱作为临床活动的源头，是贯穿整个临床信息系统的一条主线。

（3）集成平台，使各个临床信息系统间的信息数据实现共享和具有互操作性，并实现电子病历的标准化采集，以满足科研和区域医疗的需求。

（4）临床决策支持系统、知识库和闭环医嘱管理等系统，在很大程度上避免了由于医护人员知识的局限性带来的医疗差错，提高了临床诊疗和治疗的效果。

此外，电子病历系统还应该包含如下5个方面的内容。

（1）门（急）诊电子病历。门（急）诊电子病历内容应包含门（急）诊就诊全部内容，包括病程记录、化验及检查结果等，主要满足门（急）诊需要，是患者复诊和医师随访的重要依据。

（2）住院电子病历。住院电子病历应包含完整病历的全部内容，包括病历首页、入院记录、病程记录、化验和检查资料等，便于医师调用、统计和分析。

（3）个人电子病历。可对每个人从出生到死亡的病历资料进行完整记载，包括不同医院就诊、不同诊所就医的全部内容，其内容包括健康资料、预防资料、门（急）诊就诊资料和住院出院记录（附重要检查资料）等。个人电子病历能在各个医院通用，方便患者远程就医。

（4）社区电子病历。社区电子病历是在社区范围内，社区医疗机构对范围内每个人的预防、保健、医疗资料的集成。

（5）远程医疗电子病历。远程医疗电子病历用于远程医疗会诊或咨询，包括病史资料、影像资料、会诊意见等，能通过各种途径传输。

（三）电子病历常用的 4 种数据交互方式

在医院信息系统中，电子病历是最重要的部分，涵盖临床业务各个科室及病案、质控、医务等。其他第三方软件（如 LIS、PACS、PASS 等系统）都要从电子病历中获取数据，系统之间的数据交互模板有以下 4 种方式。

（1）视图（DBLINK）。数据交互中最常用的是通过视图的方法，但是涉及数据库之间的差异。例如，有的厂商用 SQL Server，有的厂商用 Oracle，因此不同数据库之间还要通过透明网关来做转换。

（2）存储过程。直接调用对应系统的存储过程来实现数据的共享。

（3）集成平台。统一将数据上传，由临床数据中心统一调配至各个系统。

（4）动态库 dll 文件（调用其中的函数）。这种方式较为常用。

三、电子病历的数据分析与应用

电子病历数据（泛指医院所有医疗信息系统的总集，包括 HIS、医生报告、医嘱、化验等系统）是医疗大数据的重要组成部分。

（一）美国电子病历的数据分析现状

电子病历系统在美国大型医疗机构积累了长达 10 年以上的电子病历数据信息。除医院积累的电子病历数据信息外，美国医疗大数据还包括保险公司的索赔记录、药房记录、政府医疗救助记录等多种数据来源。医院、保险公司、政府医疗救助部门及科研机构等都在进行医疗大数据分析。另外，各制药厂也通过医疗大数据进行药物效果分析和药物重定位研究。

为了推动使用医疗信息技术来提高医疗质量和减少医疗成本，美国医疗保障和医疗救助服务中心（CMS）推行了电子病历应用激励计划。通过评估医疗机构使用数据能力的标准，提供相应的数据应用达标专项推动资金，希望通过推动"有效使用"电子病历数据来提高医疗水平。所谓"有效使用"数据标准如下。

（1）提高医疗的质量、安全性和效率。

（2）使病人和病人家庭充分参与到医疗中。

（3）提高医疗机构的协作能力。

（4）提高公共医疗水平。

（5）维护病人医疗信息的隐私和安全。

该计划分三个阶段进行。第一个阶段（2011—2012 年）旨在"加强数据采集和共享"，第二阶段（2012—2014 年）目标是"优化临床服务流程"，第三阶段（2014—2016 年）目标是"提高医疗服务质量"。美国同时资助了一系列研究项目来推动使用电子病历以进行临床医学的研究。例如，临床和转化医学项目、电子病历基因组计划、战略性先进医疗信息研究计划、临床医学数据研究网络等。以此为契机，推动了美国生物医学信息学的快速发展。本着以提高人类健康为目的，用生物医学数据信息和知识来解决科学问题、提供决策支持，这已经成为医疗数据分析的原动力。在美国医学信息协会的主导下，生物医学信息学的研究逐渐成为当前的医学和计算机科学的研究热点。

（二）医疗大数据分析技术

对采集到的海量医疗数据进行功能性分析是当前的一项新挑战。首先，医疗信息系统通常不是为了科研和数据分析设计的。从数据分析的角度看，医疗大数据比较复杂、数据的异构度较大，从而增加了功能分析的难度。其次，理解医疗数据需要不同领域的知识，包括医学、生物统计学、流行病学和信息学等，某些数据还需要由拥有基因学背景的领域专家来解读。对于海量的医疗数据，分布式计算平台的支持也必不可少。因此，医疗大数据分析需要一系列分析技术的支持。

（三）医学术语和医学本体知识库

医学术语提供了标准化的描述，而医学本体知识库提供了标准化且一致的医学本体词汇，用以描述医学概念和概念之间的关系。通过使用医学术语和医学本体知识库，复杂、异构的医疗数据之间可以相互交流，使后续的科学分析得以进行。在美国，常用的医学术语和医学本体知识库包括国际疾病分类、CPT 医疗服务（操作）编码系统、医学系统命名法-临床术语、检测指标标识符逻辑命名与编码系统等。一体化医学语言系统是美国国立卫生研究院经过 20 年的积累而开发完成的一个大型医学本体知识库。它集成了大部分常用的医学术语词典和本体知识库（137 个），是医学信息学领域最广泛使用的医学本体知识库之一。

（四）医学自然语言处理

由于大量详细的病人信息以文本形式存储，而文本描述的信息通常存在歧义和很多非标准化描述，如何把这些非结构化数据转化为统一的结构化数据是医学信息处理的重要步骤。将非结构化数据转化为结构化数据需要一系列医学语言处理技术，包括医学名实体识别、名实体自动编码、名实体修饰词识别、时间信息抽取等。作为信息抽取的关键技术，医学信息抽取一直是医学自然语言处理的研究热点。美国国立卫生研究院资助的美国国家集成生物与临床信息学研究中心（I2B2）曾经组织了多次国际范围内的医学信息抽取测评会议，推动了医学自然语言处理的发展。

（五）医疗数据模型和软件

为有效提高后续数据的分析效率，把临床医疗数据转化成研究用的数据模型是当前普遍采用的方法之一。常用医疗数据模型有 SHARPN 项目开发的数据标准化流程（使用了"临床元素模型")、PCORI 提出的"通用数据模型"、OMOP/OHDSI 提出的"通用数据模型"等。除了医疗数据模型，美国科研人员还开发了不少支持临床数据管理和分析的软件，其中以"Trans-Smart"最具代表性。

（六）医疗数据的分析和应用

仅以药物研究相关的 3 个临床数据分析应用为例，做如下说明。

1. 药物警戒

药物警戒是药物流行病学的一种，通过监测药物投放市场后的临床副作用，进行关联性研究。这就需要把病历数据中的药物治疗信息和不良药物反应提取出来，进行关联分析，供药物安全性专家筛查和进一步分析。

2. 疗效比较研究

疗效比较研究的目的是为病人、医生、公共医疗政策制定者提供有效的信息，来提高患者个人乃至整个公共医疗的质量。此类研究通常将几种治疗方案的优缺点进行对比，并从医疗大数据中寻找相关证据。例如，通过对糖尿病病人的电子病历数据进行分析，从而发现不同糖尿病药物对不同年龄阶段的病人的治疗效果。

3. 基于药物基因组学的精准医疗

药物基因组学是药理学的一个分支，研究基因变异如何影响个体对药物的反应，包括疗效和不良反应。受医疗技术的限制，传统医疗一般通过病理特征给病人制定治疗方案，还未深入到个体基因表达差异。人类基因组学和药物基因组学的发展使得针对个体基因表达差异来制定更精准的治疗方案成为可能。例如，通过对电子病历数据进行分析发现，由于基因差异导致病人对华法林（Warfarin）摄入剂量的不同而产生不同的反应。带有某些基因变异的病人甚至会出现出血，乃至死亡现象。精准医疗可以根据个体基因的差异及病人其他的身体状况制定算法来预测单个病人的华法林剂量。

（七）基于区域化的数据分析模型设计原则

为了更好地分析健康数据，寻找健康模型中的常数或健康因子，可按照以下类型采集健康数据参数，并采用矩阵数据分析法对应参数关系，建立数学分析模型。多维度分析模型如表 2-1 所示。表 2-1 中 A～F 分别代表以下含义。

A——不同区域（南方北方、东部西部；不同省份划分）。

B——不同年龄（每 10 岁为一个阶梯档次划分）。

C——不同性别（男/女）。

D——不同体重（每 5 千克为一个量级）。

E——不同血型（A 型、B 型、AB 型、O 型等）。

F——不同民族（少数民族、汉族）。

矩阵数据分析法是按照上述维度内容将数据分别填入表内，形成多维度分析结果。

表 2-1　多维度分析模型

序号	检查指标	A	B	C	D	E	F	权重/%
1	血糖							
2	血脂							
3	心率							
4	体温							
5	血氧							
6	脑压							
7	皮电							
说明：左侧7项检查指标可根据不同医院需要和健康管理需求，对相关内容进行调整。								

　　总之，医院系统的电子化积累了海量的医疗大数据，是支持临床医学研究的宝贵资源，但快速而有效的医疗大数据分析还存着很多挑战和困难。生物医学信息学是支持医疗大数据分析的原动力。中国在医疗大数据方面的研究尚属于起步阶段，在数据模型设计与创新应用上与国外相比有较大的差距，然而由于地域环境、人种习惯、饮食结构、病理形态、技术手段和基础条件不同，很难直接运用国外的医疗大数据研究成果，要想获得适应国人的健康大数据成果，需要依靠自己的探索和总结，应加强基础性医学信息学研究，特别是标准化层面内容研究，从而为中国医疗大数据产业化奠定坚实的基础。

第四节　移动医疗、家庭医生与多点执业

　　移动互联网的发展颠覆了传统的生活方式，影响着人们生活中的方方面面，借助手机App 使打车不用在路边等、吃饭不用去占座、看电影不用排队买票。各行各业都受到了移动互联网服务模式创新的影响，医疗行业也不例外。当下各种技术和服务形态的移动健康 App来到了我们中间，人们可以选择性地对自己的健康状况进行咨询与管理。当越来越多的人选择通过移动健康 App 应用来寻找医生、咨询医生时，早已习惯了身处"四堵围墙内、三尺小桌前、门口排大队、足不出院户"的医生"嗅觉灵敏"，很快下载了移动健康 App，纷纷利用业余时间加入各种移动健康咨询与服务行列。调查显示，吸引医生加入这些平台的因素不外乎收入、名气等。在国家卫生健康委明确医生可以通过非医疗机构开展网上咨询服务后，更是给这一大波医生吃下了一颗"定心丸"。研究表明，目前，中国医疗健康类 App 已有两千多款，中国移动医疗市场规模将达到近 70 亿元，年增长率为 30.8%。事实上，2011 年开始进入了移动医疗时代，掀起了一场移动医疗革命。移动医疗方便了患者寻找医生、咨询医生，成为打通医生、医疗机构、健康消费的有效工具。移动医疗不仅加速了一大批年轻医生的成长，也为家庭医生和医生多点执业提供了有效的渠道，为多点执业的进一步放开创造了更有力的支持和保障。

　　医师是医疗行业最重要的主体，其执业方式决定着发挥的作用和效率，执业方式改革在于释放主体的生机活力，目的是松绑除障，突出主体性，增强自主性，即解放医师劳动生产力，形成改革内生动力。多点执业的意义在于提高医师收入，体现医师劳动价值，促进大型

医疗机构对口支援基层医疗卫生机构，促进优质资源合理利用，提高基层服务能力，也有利于促进社会办医。家庭医生是多点执业的具体体现方式，对医生、医院、患者、居民来说，通过固定化的服务建立更加信任的医患关系，从而掌握健康状态信息和动态发展趋势，提高服务效率和品质。

一、移动医疗

（一）移动医疗的概念、功能和产品

移动医疗以移动互联网为媒介或基础平台，借助移动终端产品来获取、处理信息及服务。通俗地讲，移动医疗就是通过手机、平板电脑等便携智能设备来实现网络联通，随时随地获取医疗数据信息和诊疗咨询等医疗服务。移动医疗是医疗改革与创新的技术支撑和基本保障，也是医疗服务未来的发展趋势。它将成为医疗行业创新的主流，全面而颠覆性地改变医疗服务体系和服务内容，为民众提供有效、便捷、低价、精准的疾病诊疗、慢性病管理和健康咨询等医疗服务。

移动医疗常见并依托的就是各种手机 App，可根据患者的问题进行分诊、疏导、多级导诊等，通过患者和医生快速、便捷的沟通，进行问诊和咨询，及时给出治疗建议和方案，简化了"大小病症上医院，排队付费耗时间"的看病程序，也减轻了患者的身体、心理和经济负担。

1. 移动医疗的基本概念

最狭义的移动医疗是"Sensor+App+Serive（SAS）"的闭环，借助最新的传感器技术和移动互联网的效率，将优质的医疗服务通过互联网延伸，强调提供医疗服务是医疗资源通过智能移动设备的一种辐射。按照美国医学界对移动医疗的广义定义，可将不同的产品进行大概分类，目前，国内移动医疗产品可大致划分为以下 7 类。

第 1 类：医生工具。能够给医生的日常工作带来帮助，通常包括患者病历管理、药品信息、临床指南、前沿的医学资讯等。

第 2 类：自诊问诊平台。在日常生活中能够为患者获取医疗信息和诊疗便利，包括患者自诊或预诊、医患沟通平台、患者互助平台、签约私人医生等。

第 3 类：单科领域。关注某类疾病或某个单科领域，根据疾病的特点借助移动互联网，给患者提供慢性病管理。目前，常见的单科领域包括牙科、心血管、糖尿病、呼吸疾病、皮肤疾病、孕期等。

第 4 类：硬件结合。用户通常需要购买专用的硬件，测量的生理信息将通过 App 自动记录下来，目前主要有血压、血糖、心率、体温、尿液信息等指标。此外，还有一些移动监护仪和远程胎儿监护等终端设备，也能够通过 App 将信息及时发送给患者和家人。

第 5 类：医联平台。主要由第三方供应商或 HIS 厂商开发，或者由政府和医疗机构委托开发，通常包含挂号、预约、查看医院内的信息、查看化验单等功能。

第 6 类：医药电商平台。提供完善的药品信息、药品使用说明、病症查询，并且能够基于用户的地理位置推荐药品购买服务，也包括目前国内最大的几家电商平台，未来牌照开放后若可以实现处方药网上销售，其市场规模将迎来井喷。

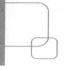

第 7 类：医疗新媒体。除了针对医疗机构和企业的服务，通过传递医疗资讯，进行患者健康教育，同时可以连接医生、药企和患者，并可以建立社区为患者服务，采用移动互联网的微博、微信等通用平台架构，从广义上来说，医疗新媒体也属于移动医疗的范畴。

2. 移动医疗的功能与作用

具体而言，移动医疗在医疗领域发挥的作用主要有以下 4 个方面。

（1）为医生的诊疗工作提供帮助

当前医生迫切地需要摆脱携带大量纸质病历材料到病房查房的医疗模式，通过无线技术和随身携带的平板电脑等移动设备可以随时随地访问电子病历，快速、准确地获取相关诊断和处置信息及下达新医嘱。

（2）为医生的科研工作提供支持

医生在得到病源后可以让患者在手机上安装一个科研随访 App。对医生而言，不仅可以通过手机 App 与患者进行在线交流，还可以向患者发送一些相关的研究事项及科普文章。对患者而言，使用手机 App 可以在接受访视的时候收到相应的提醒信息，从而做好被访视的准备；有一些访视内容也可以直接利用手机 App 来完成，更加方便快捷。对护士而言，以前大部分医院都没有对护士的工作进行记录和跟踪，以至于事情发生后无法查证究竟是在哪个环节出现问题。通用移动护理工作站的应用，可以实现护士在病床边的"三查一对"，包括医嘱执行、护理评估等，不仅提高了护士的工作效率，而且能防止失误的发生。医生在进行访视的过程中还可以积累一些潜在的患者资源，通过手机 App 对这些潜在患者进行跟踪和维护。当有临床试验需要的时候，这些维护的患者群体就可能转化为一种可以利用的资源，为临床试验提供更多支持。

（3）帮助患者寻医问药

许多以移动 App 开发作为入口进入移动医疗领域的初创公司，以患者为导向设计和开发可以进行寻医问药的咨询功能，注重即时性和高效性。通过移动 App，患者以悬赏的方式提出医疗问题，医生会根据自己的时间和擅长领域进行抢答，患者根据医生给出的答案进行评价，医生可以从中获取一定的报酬，这种方式获得了众多医生的认可。评分比较高的医生拥有被优先推荐的权利，也就是说医生的评分越高则获取收益分成的比例也越高。

这些帮助患者寻医问药的移动医疗 App 主要分为医药产品电商 App，如掌上药店；为医疗工作者提供专业信息和查询医学资料的 App，如杏树林；满足寻医问诊需求的 App，如春雨掌上医生；预约挂号及导医服务平台 App，如挂号网。移动医疗 App 已经成为解决消费者"看病难"问题的一种辅助手段。

（4）实现功能目标

从目前移动医疗发展现状来看，其发展重点仍然放在前端，并致力于依靠技术的提升来改变服务模式和数据收集。其弱点是数据分析模型的建立与创新，缺乏软硬件技术和服务对象差异化、精准化的环节贯通，需进一步把商业模式向产业链后端延伸，注重诊断及个人健康咨询与管理的层级化、精细化等服务方面的发展。

通过人、信息和场景的深度融合，将碎片化的信息集为整体，打破一切中间环节，将医疗和健康服务随时、随地化。第一，医院信息化需明确看病步骤，简化患者看病流程，稳定患者看病等待时的心态和情绪，提高患者就医感受和满意度。现有的"一站式"服务，可简化就医流程。第二,计算机存储病理模型和各科医生实用知识,根据患者病症,进行智能分析和推理判断疾病类型,并推荐给科室及医生。患者可直接在手机上挂当天的普通号,免去排队烦恼,减少挂号窗口压力。患者可直接预约专家,实时叫号查询,节省患者排队等候的时间。第三,利用手机可完成银行网银和支付宝支付。医院导航系统可帮助患者迅速到达目的地,方便患者快速就诊。第四,患者通过文字、语音、图片可直接咨询在线医生,并可将报告单结果发送给医生,获取主治医生的指导。第五,通过平台客服实现医生、专家和患者电话直通等。对医生、医院、患者、居民等来说,不仅是提升医疗效益的手段,而且是突破医院围墙式管理的利器;对产业来说,是产业转型与升级的机遇和发展潮流。

3. 移动医疗智能终端产品与 App

目前,大多数智能终端产品都存在着各种缺陷,大都缺乏专业医疗深度技术的支持或者较强的医学评测系统,只具备简单的提醒功能,技术相对简单、类型相对单一。随着半导体技术的不断升级,以及医疗诊断、检查、分析模型的创新和应用水平的提高,未来智能终端产品能够为用户提供专业的复杂参数诊断、医疗、咨询等复合功能的服务,康复、推拿等医疗服务也有望实现移动智能化。分子级水平的 3D 终端打印设备的研发和成功应用,可实现直接为用户打印药品或者运用纳米机器人进行治疗,实现健康诊疗、管理全过程的移动智能化。

1)苹果公司的 HealthKit 终端系统产品

苹果公司将 Apple Watch 与 HealthKit 结合在一起,提前将未来人们的健康管理方式变成了今天的现实。HealthKit 是一个能够收集和分析第三方健康应用数据的个人健康数据管理平台。该平台还可以与医疗机构展开合作,允许医疗机构使用、分享用户的健康数据。用户可在 HealthKit 中看到自己每天的运动情况、睡眠时间、消耗热量等健康数据;同时能够整合 Apple Watch,对佩戴者的健康状况进行实时监测,让用户在 iPhone 上就能看到自己身体的相关信息。这种创新性的整合模式消除了医疗机构、健康应用和可穿戴医疗设备之间的壁垒。苹果公司推动了智慧医疗的普及,将会给我们的健康生活带来重大的变革。

美国斯坦福大学医院主要用 HealthKit 为糖尿病儿童患者记录血糖含量,而美国杜克大学则运用 HealthKit 记录病人血压和体重及其他生命体征,来其辅助治疗一些更为严重的病症,如心脏病和癌症。HealthKit 会收集医疗监控设备的数据,并作出相应反馈,用户数据还能与医生分享。此外,HealthKit 能自动判断患者血压及其他生命体征是否在正常范围内,并通知医院该患者是否需要做进一步的检查。

HealthKit 系统的工作方式如下。糖尿病患者能够在家利用终端设备来监控血糖。苹果公司的硬件伙伴(如 Epic Systems 公司和 Dexcom 公司)已经打造了能够搭载 HealthKit 平台的设备。此外,美国医疗器械监管机构和美国食品药品监督管理局正在考虑将 HealthKit 与其他产品整合,能够"即插即用"。HealthKit 上的数据能够通过 iPhone、iPad 和 iPod touch 进行共享,并且可以远程且加密传送给医生。HealthKit 上的健康记录和数据能够上传到电子隐私信息中心(EPIC)的电子健康数据库中,医生能够在 EPIC 上即时查看病人情况。

美国圣地亚哥的 Dexcom 公司开发出动态血糖仪,将小型传感器嵌入皮肤,用以实时监测病人的血糖含量。每 5 分钟,数据会传输至一个手持接收器,而该手持接收器能够直接放在病人口袋中。目前,Dexcom 公司已开发出移动应用代替手持接收器,而该应用可以装载在 iPhone 上。

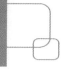

可以预见，未来当人们健康出现状况时，在任何地方都能第一时间得到医生的诊治和救护，今后可穿戴和健康 App 不再局限于监测体温、呼吸频率、血压、血糖、心率、血氧含量等人体健康指标，而是一个综合性的健康管理平台，通过把佩戴者的健康数据同步传送到医疗机构数据库，实现病人与医院、医护人员、可穿戴医疗设备之间的高效互动，人们的生活将逐渐告别"跑医院挂号、排队、诊断、取药"等复杂的就诊程序。

2）移动医疗 App 健康管理功能

（1）采集个人数据。当前智能终端能够更加方便、实时地测量体温、心率、血压、卡路里消耗等指标。未来将会出现更多基于移动网络的便携式智能测量仪器，还会增加白细胞、血糖值等指标的监测功能，以及 B 超、心电图等检测功能，很多目前只能在医院进行的检查会逐渐转移到智能终端上，配合云计算和医疗专家系统，用户能够随时随地地接受专家的诊断。

（2）提供移动化的医疗咨询服务。腾讯推出了糖大夫智能血糖仪 2.0 产品（以下简称糖大夫），用于智能终端在线即时诊疗和健康管理服务。同时，基于患者的大数据管理，提供针对患者的康复激励保险服务。与目前国内医学医药专业社区丁香园、众安保险联合建立丁香园服务平台，在用户允许的情况下，糖尿病医生团队可在后台看到用户每次测量的结果，时间精确到小时。当患者血糖异常时，医生及时将建议反馈给用户。通过糖大夫，已使慢性病医疗服务的诸多环节与病人建立起良好的连接，同时依托于移动互联网和大数据技术所打造的新型慢性病管理平台也逐渐成型。

（3）搜集更大规模的健康数据。随着大数据的发展，移动医疗领域将会对生活方式、环境要素、个人基因组，甚至实时的血压、心跳、激素等健康数据进行搜集，通过对更大规模的健康数据分析，可对更多疾病形成更深刻的认识，促进医疗技术和研究的长足进步。大数据可收集不同年龄层、地域、季节的用户检测血糖的特点，以及检测血糖的时间。这些数据可以帮助企业改善产品的设计，为病人提供更好的建议，为定制化服务提供方案。

（二）移动医疗解决方案与设计

移动医疗具有一定的使用范围和专业化特征，其推广应用不能简单地盲目市场化。可以通过区间与空间来划分，也可以按照病理特征和专科进行分类。

1. 医院移动医疗应用

医院移动医疗应用包括预约挂号、预约体检、检验结果查询、WiFi 上网、移动办公、RFID 应用、一卡通应用、手机消费、人员动态定位、护士移动护理、医生移动查房、内部呼叫、门诊输液、婴儿防盗、无线监护、临床路径系统、无线药品管理、无线点餐、移动库房及资产管理。

2. 社区移动医疗应用

社区移动医疗应用包括远程健康监护、社区移动随诊、金苗通、健康小屋、人员移动定位、预约挂号、检验结果查询、老人关怀。

3. 城市区域移动医疗应用

城市区域移动医疗应用包括人员移动定位、预约挂号、基于健康档案的移动医疗应用、医疗健康服务、远程医疗、健康卡应用。

（1）院区视频专家咨询服务。联合医学院、医院组建视频医疗专家团队，通过中国移动 IMS 融合通信网络，实现视频诊断交流，让便捷的远程协同诊疗成为可能。改变医院专家资源分布不均的现状，通过 PC 视频和语音提供远程专家咨询服务。利用远程诊断的技术，实现医疗服务的延伸，使得不同地区的患者都可以方便地得到专家提供的医疗服务。

（2）移动医疗中心平台内容。包括信息的收集、分类、发送、分析及管理，信息安全管理、信息门户、安全控制、系统监控和管理，以及云计算数据中心。

（三）移动医疗的市场发展趋势、商业模式及相关问题

1. 移动医疗的市场发展趋势

移动宽带、云计算及物联网等技术快速向医疗领域延伸，推动了移动医疗市场的快速发展。移动查房、移动护理、药品管理及分发、病人条码标志带、网络呼叫等应用已成为率先进入中国医院的移动医疗应用。2012—2015 年移动医疗市场规模如图 2-21 所示。从图 2-21 可以看出，移动医疗市场已进入快速启动阶段，年增长率超过 20%，未来几年将步入更高速的成长期。

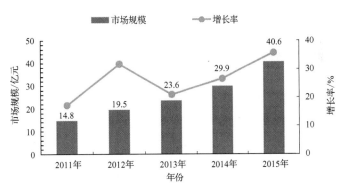

图 2-21　2011—2015 年移动医疗市场规模

2. 移动医疗的商业模式

除了智慧医疗 App，医疗 O2O 代表着移动医疗基本理念和确定的商业模式。未来医疗 O2O 会逐渐朝着大健康的方向发展，除了指药品制造环节，还囊括了物流、药品应用、金融支付、教育培训开发等医疗健康领域的整个产业链。移动医疗技术与产品为大健康产业的发展提供了有效的支撑。国内的医疗健康市场上出现了 2000 多款移动医疗 App，其主要的功能是收集血糖、血氧、血压及心电等数据。但是，市场上的这些移动医疗 App 普遍存在的一个弱点就是缺乏精准化的大数据分析，因此不能为临床诊断和治疗提供有价值的参考，尚处于起步发展阶段。

3. 移动医疗的服务问题及对策

当前移动医疗服务中存在着硬件投入不足、低端重复建设、运行与服务成本过高、人员配置不够合理与培训不到位、系统设施和架构不够完备等问题，此外，还存在着缺少产品技术与差异化的服务模式创新、专业化高端人才、服务的规范化和标准、监管体系的建立等问题。

针对上述问题，应制定相应的对策内容。首先需要按照区域和服务对象，设计体系、结构和服务内容，随着服务需求的不断增加，逐渐扩大服务区域范围。移动医疗服务是一种相

对特殊、个性化的服务，不同医院、不同单位对该服务的需求不同。借助模块标准化措施设计，不但可降低运作成本、缩短开发周期，而且可提高设备制造水平，逐步用硬件设施的投入和技术水平提升来减少市场运作与服务的成本。

（1）数据精确化决定方向

移动医疗的发展方向首先是数据精确化。用户可以使用设备或应用来测量人体的各种指标数据，但目前这些测量的数据比较粗糙，可能会丢失很多信息，对于医生而言没有太大的临床价值。其次，是产品形态和结构的多样化，要有用户黏性，留住使用者，并且通过这些用户创造商业价值。家庭智能终端和服务型机器人等带有复合功能的娱乐与精准、适用与方便型产品是未来市场的新宠，使用者可以将这类硬件或软件收集的数据上传至网络，是与家人、朋友分享的社交化方式，同时也具有自我分享、自娱自乐的基本功能与体现方式。

（2）数据密度决定价值

在未来，移动医疗设备将依托于大数据。单纯的硬件设备和建立在设备上的模式化数据分析既不能解决问题，又增加了成本。移动医疗硬件的价值不再由硬件成本本身决定，而是由每天产生的数据量和数据的流动性能力及通过数据的对比分析得出价值决定。硬件只扮演一个数据采集工具或一个数据源。"硬件+数据传输+数据分析+数据反馈"形成一个完整的服务流程，从整个流程来讲，它的价值与数据源的数量成正比。用户不再看重设备的计算能力，而是更重视设备的外观、轻薄程度和数据采集对正常生活的无妨碍性，这些决定了数据采集的密度。只有足够的数据密度，才能让设备体现出价值。而对于生产商来说，要从根本抛弃硬件时代的盈利模式。硬件销售将不再是盈利的唯一来源，如何让用户认可服务、持续提供数据，并根据用户数据给出个性化的改善建议、吸引用户持续付费才是持续盈利的"源泉"。

（3）服务模式决定竞争优势

当前，移动医疗还面临着各种挑战。第一，国内很多医生长期的工作习惯不容易改变和颠覆，没有在心理上接受移动医疗。第二，由于专业门槛高、医生行业压力大、医疗资源分布不均、行业限制多，导致熟悉移动医疗的医生少之又少，专业人才成为移动医疗的急需资源。第三，行业监管有待于进一步加强。医疗一直是国家重点监管行业，进入新兴医疗领域的政策风险和监管较大。在政策上需要确定医生和机构网站、App 是否有行医资格。第四，现有的模式有待于进一步创新。目前的移动医疗给医院带来的影响和改变主要集中在挂号和支付流程的改善上，这些功能的确帮助病人缩减了诊疗中很多的时间和烦琐的流程，但并没有抓住医生的实际需求，也没有真正提升医生的使用动力，难以进入良性循环。第五，需要与医保协同一致。目前，移动医疗尚未纳入医保的项目，需要使用者自己付费，保险公司的参与力度较小。移动医疗的成功不单单是技术创新，关键在于创建让用户满意的商业模式，因为只有用户满意了才会自动付费和使用，而这恰恰是国内移动医疗面临的一个比技术更关键的难题。移动医疗的产品和服务在很大程度上并非由个人买单，第三方买单必然涉及金融和支付工具的使用。医疗行业未来还会涉及租赁和信贷工具的使用，现在很多企业并未意识到这一点，但创业者需要在这方面有所储备。

在新的模式中，硬件和服务都要具备快速迭代的能力，硬件将更舒适、更方便、更小型化、更无感化，同时集成更多的传感器，数据来源将越来越丰富。而数据分析服务将利用更多种类的数据来进行交叉分析，无须用户干预，而是通过数据智能化学习就能把人类一天重要的生理活动描绘出来，通过数据把行为量化，也可以让平台提供优化用户生活规律的个性化方法。

二、家庭医生

家庭医生是以人为中心、以家庭为单位、以整体健康的维护与促进为方向，提供长期签约式照顾，并将个体与群体健康照顾融为一体的服务形式。家庭医生主要在基层承担预防保健、常见病/多发病诊疗和转诊、病人康复和慢性病管理、健康管理等一体化服务。家庭医生不是一定要到家里服务的医生，对于确实行动不便有困难的，也可以提供家庭服务。但不是所有的家庭医生非得上门服务。签约之后，用户有一个熟悉的医生，并与其建立稳定的服务关系，以获得更好的服务。

（一）家庭医生的定义

家庭医生也称私人医生、全科医生，涵盖以下 3 方面内容。第一，家庭医生是指对服务对象实行全面的、连续的、有效的、及时的和个性化的医疗保健服务和照顾的新型医生类别。第二，家庭医生需要具有全面系统的预防、保健、医疗、康复知识，具有较强的语言表达能力、人际沟通能力、工作协调能力，能提供及时、有效的服务，同时对工作认真负责。第三，家庭医生以家庭医疗保健服务为主要任务，提供个性化的预防、保健、治疗、康复、健康教育服务和指导，使人们足不出户就能解决日常健康问题和保健需求、得到家庭治疗和家庭康复护理等服务。

（二）家庭医生的服务优势

当前，我国医药卫生事业面临人口老龄化、城镇化和慢性病高发等诸多挑战，以医院和疾病为中心的医疗卫生服务模式难以满足群众对长期、连续健康照顾的需求。同时，居民看病就医集中到大医院，也不利于改善就医环境、均衡医疗资源、合理控制医疗费用等。国际经验和国内实践证明，推进家庭医生签约服务是新形势下保障和维护群众健康的重要途径。开展家庭医生签约服务，有利于转变医疗卫生服务模式，推动医疗卫生工作重心下移、资源下沉，增强群众对改革的获得感，为实现基层首诊、分级诊疗奠定基础。

家庭医生不仅管医疗，还要管健康。家庭医生既可以诊治常见病和多发病，也可以提供健康评估、康复指导等。对于慢性病患者，家庭医生有开具长处方的权力，即把慢性病用药处方延长，如原来是两周，现在可以开到四周甚至八周。通过签约家庭医生和上级医院建立起绿色转诊通道，比患者自己去医院盲目挂号更快。家庭医生将有一定比例的医院专家号、预约挂号、预留床位等资源，这样患者能更快地获得专科服务。家庭医生对患者及其家人都比较了解，可以提供综合性、连续性的服务；不仅为患者一个人提供服务，还可以给整个家庭提供服务；不光看病，还可以指导饮食和运动；不仅可以在机构里提供服务，必要的时候还可以到家庭提供服务。此外，通过家庭医生给予的健康促进和合理的就诊指导，让居民减少不必要的就诊和尽量少生病。在生病时家庭医生可以进行初步的判断，不用到医院挂完这个科、又得去那个科。在各地的医联体中，推进家庭医生采取了医保激励措施，如医保报销比例不一样，签约之后在基层看病报销比例多一些。

合理确定签约服务费是推行家庭医生的关键，由医保基金、基本公共卫生服务经费和签约居民共同分担是目前实际应用中的最好方法。应充分发挥医保基金的支撑作用，给予签约居民提高报销比例、连续计算起付线等优惠措施；合理调整与签约服务相关的医疗服务项目和价格。

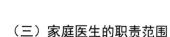

（三）家庭医生的职责范围

家庭医生主要负责诊疗、健康体检和健康指导咨询服务，其工作职责有以下10个方面。

（1）承担辖区一般常见病、多发病、慢性病、传染病的诊治，负责院外急救与转诊。

（2）进行双向转诊。

（3）承担高血压、糖尿病等慢性病的二、三级预防为主的管理工作。

（4）开展社区诊断，根据本辖区内的主要问题制定、实施方案并进行评价。

（5）承担辖区健康人群与重点人群的健康管理。

（6）建立、管理辖区居民健康档案和家庭医生式服务协议。

（7）组织并指导护理、康复、健康教育、计划生育咨询指导等服务工作。

（8）配合精神科专业医生开展精神卫生服务。

（9）开展卫生服务科研与教学活动。

（10）承担基本公共卫生服务信息管理工作。

（四）家庭医生的国内外发展现状

家庭医生制度在国外发展得较为成熟，目前世界上已有50多个国家推行该制度。例如，美国人看病先找自己的家庭医生，如果需要，由家庭医生安排病人住院或联系专科医生继续治疗。一般情况下，保险公司只负责经过家庭医生同意的继续治疗费用。这样，医生、保险公司、医院之间为了保护自己的利益形成了互相制约。在中国，不论自费还是公费，病人看病任意选专科、选医生。病人很盲目，医生也希望有更多的挂号收入，形成利益驱使下的制度推动障碍和监控管理失调。

1. 美国家庭医生现状

美国的"私人医生"（PCP，Primary Care Physician）并非有钱人的消费项目，相反，是大多数低收入且有医疗保险人群，甚至是人人都有的。PCP是指"在一项医疗保险计划里最初及主要服务提供者"，如医生或医务专业人士。一般都称他们为初级保健医生，是一个家庭或一个团体的健康维护者，能提供健康咨询、预防保健、医疗康复和常见病的诊断治疗等长期服务，并对慢性病人和康复期病人主动追踪观察，能处理85%～90%的健康问题。许多医生还开展了一些特殊的服务项目，如运动医学、老年病学、妇女保健、青春期保健等治疗之外的健康服务项目，可提供积极有效的医疗保健服务内容，真正做到了"未病先治"，实现了医疗资源的均衡化，避免医疗资源的浪费。

美国的医生主要分为两类，一类是专科医生（Specialist），另一类是私人医生（PCP）。专科医生可以全职在医院工作，也可以自己在外面开私人专科诊所。例如，医院的妇产科、心脏科、皮肤科、诊断科等，或单独的耳鼻喉专科诊所。私人医生（PCP）有自己的诊所，他们属于"包看百病"的全科医生，但是遇到自己解决不了的病症，私人医生就会把病人转到其他的专业科目去治疗。究其原因，主要是美国的医疗保险制度的产物——美国医疗保险体系非常复杂，主要包括两部分：社会医疗保险和私人医疗保险。社会医疗保险主要是政府对退休老人和残障人士的"医疗照顾"保险（Medicare）和州政府经营的、为低收入居民的"医疗救济"保险（Medicaid），另外再加上退伍军人可以申请的退伍军人医疗保险（VA）。享有社会医疗保险的人群，只需支付很少的月费、预付额等费用，除此之外的费用都由政府承担。这类人群可以看私人医生，也可以直接看专科医生，就医费用是免费的。私人医疗保险是由私人保险公司经营，主要有医疗保健组织（HMO，Health Maintenance Organizations）和首选医疗服务提供机构（PPO，Preferred Provider Organization）两种。其中 HMO 适用于美国的较低收入人群，为管理式保险计划，其保险费相对便宜。但是必须由保险公司指定一名私人医生，医生的名字会印在医疗保险卡上，如要看指定范围外的专科医生必须经过 PCP 转诊，且事先得到保险公司的同意。因此往往低收入且有保险的人群一般都有一个私人医生。PPO 支持自选式保险计划，保险费较贵，适用于中产阶级以上人群。PPO 持有者可以选择自己的 PCP。PCP 非必选，但 PPO 持有者大多都会选择一名私人医生。不仅是因为私人医生是一种传统，更重要的是，私人医生掌握了自己全部的医疗史，小病可以由他们解决，大病则可以从私人医生那里得到专业的意见，并且可以由私人医生推荐更高水平的专科医生。此外，还有一种超级私人医生，他们存在于医疗保险制度之外，费用极其高昂，一般是由富豪级人群聘请作为自己的家庭医生，随时上门应诊。当然这类人一般会同时聘请多名家庭医生，在必要时可以会诊。这类超级私人医生可以是专科医生，也可以是私人医生。这样，通过两种保险制度设置，从制度上确保了分级诊疗的实施，避免了盲目就医、违规操纵等混乱现象。

2. 英国家庭医生现状

英国的家庭医生称全科医生（GP），其承担的社区卫生服务内容包括初级医疗保健、健康促进、慢性病管理、免疫、宫颈检查、麻醉等，服务的范围要大于美国的家庭医生。GP 向注册病人提供从出生到死亡全过程、全方位的基本医疗卫生服务，包括疾病的诊断、治疗、医疗保健、传染病预防监测、健康咨询、病人转诊等项内容。GP 是病人就诊的第一道"大门"，能解决注册病人 90% 的问题。

3. 澳大利亚家庭医生现状

澳大利亚家庭医生的角色类似于英国 GP 的角色，可以提供包括疾病的诊断、治疗、医疗保健、传染病预防监测、健康咨询、病人转诊等多项服务。通常情况下，80% 的病人会在全科医生诊所终止医疗服务，只有 20% 的病人被转诊到医院或社区卫生服务中心。政府允许人们自由选择全科医生，以促进全科医生之间的合理竞争；同时建立检查监督制度来规范医疗行为。

4. 日本家庭医生现状

日本的家庭医生指已掌握了专科领域的综合知识和技能的医生，其具体工作内容包括基本临床护理，个体的医疗、护理，指导家属的护理，立足社区型的护理。为了使患者能得到优质医疗服务，需要与各系统的专科医生密切协作，必要时还要求家庭医生进行适当的会诊。

5. 古巴家庭医生现状

古巴政府从 1984 年起开始在城乡实行家庭医生制度，到 20 世纪 90 年代末，古巴有家庭医生 3 万多人，该数量远远超过美国、英国、加拿大等发达国家，涵盖了 98% 的人口，遍及城乡的每个角落。一般每个家庭医生负责 120 个家庭、约 600～800 位居民的医疗卫生保健工作。家庭医生诊所 24 小时对居民开放。

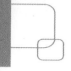
6. 加拿大家庭医生现状

由于医学专家的缺乏，许多加拿大人把医疗和保健方面的工作都交付给家庭医生进行处理，这在许多情况下超出了家庭医生的能力所及。调查研究发现，在加拿大，许多医学生都希望把他们的学制改为 3 年，以使得他们能够掌握一些额外的知识，诸如产科、麻醉、急诊、老年病、临终关怀及普通外科等方面的技能。但是遗憾的是，能够接受这方面教育的人数不到 25%。

加拿大的教育部门已经意识到增加接受 3 年制教育的医学生的重要性，有关部门已经修订了教学计划，以保证接受 3 年制教育的医学生能够掌握一些医疗保健方面的高级技能。医学院校也已经提供不同的医疗保健技能方面的培训科目。

7. 中国家庭医生现状

中国从近年开始全面推行家庭医生签约服务。家庭医生是以全科医生为核心，由社区护士、健康管理师、公共卫生人员等组成的服务团队，被称为居民健康的"守门人"。其服务内容包括常见病/慢性病诊治、预约转诊，以及老年人、孕产妇、儿童的慢性病健康管理等。家庭医生并不是大家所理解的私人医生，他们主要在社区医疗卫生机构为居民提供基本医疗服务，对行动不便的居民提供上门服务。

目前来说，中国家庭医生制度还处于探索阶段，虽然很多地方都在提倡和推行，但大部分停留在提出阶段，在政策和制度上没有相应的规范和可操作性的条例，只是在经济条件较好的大城市试点而已。中国家庭医生的发展面临老百姓认知问题（老百姓不认可）、家庭医生观念问题（让家庭医生转变固有观念，做到积极主动地签约、服务）、宣传问题（大部分老百姓都不知道）、人员问题（社区本来就缺人才，人员流动性大、工作饱和，没时间再额外做）、制度问题（家庭医生责任制不是医疗卫生体系单方面的工作，中国家庭医生制度的完善和成熟需要很多方面的帮助，如财政要怎样投入、医保制度要怎样改进、拨款的资金管理怎么分配、家庭医生的编制是怎样的，解决上述问题需要国家发展改革委、人社部等多个部门"合力"）。家庭医生式服务的道路漫长，需在继续在探索中前进。另外，中国的全科医生严重缺乏，家庭医生队伍发展缓慢，其主要原因有以下 4 点。第一，社区建立医疗服务中心不够充分和规范，相应人员和设施严重短缺。第二，国家医保患者及社会医疗保险的患者不能享受在家里治疗的报销政策。第三，如果病人过多，没有过多的医生参与进来，不能使家庭医生的队伍壮大起来。第四，医院没有在家庭医生这方面做过多的宣传，许多人对此根本不了解。

家庭医生签约服务原则上应当采取团队服务形式，主要由家庭医生、社区护士、公卫医师（含助理公卫医师）等组成，并由二级以上医院医师（含中医类别医师）提供技术支持和业务指导。为更好地满足群众的中医药服务需求，将逐步实现每个家庭医生团队都有能够提供中医药服务的医师或乡村医生。有条件的地区还可以吸收药师、健康管理师、心理咨询师、社（义）工等加入团队。其中，家庭医生将负责团队成员的任务分配和管理，其他专科医师和卫技人员也要与团队紧密配合，共同为签约居民提供优质的服务。

对于签约后的居民将享受到家庭医生团队提供的基本医疗、公共卫生和约定的健康管理服务。基本医疗服务涵盖常见病/多发病的中西医诊治、合理用药、就医路径指导和转诊预约等。公共卫生服务涵盖国家基本公共卫生服务项目和规定的其他公共卫生服务。健康管理服务主要是针对居民健康状况和需求，制定不同类型的个性化签约服务内容，可包括健康评估、康复指导、家庭病床、家庭护理、中医药"治未病"服务、远程健康监测等。通过不断优化签约服务内涵来满足居民的多样化医疗卫生服务需求。

2016 年，国务院医改办等七部门联合印发了《关于推进家庭医生签约服务的指导意见》。目前，已有 200 个公立医院改革试点城市开展了这项工作，试点城市家庭医生签约服务率已经达到了 22.2%，重点人群覆盖面达到了 38.8%，群众对家庭医生的信任度、满意度不断提高，呈现了家庭医生发展的良好势头。

三、多点执业

医师多点执业是指一个医师可以在两个及以上的医疗机构同时执业，从事诊疗活动。医疗机构既可以是公立医院，也可以是民营医院。就目前来说，多点执业需要转变传统观念，医生是社会人，不是单位人，作为社会人需要医生自己选择医疗地点。多点执业相对于单一执业地点而言，意味着政府放松执业监管制度。

（一）国内外医师多点执业状况比较

医师多点执业是指获得执业（助理）医师资格的人员，注册 2 个及 2 个以上的执业地点，并在上述执业地点按照所注册的执业类别和执业范围从事执业活动。其宗旨是让符合条件的医师充分发挥自身潜力，同时使其在服务患者的过程中获取合理报酬。这不同于"走穴"和兼职，是具有公益性质的，是经原单位同意的、合法的执业活动。

1. 国外医师多点执业的模式

（1）美国模式

美国医师多点执业的情况比较复杂，但体现了公平和自由的原则。医师以州为单位进行注册，注册后可以在本州内的不同医疗机构行医，而跨州行医必须通过另外的考试，并只能到社区医院多点执业。医生和医院的关系完全平等，采取双向选择的方式进行招聘。医生既可以成为全职的住院医师，也可以成为私人诊所的医生，还可以两者兼顾，但几乎没有一个医师是全职为某一医院工作。执业医师必须花年收入的 10%购买医疗责任保险。这种强制参保在一定程度上保证了良好的医疗秩序和较低的医疗纠纷发生率。与此同时，美国建立全国医师资料库，对自由执业的医生进行监管，对医疗事故的发生和处理情况、培训情况、医院和其他医疗保健机构的职业权限、职业性会员身份等信息进行记录备案。美国卫生行政部门定期对医院和医师的资质进行审核，通过年检，考核医生的技术、治疗效果及道德标准等情况。考核不合格者将被医师协会取消执业资格，从而保障医疗质量的持续改进。

（2）澳大利亚模式

澳大利亚的医师多点执业属于管理流程规定下自然生成的模式。首先，医学专业应届毕业生要进入与学校有合作关系的公立医院见习 1～2 年；然后，要接受 2～4 年的住院医师培训，轮流在不同的科室学习；最后，通过专科医师考试并获得医师资格后，才能进入专科医师培养阶段。根据不同的专业划分，接受 4～6 年的专业培养，再通过专业学院的考试才能成为专家。因此，澳大利亚的医学专家大多集中在大型公立医院，尤其是大学的附属医院，规模较小的公立医院和私立医院只能聘请这些专家做兼职医生。非全职医生除了固定时间在

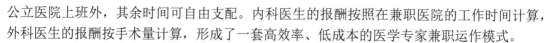
公立医院上班外，其余时间可自由支配。内科医生的报酬按照在兼职医院的工作时间计算，外科医生的报酬按手术量计算，形成了一套高效率、低成本的医学专家兼职运作模式。

（3）英国模式

英国医师多点执业采取"4+1"模式，即公立医院医生每周5个工作日应有4天在本院，1天可到其他医院行医。医生和医院之间没有严格的行政隶属关系，只要医师具备职业资格就可以到其他医疗机构行医。但针对不同科室、不同职称的临床医师，明确规定了工作量和工作时间。即在不影响原单位秩序和工作的前提下，每周固定为原单位工作若干小时，其余时间可自由支配。已有百年历史的英国医生保护协会，是世界最大的医生互助责任保险组织之一，属于非营利性机构，会员遍及英国、新西兰、南非、新加坡及中国香港等国家和地区。该协会将会员按期交纳的会费用于处理医疗赔偿案件，帮助医生处理病人投诉，使医生和医院摆脱具体赔偿事务；积极参与对医生的再教育，提高会员的医疗和法律水平。这种第三方参与管理的做法对规范医疗服务市场秩序起到了良好的推动作用。

（4）德国模式

在德国，医学生必须参加全国统一的3个阶段的考试才能被授予医学硕士学位，获得医师培养资格。但要成为专业的注册医师门槛则相当高，可谓"难进更难出"。医学生毕业后必须参加至少为期3年的注册前培训才可以申请。这种"严进严出"的培养模式确保了医疗质量的持续改进。德国实行医师的"巡诊制度"，75%的德国医师都在两家以上医疗机构就诊。卫生部门对医师兼职时间设定上限，即每周工作5天半。公立医院医师每周4天为公立医院服务，1天半可以自由支配。

（5）阿根廷模式

由于公立医院医生待遇较低，政府允许医师在合法范围内多点执业，公立医院与医生签订合同，工作时间每周不超过40小时，在其他时间医生可以与其他医疗机构签订合作合同并获得合法收入。

从这些国外的模式可以看到，医师多点执业的成熟程度与本国的社会保障、医师的培训教育等密切相关。

2. 国内医师多点执业现状

长期以来，医生的薪酬水平无法与其技术服务价值相匹配，"走穴"和兼职现象较为普遍。1989年，《关于医务人员业余服务和兼职工作管理的规定》中指出，县（区）级以上医疗单位技术骨干在保质保量完成本职工作、不影响业务提高和身体健康的前提下，可以经本单位批准后应聘到其他单位兼职。这是医师多点执业的制度基础。随后出台了《医师执业注册暂行办法》《关于深化卫生事业单位人事制度改革的实施意见》《医师外出会诊管理暂行规定》等文件，进一步完善操作细节。2008年，多点执业第一次被列入官方的立法研讨，这对医师多点执业的发展具有突破性意义。2009年9月，《关于医师多点执业有关问题的通知》（以下简称《通知》）明确了医师多点执业的含义，并对医师多点执业进行分类管理，提出"先行试点，逐步推开"的要求。《通知》规定将医师多点执业分为3种情况管理。第一种是政府指令下的医师多点执业。为了平衡医疗资源的分布，医务人员有组织地展开对口的支援农村、社区、西部地区的执业，只需所在医疗机构批准即可。第二种是医疗合作下的医师多点执业。医师可以在相互合作的医院内部流动，从事医疗活动。对于多个医院或社区卫生服务中心开展横向或纵向医疗合作的，要经《医疗机构执业许可证》登记机关审核。第三种是主动受聘的医师多点执业。这些医师可以平衡自己的时间，在多个医疗机构从事医疗活动。但需要向当地卫生行政部门申请增加执业地点并获得批准后，才能受聘于除本单位以外的其他医疗机构。由此，医师多点执业的试点和大范围推广正式开始。

2017 年 2 月 28 日，卫生健康委发布了《医师执业注册管理办法》，将医师执业地点由过去的"医疗、预防、保健机构"修改为"医疗、预防、保健机构所在地的省级或者县级行政区划"，执业医师的注册地点为省级行政区划，执业助理医师的注册地点为县级行政区划，实现"一次注册、区域有效"。医师在医疗、预防、保健机构执业以合同为依据，确定在一家主要执业机构进行注册，在其他执业机构进行备案，执业机构的数量不受限制。

医师跨执业地点增加执业机构，应当向批准该机构执业的卫生计生行政部门申请增加注册。例如，北京医生到上海执业，只需要医生直接向上海的卫生行政部门提出申请增加注册即可，无需通过原有医疗机构向卫生行政部门申请注册，这表示其中的主动权都掌握在医生手里，不需要通过原有单位了。这无疑为医生多点执业、异地执业打开了方便之门。

据悉，目前北京市已取消执业地点限制，医院管理层也可以多点执业。浙江省合法医师均可多点执业，医院允许医师在法定工作日安排一天多点执业；副主任职称以上或重点紧缺专业的医生，无须登记。在甘肃省，满足条件的 3 类人员必须申请。深圳市已建立自行报备制度，统一注册，全程通用，启动医师诚信执业系统建设。在长沙市，符合要求的医师仅需备案，二级及以上医院的主治医师及以上职称，仅需市卫生行政部门备案。在黑龙江省，申请者限定为非医院主要负责人，三甲医院主治及以上医师均可多点执业，不受区域和办医主体限制。在泸州市，医师可在公立医院多点执业，第一执业点必须是二级及以上医院，但须经第一执业点医院同意。

多点执业有利于解放医师劳动生产力，体现医师的劳动价值；有利于促进大型医疗机构对口支援基层医疗卫生机构，促进优质资源合理利用，提高基层服务能力；有利于促进社会办医，提高医师收入。

3. 优势和劣势的分析与探讨

目前，在中国的医疗环境下，特别西部地区的医护人员不足的情况下，实行多点执业，有利于充分利用医疗资源，实现医疗资源的有效配置，并有利于与国际的医师多点执业制度接轨。

从有利的方面来说，第一，多点执业能有效地分流病源，缓解"就医难、治病难"的问题。多点执业后，一些医院专业科室的知名专家，就可以到基层医院为市民看病了。市民可以在基层医院就享有专家级的治疗待遇，这样可以提高基层医生的技术水平，专家在到基层为市民诊疗的同时也将技术带到了基层，从而增加了基层医生学习的机会，促进其医术的提高，无形中提高了基层医生现有的医疗水平，也将使居民受益。真正地做到"小病进社区，大病进医院"，实现有效的双向分流、转诊结合，既符合新医改的方针措施，又有利于患者看病，使患者放心、满意，开创了双赢的局面。第二，多点执业能有效地进行人才的交流和引进，合理地使用医疗配置，互补医疗不足和空白区域，有利于新技术、新项目的推广，使医疗资源得到最大化充分化的合理发展和应用，能更好、更有实效性地为广大患者服务。第三，多点执业能有效地提高医技人员的经济收入，提高医技人员的业务积极性。也就是说，从原来的一个固定地方上班到现在的两三个地方上班，工资也一下子翻了几倍。工资提高了，工作的积极性也自然提高了，成了一种能动效应。医师的经济收入有所保障、家庭和睦稳定，也有利于提高医师的工作能动性，从而打破"以药养医"的传统恶习所造成的恶性循环，去除了许多药品在医院流通的非常规渠道的高额利润，进而保障了患者的权利不受损害。第四，多点执业能有效地提高局部区域现有的医疗水平。一些贫困和边远山区的人们一直饱受"缺医少药"的伤病困扰，当地的老百姓对医生缺乏一定的安全感和可信度。多点执业能很好地解决这一问题，具有高等素质、高超理论和丰富临床经验的医师队伍把丰富的临床经验通过耳提、面授、言传、身教等形式传授，使乡村医生或当地的基层医生得到了很好学习的机会，提高基层业务水平。

从不利的方面来说，第一，多点执业给现有医院的医师管理制度带来严重的冲击和巨大的考验。随着医师多点执业，尤其是跨市跨区执业，使原有医师的流动范围增大，而有些基层医疗卫生机构为了争取某些知名度较大、有着深远影响的知名专家前来坐诊，可能在政策上为其"松绑"、在行为上给予方便，从而造成医师执业行为在管理上的混乱。另外，由于基层医疗卫生机构医疗的设施相对滞后，配套措施尚不完善和无法及时跟进，将加大医疗事故风险。这就要求卫生部门加强对医疗卫生机构和医务人员的监管力度，各级医疗机构和医务人员应严格恪守、履行《医疗机构管理条例》和《中华人民共和国执业医师法》的相关规定并主动行使自己的职责，力争使医疗事故风险降为最低并在可控范围内。对在医疗诊疗过程中因没有执行相关规定而造成不良后果的，对相关责任人及当事医师应按《医疗机构管理条例》等相关法律法规进行处罚，当事医师年度医德考评定为不合格。对未取得卫生执业资格证书或定点执业以外未经注册的，擅自从事医疗诊疗活动造成不良后果的，将按《医疗事故处理条例》等法律法规追究当事人的责任。切实保障广大群众健康利益不受损害。第二，多点执业后，从短期来看，具有优势的医师和知名度较大的专家、专科医师可以受聘两到三点执业，经济收入增加。和没有优势、一点执业的医师相比，收入反差加大，优胜劣汰，两极分化趋势势必加剧，不利于医师队伍的整体发展。另外，可能会导致部分医师对经济和功利的过分追求，使得原有的以病人为主导的"生物-心理-社会"医学模式变质为以经济利益为主导的"市场经济-自主"医学模式。因此，多点执业可能反而会沦为一些医师将医疗权利、医疗技术当作谋取私利的工具和手段，进而直接损害医务人员的形象。因此，加强医师自身医德医风教育，解决好医疗卫生单位内部矛盾，完善我国新型医改体制下的各级医疗管理制度，做到科学分配、有序竞争，保证市场经济对医疗活动起到积极的推动和促进作用。

目前，多点执业在我国尚处于探索、发展、试行阶段，是我国现有医疗体制新型医改的一大重要举措，是关系我国人民健康安全，缓解人民群众"就医难、看病难、治病难"迫切的现实问题的又一利好策略。如何深入开展、全面实施，确保广大人民群众的切身健康利益不受损害，切实有效地提高医务人员的积极性，使医学更好地为广大人民群众服务做出贡献，不仅是对医疗卫生战线的一大严峻考验，也需要我们全民的共同参与和努力协作。

第五节　系统层级架构设计与商业模式

本书从开始到现在一直谈论的都是智慧医疗相关问题和关联内容，那么追其究竟，到底什么是智慧医疗，智慧医疗的根本是什么呢？通常认为，智慧医疗就是通过综合应用医疗物联网、数据融合传输交换、云计算、城域网等新一代信息技术，将医疗基础设施与 IT 基础设施结合起来，以医疗云数据中心为核心，跨越原有医疗系统的时空限制，在此基础上提供各种数据模型和决策依据进行智能化决策，实现医疗服务全过程最优化的医疗体系。从医疗过程的物理空间角度来看，就是实现将个体、器械、机构整合为一个整体，将病患人员、医务人员、保险公司、研究人员等紧密联系起来，实现业务协同，增加社会、机构、个人的三重效益。从技术体验角度来看，就是运用移动通信、移动互联网等技术把远程挂号、在线咨询、在线支付等医疗服务推送到每个人的手中，使其更有效、便捷地帮助医务工作者为患者诊疗治病，也让患者感受到信息技术带来的便利，降低了传统医疗过程的烦琐性，改善和缓解"看病难"问题。

　　智慧医疗不是以技术为核心，其重点也不是"医疗"，而是"智慧"。古人云：上医治未病，健康不生病是大智慧。"智慧"不仅仅体现在某个高端的技术和炫目的健康产品上，也不是平台架构和资源投入的多与少，而是针对客户需求的个性定制、全面精准、增值服务。智慧医疗"以人为本"，以对人的关怀为核心。业内至今仍在以医生还是以患者为中心的争论之中，因医疗服务的特殊性，不能简单地以某一方为中心。智慧医疗主要服务 3 类人。一是患者及其亲友，尤其是老年患者，使其能得到更高质量且更令人满意的医疗服务。智慧医疗能提供覆盖全流程且多终端的医患互动，应用数据洞察改进医疗质量、临床成果与服务，能提供个性化的医疗服务。二是健康人群，通过健康数据采集主动防病和治病，也就是"治未病"，从而促进健康管理；通过平台协同整个医疗服务运作，提供集成化、个性化的服务体验。三是医者，通过移动医疗系统，提供高效、灵活的运营，既支持成本节约，又能提高医疗收益、支持管理创新、实现业务绩效管理等。这才是真正意义上的智慧医疗，这对于老年人口急剧增加的中国来说，显得尤为重要。

一、智慧医疗的系统层级与整体架构设计

　　智慧医疗是融合物联网、云计算与大数据处理技术，以"感、知、行"为基础核心，建立的智能远程疾病预防与护理平台。随着物联网技术的快速发展和国家"互联网+"战略的逐步实施，百姓的看病问题也从原来的去医院、诊所逐渐转变为智慧医疗，在很大程度上缓解了医院压力。智慧医疗英文简称 WIT120，是利用最先进的物联网及传感技术，实现患者与医务人员、医疗机构、医疗设备之间的互动，以实现人们健康监测与管理的信息化，打造以健康档案为主线的区域医疗信息平台。智慧医疗的发展具有特定的脉络，需要有一个过程，在此过程中不断升级提高。智慧医疗具有层级化的结构，是多个子系统的协同与组合，未来医疗行业还将进一步融入更多人工智能、传感技术等高科技元素，使健康医疗服务走向真正意义的智能化，惠及千家万户和普通百姓的日常生活，满足人们的健康需要。智慧医疗设计思想与发展方向应遵循以下规律。智慧医疗系统层级与整体架构设计如图 2-22 所示。

（一）智慧医疗的发展方向

　　目前，我国智慧医疗大多处于试点和起步阶段，其应用主要体现在医疗卫生服务、医药产品管理、医疗器械管理、远程医疗与远程教育等方面。在远程智能医疗方面，国内发展比较快。例如，可实现病历信息、病人信息、病情信息等的实时记录、传输与处理。但在慢性病与

康复管理、区域医疗信息互通与交换管理、临床决策与支持、公共卫生安全与健康、老龄化人口健康与养老等方面的应用存在较大差距和发展空间。总体来说，我国处在第一、二阶段向第三阶段的发展与提高阶段，还没有建立真正意义上的智慧医疗。

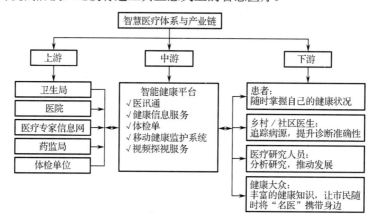

图 2-22　智慧医疗系统层级与整体架构设计图

（二）系统层级与整体架构设计

当前智慧医疗系统（以下简称系统）缺乏规范与标准，形成了各式各样、五花八门的结构与形态，几乎没有重复和标准化的系统，也就是说，每一个系统都是完全独立的。原因非常简单，因为地域环境、基础条件、应用要求、设计方法都不一样，从应用、功能、技术、管理等不同的维度设计，结果当然不一样，也不可能完全一样，一样的系统也很难用得上和用得好。

无论系统多么千差万别，但总体架构、层级、设计理念、主要技术元素都是一致的，从结构来看由 3 个子系统组成，分别为智能医院系统、区域卫生系统及家庭健康管理系统。3 个子系统都是在同一个体系下设计与实施，具有功能、技术、用途等差异性，又在应用功能上具有协同一致性，是一个完整不可独立运行的整体。

1. 设计原则

其设计原则应遵循层级化、分布式、基础性、优先级、全面性。

2. 突出重点内容应遵循的原则

将医疗服务对象、手段、过程、管理等数字化，且能实现医疗信息资源交换、共享，服务互联互通和智能化技术创新。设计应突出重点，遵循以下 5 个原则。

（1）以患者为中心，提升医疗服务质量，改善医患关系，提高运行效率。
（2）全面智能化，包括运营、医疗、财务、行政、后勤、科教、决策、区域等方面。
（3）组织关系改造与业务流程优化，包括流程、组织、质量、成本、绩效等方面。
（4）全面资源优化，即医院资源管理系统（HRP）——人、财、物、信息。
（5）服务管理和决策，即商业智能（BI）决策支持系统。

3. 智慧医疗整体架构设计方案

智慧医疗整体架构设计模型如图 2-23 所示。

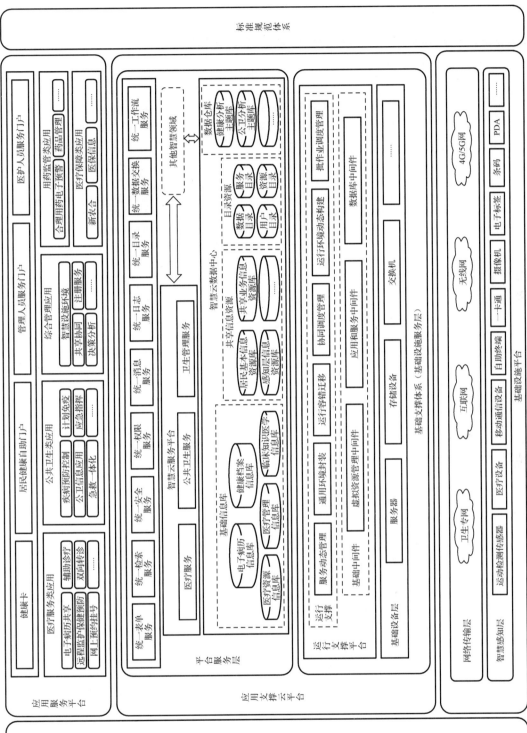

图2-23　智慧医疗整体架构设计模型

智慧医疗整体架构的建设规划与设计规范内容如表 2-2 所示。

表 2-2　建设规划与设计规范内容

应用基础设施	智慧感知		智慧医疗的智慧感知层涉及不同种类的传感器及传感网关，实现对医疗卫生对象的识别与医疗卫生资源的采集
	医疗卫生专网（一张网）		运营商统筹：三甲级医院网络接入中心机房由负责建设专网的运营商完成。 专线接入：公共卫生机构及行政管理机构采用专线方式接入，包括疾控中心、社保、药监局、卫生监督所等。Internet 经 VPN 接入，社区卫生服务中心、乡镇卫生院通过互联网，采用 IPSec VPN 点对点的方式接入中心机房，社区卫生站、村卫生室通过互联网采用 SSL VPN 拨号的方式接入中心机房
	标准规范体系		在建设过程中，遵循"统一规范、统一代码、统一接口"原则，实现信息标准化，建立标准规范体系，实现资源共享和利用。实现多部门（单位）、多系统、多技术及不同平台下互联互通，确保整个系统成熟性、拓展性和适应性，规避系统建设风险，包括电子健康档案及电子病历数据与信息交换标准、相关机构管理规定、居民电子健康档案管理规定、机构系统介入标准、资源共享标准、卫生管理信息共享标准、标准规范体系管理等建设内容
	安全保障体系		从 6 个方面建设安全防护体系，包括物理安全、网络安全、主机安全、应用安全、数据安全和安全管理，为系统安全防护提供技术支持，通过采用多层次与结构的技术手段和方法，实现整个体系遵循系统安全设计规范
应用支撑云平台	基础支撑体系	运行支撑平台	提供云计算和云存储功能，解决分散资源的集中管理及集中资源的分散服务问题，支撑各类感知资源和数据面向服务层，支撑高效、海量数据的分析处理。平台分为两大组成部分，一是基础中间件，提供资源虚拟化、应用服务、数据库；二是运行支撑服务，向下实现对基础设施的有机整合，支持按需动态地提供计算和存储
		基础设备	包括服务器、存储设备、交换机等
	服务平台	智慧云服务平台	该平台以服务的方式完成全区域机构的数据采集、交换、整合，并提供行业基础服务及数据服务，实现区域机构互联互通，为居民、医务人员、管理者提供优质、便利的服务，提升医疗服务质量、工作效率和管理能力。 通过提供统一的基础服务（如表单服务、检索服务、安全服务、权限服务、消息服务、日志服务、资源目录服务和工作流服务），实现以"健康档案为核心，电子病历为基础，慢性病防治为重点，决策分析为保证"的智慧云服务信息平台，实现统一数据采集和交换，建立统一数据中心，数据采集涵盖居民健康数据、机构运营管理数据；数据交换支撑行业内外、区域内外共享及业务协同
		智慧云数据中心	数据中心是整个建设中的关键任务，是智慧城市的重要组成部分。 须建立统一的核心数据框架，完成各类信息汇聚、整合，支撑居民健康数据共享及区域务协同工作，通过对海量数据的挖掘、分析，提供决策依据。 建立五大主题库，分别为电子病历的患者电子病历信息库、电子健康档案的居民健康档案信息库、医疗资源的医疗资源信息库、辅助政策制定和合理用药等行为的医疗管理信息库、辅助诊疗的临床医学知识信息库
应用服务平台	5类应用	医疗服务	按照区域服务框架内容，结合国家标准体系划分，面向机构提供服务内容，包括电子病历共享、远程会诊、网上预约挂号、远程会诊等系统，以提升服务水平
		公共卫生	针对公共卫生专业机构，核心是了解、干预、保护人群健康，包括卫生应急指挥、疾病预防控制、急救一体化管理和公共居民健康自助等系统。通过信息化全方位了解居民基本健康状况、及时干预存在的健康问题，整体提高健康水平
		综合管理	指导机构改革，拟定并组织实施区域医疗技术、重点专科发展规划、管理制度、技术操作规程和质量标准；负责监督机构的医疗服务质量；负责机构和从业人员监督管理；协助重大突发事件、自然灾害的医疗救护及应急指挥

续表

应用服务平台	5类应用	用药监管	包括药品采购、使用和归总等环节，即事前采购、事中开药辅助、事后用药情况查询，从而规范医生诊疗服务行为，促进合理用药和行业作风的改进
		医疗保障类	包括新农合系统和医保系统。对新农合数据进行采集、存贮、处理、提取、传输、汇总和加工，为新农合整体运行提供全面、综合管理的信息管理系统；利用平台实时获取诊疗数据，根据医保审核规则（包括管理规则和临床规则）来审核骗保现象，为医保制度执行、节约资金，以及扩大医保覆盖率等利民政策提供技术支撑和保障
	智慧医疗公众访问平台	健康卡	居民健康卡是总体框架设计中提出的基于"电子健康档案""电子病历"和"3级信息平台"，实现跨业务系统、跨机构、跨地域互联互通、信息共享，以及开展联动协同服务所必须依赖的个人信息基础载体，以"一人一卡"为前提，主要有身份识别、基础信息健康存储、跨机构跨地区就医、费用结算与金融应用4大功能，并实现区域范围内或区域之间医疗卫生服务机构的一卡通
		居民健康自助	利用网站门户或手机等移动终端的服务方式，搭建以用户为中心的一体化居民健康服务体系。在帮助居民充分了解自身健康的基础上，对居民健康状况、疾病发生、发展、康复全过程提供服务。可提供健康咨询、监测与评估、自我健康管理等服务，实现"我的健康我知道，我的健康我管理"
		管理人员	为管理者搭建一体化服务体系，综合性地展示区域医疗服务、公卫服务及相关资源状况，对应急突发情况和紧急事件给予快速、及时地预警提示
		医护人员	根据患者授权，在就诊、急救准备过程中，通过居民电子健康档案和电子病历了解患者既往病史等信息；对居民医疗或保健预防请求给予回复与反馈

4. 整体方案设计实际应用案例

根据基本方案，智慧医疗系统总体解决方案功能框架图如图 2-24 所示。

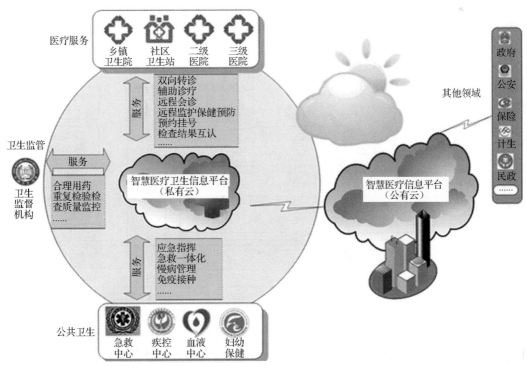

图 2-24　智慧医疗系统总体解决方案功能框架图

（三）主要子系统结构与架构设计

智慧医疗的 3 个部分可用三大板块描述与设计，也可视为三个子系统。按照层级化、模块化的思想和理念，三大板块或子系统也可以从应用、功能、技术、管理等不同的维度继续无限细分下去。

1. 智能医院系统

智能医院系统由数字医院和提升应用两部分组成。数字医院包括医院信息系统、实验室信息管理系统、医学影像信息的存储系统和传输系统、医生工作站 4 个部分，实现病人诊疗信息和行政管理信息的收集、存储、处理、提取及数据交换。医生工作站的核心工作是采集、存储、传输、处理和利用病人健康状况和医疗信息。医生工作站包括门诊和住院诊疗的接诊、检查、诊断、治疗、处方和医疗医嘱、病程记录、会诊、转科、手术、出院、病案生成等全部医疗过程的工作平台。

提升应用包括远程图像传输、海量数据计算处理等技术在数字医院建设过程的应用，以实现医疗服务水平的提升。例如，远程探视，避免探访者与病患的直接接触，杜绝疾病蔓延，缩短恢复进程；远程会诊，支持优势医疗资源共享和跨地域优化配置；自动报警，对病患的生命体征数据进行监控，降低重症护理成本；临床决策系统，协助医生分析详尽的病历，为制定准确有效的治疗方案提供基础；智慧处方，分析患者的过敏和用药史，反映药品产地、批次等信息，有效记录处方变更等信息，为慢性病治疗和保健提供参考。

2. 区域卫生系统

区域卫生系统由区域卫生平台和公共卫生系统两部分组成。区域卫生系统结构示意如图 2-25 所示。

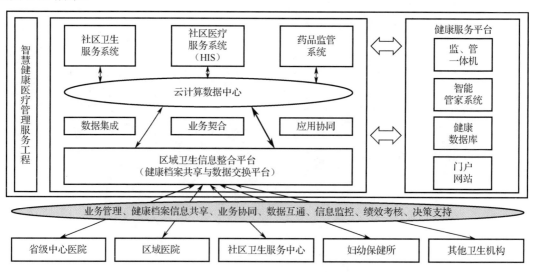

图 2-25　区域卫生系统结构示意图

区域卫生平台包括收集、处理和传输社区、医院、医疗科研机构、卫生监管部门记录的所有信息的区域卫生信息平台，旨在运用尖端的科学和计算机技术，帮助医疗单位及其他有关组织开展疾病危险度的评价，制定以个人为基础的危险因素干预计划，减少医疗费用支出，以及制定预防和控制疾病的发生和发展的电子健康档案。例如，社区医疗服务系统，提供一般疾病的基本治疗、慢性病的社区护理，大病向上转诊，接收恢复转诊的服务；科研机构管理系统对医学院、药品研究所、中医研究院等医疗卫生科研机构的病理研究、药品与设备开发、临床试验等信息进行综合管理。

公共卫生系统由卫生监督管理系统和疫情发布控制系统组成。

3. 家庭健康系统

家庭健康系统是最贴近市民的健康保障，包括针对行动不便无法送往医院进行救治病患的视讯医疗，对慢性病及老幼病患远程的照护，对智障、残疾、传染病等特殊人群的健康监测，还包括自动提示用药时间、服用禁忌、剩余药量等的智能服药系统。

从技术角度分析，智慧医疗方案架构如图 2-26 所示，包括基础环境、基础数据库群、软件基础平台及数据交换平台、综合应用及其服务体系、保障体系 5 个方面。

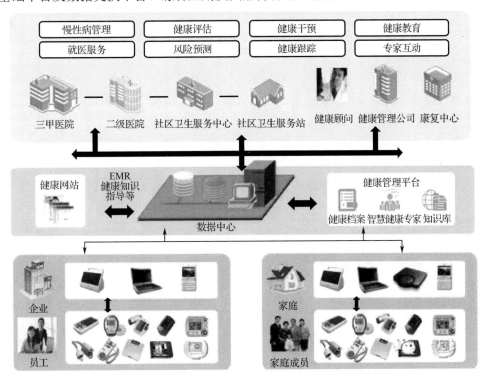

图 2-26 智慧医疗方案架构图

（1）基础环境：通过建设公共卫生专网，实现与政府信息网的互联互通；通过建设卫生数据中心，为卫生基础数据和各种应用系统提供安全保障。

（2）基础数据库群：包括药品目录数据库、居民健康档案数据库、PACS 影像数据库、LIS 检验数据库、医疗人员数据库、医疗设备 6 大卫生领域基础数据库。

（3）软件基础平台及数据交换平台：提供 3 个层面的服务，首先是基础架构服务，提供虚拟优化服务器、存储服务器及网络资源；其次是平台服务，提供优化的中间件，包括应用服务器、数据库服务器、门户服务器等；最后是软件服务，包括应用、流程和信息服务。

（4）综合应用及其服务体系：包括智能医院系统、区域卫生平台和家庭健康系统三大类综合应用。

（5）保障体系：包括安全保障体系、标准规范体系和管理保障体系3个方面。从技术安全、运行安全和管理安全3个方面构建安全防范体系，切实保护基础平台及各个应用系统的可用性、机密性、完整性、抗抵赖性、可审计性和可控性。

（四）智慧医疗的特点

通过无线网络，使用手持 PDA 便捷地联通各种诊疗仪器，使医务人员随时掌握每个病人的病案信息和最新诊疗报告，随时随地、快速地制订诊疗方案；在医院任何一个地方，医护人员都可以登录系统查询医学影像资料和医嘱；患者的转诊信息及病历可以通过医疗联网方式在任意一家医院进行调阅等。随着医疗信息化的快速发展，这样的场景在不久的将来会日渐普及，智慧医疗正日渐走入人们的生活。以医疗信息系统为例，智慧医疗具有以下特点。

（1）互联性

经授权的医生能够随时查阅病人的病历、患病史、治疗措施和保险细则，患者也可以自主选择更换医生或医院。

（2）合作与协同性

把信息仓库变成可分享的记录，整合并共享医疗信息和记录，以期构建一个综合、专业的医疗网络。

（3）预防性

实时感知、处理和分析重大医疗事件，快速、有效地做出响应。

（4）普及性

支持乡镇医院和社区医院无缝地连接到中心医院，以便可以实时地获取专家建议、安排转诊和接受培训。

（5）创新性

提升知识和过程处理能力，进一步推动临床创新和研究。

（6）可靠性

从业医生能搜索、分析和引用大量科学证据来支持诊断。

（7）持续与稳定性

保持系统稳定性良好，以及服务内容的稳定和持续。

二、智慧医疗行业的产业链分析

智慧医疗是为人们健康服务的，是健康管理信息化的基础手段和平台，是健康管理的根本和宗旨。智慧医疗作为新兴起的专有医疗名词，是指利用最先进物联网技术，打造健康档案区域医疗信息平台，实现患者与医务人员、医疗设备之间的互动，逐步达到信息化。简单来说，就是用物联网技术，打造一个存储用户健康档案的医疗信息平台，实现患者与医务人员、医疗机构、医疗设备之间的互动，最终的状态是实现全面实时化、智能化、自动化的动态服务。

（一）涉及领域

从人们健康管理与服务的角度来看，智慧医疗涉及领域宽泛、技术结构复杂、涉及部门全面、产业链较长。从其总体架构可看出其涉及行业领域的广泛性。

（二）产业链组成

1. 医院方

（1）医疗器械设备：目前主要是指智能化的医疗器械设备。

（2）医疗信息化：即医疗服务的数字化、网络化、信息化，是指通过计算机科学和现代网络通信技术及数据库技术，为各医院之间及医院所属各部门之间提供病人信息和管理信息的收集、存储、处理、提取和数据交换功能。

（3）远程医疗：随着移动通信、物联网、云计算、视联网等新技术发展，众多智能产品逐渐面世，远程医疗也处于第二阶段向第三阶段迈进的过渡时期。

2. 患者方

（1）可穿戴设备：可穿戴设备正被用在不同的场景中帮助帕金森病、糖尿病、心脏病、高血压病等疾病患者管理疾病，这项技术降低了住院率和就诊率，是智慧医疗领域的一项重大技术。

（2）移动医疗 App：基于移动终端的医疗类应用软件，主要为患者提供寻医问诊、预约挂号、购买医药产品及查询专业信息等服务。

（3）家庭智能终端：基于不同慢性病人群的不同参数检测与监控终端产品。

（4）医疗服务机器人：基于人工智能，用于医疗机构、家庭的专有健康服务机器人，为智慧医疗和健康养老提供技术支持和服务保障。

3. 第三方：医保控费

医保控费环节相对独立于医院端与患者端。医保控费业务旨在用信息化的手段实现医保支出的智能管控，保证医保基金的合理使用与高效运营。

（三）产业体系架构

智慧医疗产业体系是多领域、多学科、多行业且与信息技术相互融合、相互促进的综合性大产业，其服务范围不仅包括医疗，而且包括预防养生，最终带动并形成庞大的产品体系和市场需求。智慧医疗产业体系具体体现在以下 6 个方面。

（1）家用健康检测、治疗智慧终端爆发式增长。例如，血糖检测因解决了刀片和试纸技术瓶颈后，迅速成为糖尿病人必备的家用检测仪。技术进步已经促成了心电图仪的微型化和低价化，各种产品将在未来几年内迅速占领家用市场，造福广大心血管病人。生命科学和实验仪器领域中全球最大的生产厂家——美国 ABI 公司称，2017 年，便捷的小型智能终端设备数量超过 1 亿台，其中 80%以上用于健康方面。

（2）软件行业智慧健康市场细分。软件行业是智慧健康产业的重要支柱，所有的智能医用传感器、智能远程终端设备、智能远程健康监测管理平台及智慧医疗管理系统都需要软件的支持，智慧健康产业的庞大需求将为软件产业提供广阔的应用空间。

（3）通信传输网络的智慧健康市场细分。随着智能手持终端、4G/5G 通信网和移动互联网的发展，可以将以前无法传送的超大流量信息轻松传递给远程终端。2020 年，超过 50%的手机用户可享受智慧医疗个性化、移动化、远程化的服务，微型的智能胶囊、智能腕带、智能健康检测产品有了便捷、高效的通信网络支持，将会迅速得到广泛应用。各大通信设备制造商、运营商纷纷成立了各自的智慧医疗运营部门，开展了各种解决方案的试运营工作。

（4）芯片制造业的智慧健康市场细分。芯片是集成电路的载体，进入了"次微米"时代的半导体工业突飞猛进。以 0.13 微米芯片为基础的电子产品还没传到消费者手里，最新一代的 90 纳米技术的研究就已经如火如荼了。智慧医疗终端的小型化就是在芯片微型化和高效能的支持下实现的。

（5）液晶显示屏的智慧健康市场细分。液晶显示屏具有零辐射、低功耗、轻薄短小等优点，能让使用者享受最佳的视觉环境。智慧检测治疗终端对心电、脉搏、体温、血压、血氧、血糖、血脂、生物电阻抗等多种生理参数的检测都需要液晶显示技术的支持。智慧健康产业的庞大需求，将有力促进液晶显示屏向更小、更薄、更轻的方向快速发展。

（6）视频技术的智慧健康市场细分。一颗小小的智能胶囊从口腔吞服，借助消化系统的自然蠕动，隐藏在胶囊里的微型摄像头可以在病人毫无痛苦的情况下将整个消化系统的全部器官状况提供给医生。仅这一项技术就可以将现在令受检者痛苦不堪的胃镜、肠镜成为历史，而不断创新的视频技术将使远程诊断、远程手术成为常规手段，医疗专家再也不用千里迢迢地出诊，坐在家里就可以同时遥控、指挥若干台手术，宝贵的医疗人才资源可以达到效益最大化。

（四）产品形态类别

从移动医疗市场应用的角度来看，目前，国内移动医疗产品可划分为以下 7 个类别。

（1）医生工具。通常包括患者病历管理、药品信息、临床指南、前沿的医学资讯等，能够给医生的日常工作带来帮助。

（2）自诊问诊平台。包括患者自诊或预诊平台、医患沟通平台、患者互助平台、签约私人医生等，在日常生活中给公众获取医疗信息和诊疗带来便利。

（3）单科领域。关注某类疾病或某个单科领域，根据疾病的特点，借助移动互联网将慢性病的管理提供给患者。目前，常见的单科领域包括牙科、心血管、糖尿病、呼吸疾病、皮肤疾病、孕期等。

（4）硬件结合。用户通常需要购买专用的硬件，测量的生理信息通过 App 自动记录下来，目前主要有血压、血糖、心率、体温、尿液信息等指标。除此之外，还有一些移动监护仪和远程胎儿监护等设备，也能够通过 App 将信息及时发送给患者和家人。此类产品一般是医疗器械公司在移动医疗领域的尝试，或者是可穿戴硬件公司针对特定用户需求的开发。

（5）医联平台。主要由第三方供应商或 HIS 厂商开发，或由政府、医疗机构委托开发，通常包含挂号、预约、查看医院内信息、查看化验单等功能。目前，此类平台呈现与微信、支付宝等结合的趋势。

（6）医药电商平台。提供完善的药品信息、药品使用说明、病症查询，并且能够基于用户的地理位置推荐药品购买服务，也包括目前国内最大的几家电商平台。未来牌照开放后若可以实现处方药网上销售，其市场规模将迎来"井喷"。

（7）医疗新媒体。除了针对医疗机构和企业的服务外，通过传递医疗资讯，进行患者健康教育，同时可以连接医生、制药企业和患者，并可以建立社区，为患者服务，采用移动互联网的微博、微信等通用平台架构。所以从广义上来说，医疗新媒体也属于移动医疗的范畴。

移动医疗行业从市场应用角度来看，还是属于专业技术性较强、市场相对比较窄的慢热型行业，大多数人不甚了解或介入不深，产品推广和销售难度较大，需要不断创新并涌现出新的商业模式。

三、智慧医疗的商业模式

中国人口老年化最严重的一批人是 60 后和 70 后，也是老龄化人口的高峰期。以人均年龄 75 岁算，未来 10～20 年，是老年人口高增长的时期。因此，老年人服务业的需求也会逐步加大，最具持续性的可穿戴医疗设备、家庭智能终端设备，以及医疗服务型机器人将成为一种时尚和未来的主流，不仅能实时监控老人及孩子，反映其健康状况的体征数据，为居家养老基本国策和"2 个孩子供养 4 个老人"提供了科学、有效、便捷的方法，而且为二胎政策关注幼儿健康提供了良好途径。一般情况下，这些数据需具备专业化水平的人员才能解读，且数据采集与传输过程的数据安全问题尤为突出，仍需引起业内外各类人员的高度重视。因为，数据安全不仅仅是经济问题，在慢性病诊疗与管理的过程中，数据出现差错有可能伤及生命。2003 年，科学家完成了人类基因组图谱，医疗科技创新与进步又产生了巨大推动力，围绕着人类基因组图谱展开的病理研究成果日新月异，形成了各种不同类别的新型医疗健康模式和工具，改变了人们传统的监测、看病、保健方式，并逐步形成一条新的产业链。从看病、就医、恢复到预防，一大批企业在医疗产业链的各个节点上切入，开辟了不同以往的新型市场模式和竞争方式。

根据前面描述智慧医疗体系架构和产业链中的相关内容，可以清楚地看出，围绕着产品技术、服务内容、服务对象、市场规模等要素形成了相应的商业模式。再围绕着健康大数据衍生出了更多新的商业模式。例如，可以为用户提供个性化的远程服务、为相关企业投放精准的广告投放、为临床外包的医疗机构提供研发服务、为医院提供自动就诊的服务、为相关的医务人员提供具有针对性的再教育服务、为保险公司提供重要的大数据服务，并可以成为保险公司绑定的合作伙伴，更可以加强与体检保健机构进行紧密的合作。

以上各种相关服务内容，都是在可穿戴医疗设备产生的健康大数据背景下的有偿服务商业模式，也是大健康产业最大的亮点。

（一）智慧医疗商业模式类型

信息技术在医疗领域产生的概念非常多，如远程医疗、移动医疗、互联网医疗、数字医疗等，这些概念交叉重合，体现了跨行业、领域的产业协同与融合。同时，围绕着智慧医疗服务也诞生出不同以往的新型商业模式。

1. 远程医疗模式

远程医疗是一种医疗行为，其范围比较窄，必须由医疗机构和具有医疗资质的人员提

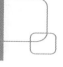
供。远程医疗有两种模式，一种是 B2B，即机构对机构，两个不同的医疗机构之间的合作；另一种是 B2C，即直接对医疗机构以外的患者提供医疗服务。

2. 移动医疗模式

美国认为"移动设备提供了不可思议的低成本和实时方式的医疗服务，用于评估疾病、运动、影像、行为、社会交往、环境毒素、代谢产物和一系列生理变量"。移动医疗模式是较为有效、性价比高的服务模式。国内的移动医疗是在 2011 年开始的，具体事件为 2011 年 3 月，好大夫发布其 App；2011 年 11 月，春雨掌上医生上线；2011 年 12 月，丁香园健康互联频道开始发布相应的专题文章；2012 年上半年，一大批移动医疗初创企业的产品开始上线；2012 年下半年，针对单科领域的移动医疗产品开始逐渐出现；2013 年，该领域开始成为投资热点，各种会议和学术探讨非常频繁；2014 年，开始不断有重量级的企业出现，并进入移动医疗领域。

本书介绍的智慧医疗主要针对移动医疗模式。

3. 互联网医疗模式

互联网医疗模式包括以互联网为载体和技术手段的健康教育、医疗信息查询、电子健康档案、疾病风险评估、在线疾病咨询、电子处方、远程会诊、远程治疗和康复等多种形式的健康管家服务。

4. 数字医疗模式

数字医疗把现代计算机技术、信息技术应用于医疗领域。数字医疗设备的出现大大丰富了医学信息的内涵和容量。从一维信息的可视化，如心电（ECG）和脑电（EEG）等重要的电生理信息，到二维信息，如 CT、MRI、彩超、数字 X 线机（DR）等医学影像信息，进而到三维可视化，甚至可以获得四维信息，如实时动态显示的三维心脏。这些信息丰富了医疗诊断技术，使医学进入了一个全新的、可视化的信息时代。

5. 医疗健康平台服务模式

谷歌在健身和营养方面发布了健康追踪应用开发平台，为第三方健康追踪应用提供追寻数据、存储数据的 API。使用时需要登录谷歌账户，之后会同步运动数据。从功能上来说，主要记录运动状态，包括记步、跑步、骑自行车 3 种状态。在使用时无须设置，也无须特意开启，它可在后台进行记录，并且会将运动记录自动分类。

苹果于 2014 年 6 月份推出 HealthKit，侧重在医院和研究团体中建立新兴伙伴关系。2015 年 3 月，推出医疗健康服务开放式平台，该平台可协助研究人员和医疗人员通过智能手机 iPhone 收集与整理病人的医疗数据，应用于乳腺癌、糖尿病、帕金森综合征（也称帕金森病）、心血管疾病和哮喘病等。

高通于 2011 年底投资 1 亿美元成立高通生命公司，旗下设有生命基金会与咨询委员会，以 1000 万美元赞助医疗电子创新竞赛，收集医界、学界及制造商各方建议。2014 年 11 月，高通宣布成立移动健康创新中心，首先开展针对中国数字健康政策、法律、标准、项目研究，计划针对慢性病管理进行移动健康项目开发测试。

英特尔利用芯片开发与生产优势，与 IBM、飞利浦发起健康联盟，并与 GE 合资 2.5 亿美元投入居家与远程照护等技术研发，希望用大数据来解决医疗难题，并占有其销售通路资源和芯片应用领域。

6. 面向消费者的硬件销售模式

目前，市场上有一大批监测心率、饮食、运动、睡眠等生理参数的可穿戴设备产品，主要商业模式均为单一硬件系统销售。

ZEO 是一家提供移动睡眠监测和睡眠指导的公司，其产品是腕带和头贴，可通过蓝牙与手机或终端设备相连，记录睡眠周期并给予评分。用户可通过分值与同年龄组的平均值对比，量化从而了解睡眠状况。也可提供个性化的睡眠指导，通过测试找出睡眠不好的可能问题。ZEO 的产品在美国商店都能买到，其后续收入有推荐产品和药品佣金。

九安医疗的 iHealth 系列产品包括血压计、血糖仪、体重脂肪秤、运动记录仪、血氧仪等多款家用和心电仪等专业移动医疗设备。可在微信中查看、分享运动数据，运动数据可转换成社交语言，并通过使用场景传播出去与他人进行分享和交流。

东芝的可穿戴生物传感器能够检测出人体的心电图、脉搏波、肢体运动、皮肤温度等，支持 IPX5/IPX7 标准的防水特性。其目标客户大多数为高校、科研机构和企业，主要用于测试或科学研究。

上述企业的硬件优势较为明显，但仅停留在消费类电子和医疗器械之间的产品硬件销售模式上，不足使其以长期占据市场有利位置，只有在渠道上和专业化服务上获得先发优势才能占领市场制高点。如果手机行业巨头带着自己打造的平台参与市场竞争，这对仅靠硬件为主的企业是强大的打击。因为可穿戴设备许多功能已成为智能手机的标配，而智能手机系统平台能够给消费者提供更便捷的体验。

7. 自查问诊模式

目前，依靠用户健康自查和问诊的应用模式还看不到好的盈利点。这是因为医生必须依靠专业的检测和准确的量化数据支持才能对患者进行诊断。而市场上提供的大都是非专业化的技术产品，缺乏医学数据评测模型或数据综合判断标准。医生很难把检测到的数据分析结果，与患者病理或病情状态联系起来，加以判断得出诊断结论。因此，除了预约挂号外，其他产品功能缺乏足够的实用性。

对于目前网上诊断能否代替医生问诊，答案是否定的。医生问诊必须当面观察病人的病情，还需要详细询问病症发展过程、病史、疾病家族史、用药等情况，再配合现代医疗器械的检查来进行诊断，结合长期积累的经验分析判断，给出治疗方案。网络只是根据检查数据和指标来判断几个基本的指标是否超标，而无法面察亲观患者病状，只能做咨询而不能做诊断。

8. 大数据服务模式

百度侧重获得数据，为人工智能的大数据计算提供支持，也是一种面向特殊对象服务的商业模式。例如，百度成立移动医疗事业部（大数据和新业务都有这个方向，但侧重点不同），开发百度医生 App（提供找医生、约医生、评医生的服务闭环）、dulife（现在更多跟手环合作，医疗健康的部分已转交给大数据）、百度医疗大脑、战略投资医护网，以及建立同 301 医院的合作等，帮助医院搭建移动医疗服务体系。从医药电商切入市场，先后投资了寻医问药网、U 医 U 药、华康全景网等医疗平台。腾讯投资丁香园，收购挂号网，上线微医疗支持微信挂号，利用通信社交领域的优势，建立病患与医生之间的连接，从流量入口切入市场。

9. 其他模式

除上述模式之外，市场中还呈现出一些其他的服务模式，典型案例如下。

杏树林主要服务医生群体，收集病例、医学文献和医学资料，向医生提供行医工具，产品主要有"病历夹"，帮助医生在临床用智能手机记录、管理和查找病历资料；"医口袋"资料库，包括临床指南、药典、检验手册、医学量表、计算器等临床常用资料；"医学文献"，用以汇总国内外医学期刊等。

丁香园核心商业模式为药品数据技术服务。已经积累 400 余万注册会员，其中，执业医生达 200 万，在中国 269 万的医生总量中占比 77%。在丁香园上，医生可以获得大量医疗数据及技术服务，为医生自由执业培训提供平台服务。医生和患者之间有线下互动、线上流程管理。

挂号网获得腾讯领投超过 1 亿美元融资，也逐步向线下延伸。将开放标准的医生接入口，让医生一点接入即可创建自己的品牌传播及患者服务平台。

Epocrates 为医生提供手机上的临床信息参考，向药企收费，主打药品和临床治疗数据库，以及电子病历管理服务。

ZocDoc 根据地理位置、保险状态及医生专业为患者推荐医生，并可在平台上直接完成预约。采取对患者免费，向医生收费的商业模式。病人可选择和预约医生。医生得到更多病人，尤其是保险覆盖的病人，就意味着得到更多收入。每个月医生使用 ZocDoc 平台需要支付 250 美金，该平台将逐步向医疗保险公司收费。

WellDoc 糖尿病管理平台向医疗保险公司收费。专注于慢性病管理，其主打产品是手机+云端的糖尿病管理平台。患者可以用手机方便地记录和存储血糖数据。云端的算法能够基于血糖数据为患者提供个性化的反馈，及时提醒医生和护士。

（二）商业模式当前存在的主要矛盾和问题

1. 人才缺乏

移动医疗创业短板不在于找不到 IT 精英或医疗行业专家，而是找不到能够进行跨界翻译、对接、转换并最终进行高效实现的人才。一方面，国内很多医生没有在心理上接受移动医疗。医生们长期的生活习惯不容易改变和颠覆。患者相信移动医疗将对便利性、成本和医疗质量产生积极影响，将移动医疗视为加强对自身健康状况控制的方式之一，而医生则对这种失去对患者控制的状况表现出抵触。因此，医生的习惯是制约移动医疗发展的一个瓶颈。另一方面，移动医疗的专业门槛高。我国医生行业压力大、医疗资源分布不均、行业限制多，导致能够发展起来的移动医疗领域的医生少之又少，专业的移动医疗领域人才成为移动医疗的急需人才。

2. 行业壁垒、门槛过高，监管风险较大

医疗一直是国家重点监管行业，企业进入医疗领域尤其是新兴医疗领域的政策与监管风险较大。而很多移动医疗的应用是让患者自己诊断疾病，存在着相当大的风险，一旦误诊，后果极为严重。因此，国家势必会加强对移动医疗的管理力度。在政策和监管尚未完善的阶段，确定医生和机构是否具有资质是一大问题，网站、App 是否有行医资格需要相关部门证实。与此同时，对于虚拟世界中的医疗责任的鉴定更是一大难题。

3. 现有的模式不能解决医疗的根本问题

目前，移动医疗给医院带来的影响和改变主要集中在对挂号和支付流程的改善上，这些功能的确帮助病人缩减了诊疗时间和烦琐的流程，但并没有解决医疗中的根本问题。因为患者在节省了挂号和付款的时间和流程以后，却无法实现马上见到医生进行诊疗的目的，患者还是要等医生，以前是排队在等，现在是在外面坐着玩手机等。目前，最关键的是要抓住医生的实际需求，对于不同的医生应该解决其不同的需求，还要确保该解决方案足够简单，能够轻松整合到当前的基础设施中，技术和医疗保健人才必须强强结合。

4. 创业公司无法获得足够的收入

在我国，由于地域辽阔、医疗资源分布不均，一些偏僻地区的医疗覆盖能力严重不足，传统的"医疗下乡"仅仅是杯水车薪，无法解决根本问题，而随着超高数据传输速度的 5G 网络在全国范围的普及，移动医疗能够很好地解决这一难题。这是一个让很多公司"垂涎已久"的市场，但现今为止基本就是"烧钱"。现在企业在移动医疗产业链的各个点上切入，但切入后如何获得足够的营收是个大问题。应关注医药厂商、民营医院、商业保险、政府采购、企业雇主这 5 个收费来源，同时，营收模式应基于服务而非传统的付费下载。此外，医疗应与保险相结合。保险作为支付方在欧美是医疗健康产业链上的重要一环，甚至能够影响药品和服务定价。目前，中国尚未纳入医保的项目需要使用者自己付费，保险公司的参与力度较小，大部分公司会通过制药企业将流量变现。在消费者和医生看来，成功并非通过简单的技术创新就可以实现，关键在于创建让用户满意的商业模式。因为，只有用户满意了才会自动付费使用，而这恰恰是国内面临的一个比技术更关键的难题。

（三）移动医疗未来的发展方向

价格永远不是最核心的问题，必须要发现市场的消费主体和消费需求的变化，满足需要解决的问题，产品就有机会。从商业模式上来讲，由于政策限制，短期做移动医疗就是"烧钱"，投资者必须要非常有耐性，并非投资 2～3 年就能赚钱退出。从趋势来看，医疗与互联网，特别是与移动互联网的结合机会巨大。由于二者在天然属性上比较接近，因此较为容易切入。无论是对针对老人、小孩，还是患有慢性病或重大疾病的患者，都有对健康管理的需求，实时监控和预警对于其疾病的控制有非常大的作用。

1. 数据密度决定价值

移动医疗硬件的价值不再由硬件成本本身来决定，而是由每天产生的数据量、数据的流动性能力，以及通过数据的对比分析得出的价值来决定。硬件将只扮演一个数据采集工具的角色，可以将其当作一个数据源。"硬件+数据传输+数据分析+数据反馈"形成一个完整的服务平台，从整个平台来讲，它的价值与数据源的数量成正比关系。

2. 移动医疗产品的大数据发展方向

（1）若进行精准营销，存在用户是否愿意将私人数据进行分享的问题。未取得用户同意分享私人数据存在一定的法律争议，而匿名化的集合性数据又无法实现广告的精准投放，对于制药企业和医疗机构来说其价值不大。

（2）尽管大数据是一个未来发展的趋势，但利用大数据挣钱也不容易，关键需要数据足够精准、数据量足够大，尽管医生和制药厂家希望拿到这些数据，但从用户接受度方面还需要进一步考虑。一旦开始广泛使用能够追踪心率和日常锻炼数据的设备，就成为移动医疗领域的新机遇。

四、商业模式的创新需求

在未来，移动医疗设备无法和大数据脱离，单纯的硬件设备和建立在设备上的模式化数据分析既没有解决问题，又增加了成本。用户不再看重设备的计算能力，而是更重视设备的外观（个性化品味的展现）、轻薄程度，以及数据采集对正常生活的无妨碍性，这些决定了数据采集的密度。只有足够的数据密度，才能让设备体现出价值。而对于厂商来说，要从根本抛弃硬件时代的盈利模式。硬件销售将不再是盈利的唯一来源，如何让用户认可服务、持续提供数据，并根据用户数据给出个性化的改善建议，以吸引用户持续付费才能持续产生利益。

在新的商业模式里，硬件和服务都要具备快速迭代的能力，硬件将更舒适、更方便、更小型化、更无感化，同时集成更多的传感器，数据来源将越来越丰富。而数据分析服务将利用更多种类的数据来进行交叉分析，无须用户干预，而通过数据智能化学习就能把个人一天重要的生理活动描绘出来，通过数据把行为量化，也可以让平台提供优化用户生活规律的个性化方案。当用户接受并依赖它时，持续为服务付费将成为收入的主流。用全新的分析方式去看数据，不再对单一数据进行解读，而是对连续数据的波动性规律进行分析并寻找异常。例如，进行慢性病监护时，在开始的阶段必须和医生密切合作，由设备提供信息。对于慢性病管理、病后康复也要和医疗专业人员相结合，不在于精度达到医疗级，但对一致性和稳定性有一定要求。将移动医疗产品采集的作为一个参考，再结合传统数据的积累进行"智能分析"。在连续数据的分析模型下，分析的基础不再是单点的体征值而是体征值的变化规律，对精度的需求就没有那么强烈。通过可穿戴移动医疗设备结合大数据的分析模型，我们就有机会在形成病症之前发现体征值规律的异常并及时介入调整，避免疾病的形成。

第三章 核心技术及基础产品

智慧医疗涉及的技术较为广泛，尤其是各种新技术领域，信息技术相关产品几乎都可使用。毫不夸张地讲，凡是工业控制领域相关技术与产品，都能用于智慧医疗之中。其产业链相对较长，围绕着智慧医疗相关数据采集、传输、处理的技术内容就是一个庞大的系统体系，数据分析与算法需要持续地研究与迭代开发，而且是永无止境的。此外，数据是通过平台架构和相应服务模式来运行的，平台架构具有强大的功能，可承载各种不同功能的高技术产品，来支撑和满足服务对象和必需的服务内容。在智慧医疗过程中，数据是核心，围绕数据分析应用所采用的技术就是核心技术。获取人体生理参数指标需要通过数据采集技术和设备手段来实现，但是分析这些数据或者建立数据分析模型，形成健康大数据是智慧医疗的最大难点。由此可见，健康大数据获得难，分析应用更难。

从前面的章节中可以清晰地看出，智慧医疗是综合应用医疗物联网、数据融合传输交换、云计算、城域网等技术，通过信息技术将医疗基础设施与IT基础设施进行融合，实现医疗服务最优化的医疗体系。其作为生命科学和信息技术的交叉学科，与信息技术形成了高度融合及创新发展，为用户提供了医疗健康互动服务保障，逐渐成为未来生活必不可少的一部分。因此，以信息技术为代表的相关技术在智慧医疗中的作用至关重要，其中核心技术尤为关键。

综合上述问题，本章重点介绍智慧医疗涉及的几个方向性的共性基础技术和主要相关产品，由于不同系统采用的技术和相关产品不同，市场中各种产品的技术标准等也不尽相同，难以统一做出规定或指定应用。另外，对于其应用软件等具体技术与各类不同型号与规格产品等，本章不做重点介绍。

第一节 医疗物联网技术

物联网技术开启了万物互联的新时代，给各行各业带来了"新技术革命"，是继互联网之后又一轮的信息产业发展浪潮，其应用规模与水平不断提升，在城市安防、医疗健康、安全生产、能源管理、物流追溯、智能交通、车联网等领域已形成了一批成熟的运营服务平台和商业模式，部分应用达到了千万级用户规模。据预测，至2020年年底，全球联网设备数量将达到260亿，市场规模将超过1.9万亿美元。在我国，已有420多个行业应用的示范工程项目，智慧城市的不断推进给物联网技术及相关产品提供了充分的想象空间。

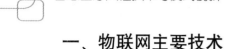
一、物联网主要技术

物联网是任何人、任何物体、任何时间、任何地点、任何服务和任何网络之间的链接所形成的网络，是多种技术集成应用的"互联网"。

1. 射频识别（RFID）技术

RFID 是一种针对物品或对象的使用非接触式读写设备的自动识别技术，一般包含 3 个部分。一是附加到资产或物品的 RFID 标签，该标签包含有关该资产或物品的信息，并且还可能包含传感器。二是与 RFID 标签通信的 RFID 读取器。三是将 RFID 读取器连接到集中式数据库的后端系统。集中式数据库包含每个 RFID 标签项目的附加信息（如价格）。一般来说，RFID 系统由一个或多个读取器和几个 RFID 标签组成。RFID 标签与阅读器之间的通信采用电磁感应方式，因此不需要直接接触。

2. 传感器网络技术

无线传感器网络（WSN）是物联网的核心，具有可扩展性、可动态重新配置、可靠性高、尺寸小、成本低、能耗低等特点。可与 RFID 系统配合，更好地跟踪物品状态（如位置、温度、位移等）。

3. 无线通信技术

可包含许多电子设备、移动设备和工业设备。虽然不同的物品有不同的通信网络，其数据处理能力、数据存储能力和数据传输能力也各不相同，但都可通过网络和通信技术将其 RFID 标签中存储的信息自动发送到中央信息系统，无线通信技术是 IoT 的核心技术。几种常见的通信协议和标准包括 RFID（如 ISO 180006CEPC class1Gen2）、NFC、IEEE 802.11（WLAN，无线局域网）、IEEE 802.15.4（ZigBee）、IEEE 802.15.1（Bluetooth，蓝牙）、Multihop Wireless Sensor/Mesh Networks、IETF 低功率无线个人区域网络（6LoWPAN）、NB-IoT（窄带物联网）、Zwave、CoAP、可扩展通信和表示协议（XMPP）、遥测传输协议（MQTT）、机器到机器（M2M），以及 IPv4、IPv6 等传统 IP 技术。

4. 大数据、云计算技术

从传感器收集的数据采样量将会非常多且复杂，难以使用传统的数据管理系统来管理和处理这些数据，因此，后端采用大数据技术的系统，可用于存储和处理从传感器获取的大量监控数据。后端平台可以运用云计算设施或传统数据中心，用于永久数据存储，最终用户可以通过互联网访问、添加或检索信息。

由于云服务器与终端用户之间相距较远，而当传输距离超过一定数值时，不仅会占用大量网络带宽，更会使传输时延增大，因此，应用于医疗大数据场景的云计算经常存在业务处理时延较高的情况。针对这一问题，私有云计算技术的概念被提出。私有云是云和终端设备之间的中间计算层，通过为物联网领域的新兴需求提供额外的服务来弥补云计算的劣势，私有云计算架构极大地降低了存储需求，最终降低了存储和维护成本，解决了一切都上云端的单一模式，提高了云处理能力。

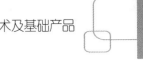

二、医疗物联网的基本架构

医疗物联网是物联网技术在医疗行业的应用，主要服务于医疗卫生领域。通过全过程标准化流程，实现医疗对象自动化、可视化、数字化管理，全面提高医疗安全性和服务质量。即在标准和交互通信协议的基础上，通过利用射频识别技术、传感器技术及定位技术等，结合先进的通信网络设备、移动终端设备等对医疗对象（包括医疗信息、医疗设备、医护人员等）进行处理和交互管理，并将原始数据转化为不同对象间简单、易共享、可交互的信息。

1. 医疗物联网核心理念

医疗物联网核心理念包含以下 3 个方面。一是"物"，泛指医疗对象，包括病人、医生、护士、医疗器械、医疗成本及医疗信息等。二是"联"，是指流程交互引擎，包括医疗信息集成平台、中间件、传感器、自动化工作流引擎、管理和监控平台及信息处理平台等硬件连接。三是"网"，是指标准化医疗流程，包括护理流程、检验流程、诊断流程、追溯流程，以及质控和管理流程等。

2. 结构层级划分

从总体上来看，医疗物联网结构可分为感知层、网络层、平台层和应用层 4 个层级。医疗物联网结构层级示意如图 3-1 所示。

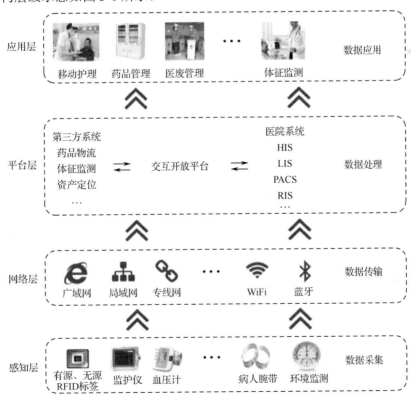

图 3-1 医疗物联网结构层级示意图

（1）感知层

感知层利用各种各样的感知设备、信息采集设备来采集对象的数据，同时利用呼吸传感器、心电监护传感器等各种生理信号采集器及二维码、摄像头、RFID 等信息采集器完成对各种医疗信息的有效采集。

感知层一般分为 2 个子层，即数据采集层和数据接入层。数据采集层用于识别、感知和获取医院网络中的各个节点，包括医护人员的身份信息；就诊者的身份信息和相应的用药信息；药品、医疗设备和医疗废物等医疗物资的基本信息和位置信息；住院病人的生命体征信息和位置信息；医院周边的环境信息等。数据接入层是将从数据采集层获取的数据接入骨干网，数据接入层有各种接入方式，如移动网络、无线网络、固定网络、有线电视网络等。其中，移动网络因具有覆盖范围广、施工成本低、安装方便、移动性好等特点，将成为主要网络传输方式。但也要根据具体情况确定。例如，门诊管理系统和医疗技术管理系统等常应用在固定位置或设备上，更适合采用固定网络接入方式；住院治疗系统则更适合移动网络或无线网络接入方式。

（2）网络层

在医疗物联网之中，有线网和无线网都发挥了相当重要的作用。其中采用的无线网技术主要有无线局域网、蓝牙、多频码分多路访问和通用分组无线服务等。网络层中所利用到的有线网络技术则主要有计算机专网、有线电视网络、电信通信网络等，所使用的网络结构则主要是 6LoWPAN 传感子网+IP 网等。网络层一般也分为 2 个子层，即网络传输平台和应用平台。网络传输平台是医院网络的骨干平台，一般采用以太网、机器到机器通信（M2M）、移动通信等技术，可实时、无障碍、高可靠性地传输由感知层获取的信息。应用平台可实现各种数据的整合，并以此为基础构建一个服务平台，为应用层的各种服务提供开放的接口，用于第三方的接入并在这个平台上开发各种应用，供医护工作者及患者等相关人员使用。

（3）平台层

平台层在整个架构中起到了承上启下的作用。一方面，接收通过网络层传输过来的感知层数据并处理。另一方面，需要对接医院系统和第三方系统，如 HIS、LIS 及各类应用场景系统。平台层实现了各系统间的数据共享和交互，并为未来新增系统接入做好了铺垫，使系统架构具备极强的延展性。

（4）应用层

应用层是医疗物联网价值的集中体现，可分为 2 个子层和 3 个应用方面。

2 个子层即医院信息化应用层和管理决策应用层。医院信息化应用层是第一层，其中包括医院管理、门诊管理、医疗技术（如检查、放射学、病理分析、物理治疗等）管理、药物管理、设备和材料管理、医疗管理和财务管理等信息化管理。更高一级的应用层是管理决策应用层，包括疾病分析（如发病时间、各种疾病的地理分布和治疗费用）、患者分析（如区域分布、年龄分布、免费医疗服务比例和患者访问时间）、临床分析（如门诊访问、每次访问医院访问量）、药物分析（如数量、各种药物的用量和利润）、部门分析（如不同时期各部门诊断和治疗费用）等。

3 个应用方面包括构建出集诊疗、管理、决策为一体的综合应用服务；结合医疗应用场景定制场景解决方案，解决特定需求；构建区域化平台。对于医院来说，应用层往往与医疗流程紧密配合，根据应用场景的不同特性，可以分为两大属性：医疗服务需求和成本控制需求。

三、私有云与医疗物联网

私有云存储技术解决了云计算和主机计算模型难以解决的问题，如延迟要求严格、网络带宽有一定限制、设备资源受限、须物理系统接入、不间断服务间歇性连接到云端、受到信息安全方面的挑战、大量设备须保持安全凭证和软件更新、在不中断的情况下解决安全漏洞等诸多问题。而医疗物联网还要克服更多障碍。例如，分析越来越复杂的医疗大数据对云服务器上的数据存储需求不断增加；数据传输时安全和隐私问题；不间断地进行数据收集和传输不仅价格昂贵，而且极度消耗能源；直接从云服务器上操作和维护传感器非常困难。私有云将计算、控制、存储和网络功能分配到更接近终端用户设备一侧，降低了所有的难度与风险。

四、医疗物联网的发展方向和面临的挑战

医疗物联网将成为仅次于工业物联网的第二大应用领域。2017年，医疗设备和系统软件占据医疗物联网市场规模的61%；到2022年，这一比例将提升到64%，全球医疗物联网市场规模将突破1580亿美元，亚太地区的医疗物联网市场规模将超过北美地区的医疗物联网市场规模，成为全球最大的医疗物联网市场。2017—2022年的年均复合增长率高达30.9%。

就医疗领域而言，物联网具有非常良好的应用前景，一直备受欧盟、美国、日本、韩国等世界发达国家和地区的关注。我国计划到2020年年底，在医疗领域组织实施重大应用示范工程，用以推进物联网集成创新和规模化应用，并支持物联网与医疗领域深度融合，包括推动物联网、大数据、雾计算等技术与现代医疗管理服务结合；开展物联网在药品流通和使用、病患看护、电子病历管理、远程诊断、远程医学教育、远程手术指导、电子健康档案等环节的应用示范；积极推广社区医疗+三甲医院的分级诊疗模式；利用物联网技术实现对问题药品的快速跟踪和定位、医疗废物的追溯，以降低监管成本；建立临床数据中心，开展基于物联网和大数据的精准医疗应用；对于居家养老开展智能可穿戴设备远程健康管理、老人看护等健康服务应用，推动健康大数据创新应用和服务发展。但其中依旧面临如下几个主要的挑战：传感器产业的基础能力薄弱；缺乏大规模示范应用；医疗物联网平台发展处于初期，其生态的操作系统环节基础薄弱，尤其是在远程慢性病管理、病理大数据模型创新、人工智能技术运用等新技术的应用方面。

第二节　移动通信（5G）及网络技术

从电报、电话到手机，从第一代移动通信技术到第五代移动通信技术，通信技术为人类和社会带来了无尽的便利和福祉。目前，我国正在加速推进第五代移动通信技术（5G）阶段。截至2019年年底，我国基站总数超过841万个，其中4G基站数量约为544万个，占比64.7%。2019年，在4G的带动下，移动互联网接入流量消费达1220亿GB，比上年增长

71.6%。全年月户均移动互联网接入流量达到 7.82GB，是 2018 年的 1.69 倍。其中，通过手机上网的流量达到 1210 亿 GB，同比增长 72.4%，占总流量的比重达到 99.2%，成为移动互联网流量高速增长的主因。

与 4G 相比，5G 的通信速率得到明显提高，其峰值速率甚至可以达到 10Gb/s，具有安全性、可靠性灵活性、覆盖性等更大优势，同时时延问题也得到有效解决。5G 的可确定联网设备扩大到 4G 网络的 100 倍以上，而消耗能源更少。5G 网络用户速率大幅提高，具有较强的吞吐量，完全可满足医疗行业特殊的技术需求。

一、5G 关键技术、特征及发展趋势

5G 具有速度快、网络稳定等特点，很快便会取代 4G。5G 主要为用户服务，因此，它应该首先考虑网络的覆盖率、强化移动设备的连接功能。对于 5G 来说，它主要以速度快、范围广、连接不受限制为主，使用用户可随时随地上网，为用户提供了极大的便利。另外，4G 网络虽然快速且传输效率高，但它受到高消耗的制约。因此，其研发主要针对低消耗进行，不断优化移动通信网络。5G 网络的发展将更加符合任何可以上网设备的需求，且耗电量相对较低。当需求增加时，4G 网络会降低传输效率，其传输效率根据设备而定，是一种不平等的分配。而 5G 网络能够解决上述问题，不会因人数增多、流量需求增大而导致网络不畅。在开发上，将无线移动通信频率段扩展到高频段，可以通过光载无线组网、有线和无线融合技术，解决高频段无线电波穿透能力对通信系统限制的问题。此外，5G 网络还携带了"软"配置，减少了系统运行所需能源，降低了系统运行能耗，将网络运营成本降到最低，可以提高运营商在行业内的竞争实力。

（一）5G 关键技术

1. 多载波技术

5G 传输数据的速度非常快，其理论传输速率为 1.25GB/s。现如今，我国移动通信网络中的正交频分复用技术（OFDM）具有非常明显的使用优势，主要体现在抗多径衰落及频谱效率等方面。但是对于大范围的宽带频谱应用能力却存在着很大的欠缺。而多载波技术便可以很好地解决这个问题，这种技术主要是通过发送端对滤波器组实施调制来实现的，而接收端通过对滤波器进行分析来调制多载波。多载波技术在使用过程中，具有非常明显的优势。例如，实现了子载波的单独处理且不用再进行固定的正交，同时还可以对子载波之间的互相干扰进行有效的控制，从而大大减少了干扰现象的发生。因此，在 5G 对多载波方案实现的过程中，这种技术起到了十分重要的作用。

2. 大规模多入多出（MIMO）技术

将多天线技术充分应用到无线通信系统的建设当中，可以很好地对传输速度及频谱效率进行有效的提升，且还能使其应用更加安全可靠。MIMO 技术的使用可以明显增加信道的容量，随着天线容量的增加，总系统的容量也会得到明显的增加。将 MIMO 技术充分应用到通信网络基站当中，可以实现对天线的大量设置。而且这种技术还可以对空间分辨率进行明

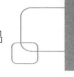

显的提升，并且还能减少外界的干扰。

3. 全双工技术

全双工技术是在同一频率下进行的双向通信技术，其全称为全双工的移动通信技术。在移动通信技术领域中，网络接收站与网络终端都有发射和接收的自干扰发射器，且按照固定模式进行工作，然而，从真正意义上来说，目前的技术还无法实现在同一频率下的双向通信。在技术和理论上，通信频率的效率可以通过全双工技术来提升，与此同时，在传输实施数据的和使用频谱方面将会变得更加灵活。但由于现有设备的限制和不完善的信号处理技术，全双工技术还无法得到充分的发展。在未来，同频率的全双工技术必定会在 5G 中占据着重要的地位，同时全双工技术的开发和使用也能够得到全方位发展。

4. 自组织网络技术

自组织网络技术即网络智能化技术，应用自组织网络技术，来增加网络的自组织能力，包括自配置、自优化和自愈合等能力，保证网络能够自动进行网络规划、维护、部署、优化与排除故障等，节约了人力资源的投入，减少了成本。自组织网络技术的应用调整了现有移动网络的人工网络部署和运维工作模式，减少了资源的浪费。对于 5G 来说，其应用了大量的无线传输技术及无线网络结构，使得网络自主方式在实际应用上具有更高的复杂度。自组织网络技术已经成为移动通信网络建设的关键技术，实现网络深度智能化是保障 5G 移动通信网络性能的关键，在整个系统建设中具有重要地位。

5. 超密集异构网络技术

5G 系统会促进现有网络技术更新及网络业务的优化，这样就决定了其具有多种无线接入方式并存的特点。多种无线接入方式的共存和利用，组成了多层覆盖、多无线接入技术的异构网络，可以有效地提高各无线传输技术的各类低功率节点部署密度，且缩小了各站点间距，使得支持用户范围增大，甚至可以实现每月为每个用户提供一个服务节点，形成超密集异构网络。5G 网络超密集异构网络的实现，代表着网络节点距离终端更近，提高了系统容量，并具有较高的频谱效率。

6. D2D、M2M 通信技术

D2D 通信技术也是 5G 网络中的关键技术，能提高系统容量，使通信模式多样化。采用传统的蜂窝系统作为基础，从而实现近距离数据传递。D2D 发出的指令由蜂窝系统进行控制，可以直接实现用户终端间的数据传输，从而提高网络传输的效率、降低数据传输的阻滞。M2M 通信技术的主要应用领域是商业领域，它能够实现动态的监督与管理，加速城市的信息化发展。M2M 通信技术主要是以人为或者机器控制其他机械设备的形式，其智能化程度较高，在商业领域具有较大的发展空间。将 M2M 通信技术与 5G 网络相融合，能够提升 5G 的应用范围。M2M 通信设备接入 5G 网络，能够实现人、设备、网络系统的一体化，从而提高了通信质量。

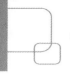

（二）5G 的 4 大特征

5G 带来的两大革命性变化是低延时和万物互联，其具有以下 4 大特征。

（1）高速率、低时延

这是 5G 最大的特点，3G 时下载 2MB 图片的时间用分钟计算。4G 可用秒算，可以播放视频。而 5G 要求基站峰值传输速率不低于 20Gb/s，传输速率达 726Mb/s 以上，比 4G 的传输速率快数百倍，整部超高画质的电影可在 1 秒之内下载完成，而且 VR 游戏画面卡顿现象不再出现。不同区域的任意两个终端设备的链接时间不超过 1 毫秒，使得远程医疗手术、智能驾驶、海上无人远洋货轮、高铁安全运行与调度、移动物品跟踪等一切智能化成为现实。

以无人驾驶为例，如果时延过长、网络反应过慢，系统不能及时传达指令，带来的后果是高速行驶的汽车可能会车毁人亡。人与人之间交流时，140 毫秒的时延是可以接受的，但在无人驾驶、工业自动化场景下就无法接受。5G 时延的要求是 1 毫秒，甚至更低。

（2）高容量、低功耗

所有物联网产品都需要通信与能源，然而能源的供应只能靠电池。智能手表、皮带、眼镜、皮鞋等每天都要脱下来充电，岂不是件麻烦的事情。通信过程若消耗大量的能量，就很难让物联网产品被用户广泛接受。5G 要支持大规模物联网应用，就必须要有功耗的要求。而利用 5G 就能把功耗降下来，让大部分物联网产品一周充一次电，甚至一个月充一次电，就能大大改善用户体验，促进物联网产品的快速普及。

（3）高可靠、低成本

安全可靠是 5G 智能互联网的第一要求。若 5G 无法重新构建更加安全可靠的体系，那么就会产生巨大的破坏力和社会影响力。一个复杂、密集、异构、大容量、多用户的网络，需要具备平衡、保持稳定、减少干扰等基本功能要求。自组织的网络是 5G 的重要技术，它包括网络部署阶段的自规划和自配置，以及网络维护阶段的自优化和自愈合。

其中，自规划的目的是动态进行网络规划并执行，同时满足系统的容量扩展、业务监测或优化结果等方面的需求。自配置即新增网络节点的配置可实现即插即用，具有低成本、安装简易等优点。自愈合指系统能自动检测问题、定位问题和排除故障，大大减少维护成本并避免对网络质量和用户体验的影响。同时减少运营商的支出和运营成本投入，使成本不转嫁给使用者，否则，成本过高不利于推广应用和进入良性循环。有了低成本，5G 将通过智能手机等设备实现真正意义上的移动互联，也可用专用无线设备，为家庭或企业提供宽带，取代有线网络连接。

（4）泛在网、万物互联

泛在网有两个层面的含义：广泛覆盖和纵深覆盖。广泛覆盖是指在社会生活的每一个角落都有网络存在。纵深覆盖是指需要进入更高品质的深度覆盖。

例如，早上枕头、被子或者床会以一种更加自然的方式把人们从睡梦中叫醒，接下来会开启窗帘及开启房间内需要的灯光；当人们走到卫生间，自动控制设备将自动调节好水温、灯光，甚至是马桶圈的温度；当梳洗打扮过后，用户的身体基本体检数据已通过所使用的家居用品检测出来；如有进一步检查的必要，将会提醒用户到医院进行检查。除了消费领域，5G 还将在教育、医疗、养老等各个领域普及应用。

万物互联让每个物品都可以成为具有不同功能的智能节点。据欧盟预测，2020 年以后，全世界有 250 亿设备上网（人均 3.6 个）；据中国预测，2025 年仅中国就有 100 亿设备上网（人均 7.2 个）。5G 实现了网络主体从人到物的转换，所有移动与固定的物品都能上网，包括花盆、门窗，甚至服装，都将实现远程智能管控。

（三）5G 发展趋势

据欧盟构建 2020 年信息社会的无线移动通信领域关键技术（METIS）项目称，5G 运用现有无线技术演进和开发补充性的新技术来构建长期的网络社会，通过集成多种无线接入技术，提供极限体验来满足用户的不同需求，是多种新型无线接入技术和现有无线接入技术集成后解决方案的总称，是真正意义上的融合网络。目前，5G 网络已经处于商用阶段，并取得了初步的成果。其特点将直接决定发展趋势和应用范围。首先，5G 可以保证网络信息的安全、可靠，5G 主要采取网络通信技术，改变了以计算机分析维护网络安全的模式。利用 5G 网络，将不断优化网络保护系统和终端。其次，5G 技术的应用能够扩大网络通信的范围，使其在高空、深海的网络环境稳定，保证传输数据的质量。最后，纳米通信也将得到发展。与此同时，5G 还将被应用于社交网络。

5G 在相当长时期内会走融合或综合化发展路子，它既不是单一的技术演进，也不是全新的接入，而是整合了新型和现有无线接入技术（如 WLAN），通过集成多种技术来满足不同的需求，是一个真正意义上的融合网络。并且可以延续使用 4G、3G 的基础设施资源，并实现与之共存。

随着 5G 技术的诞生，用智能终端分享 3D 电影、游戏以及超高画质（UHD）节目的时代已向我们走来。未来几年，5G 将会从增强特定应用场合（如高速列车、远程医疗、农业监测、工业设备监测、热点场所、室内环境等）、吞吐量、用户数据速率、QoS 需求、频谱效率、能量效率，以及降低网络延时等方面入手，并逐步步入实质性的发展阶段。此外，其将会扩大通信系统的容量，通过对高频谱的利用，提高频谱效率、优化网络结构，新频谱的开发利用大大促进了移动通信系统性能的提升。5G 比现在通信系统具有更加绿色、低功耗、节能的特点，同时具有非常广阔的发展前景，将会极大地促进未来社会的发展。

在未来，5G 将渗透到社会的各个领域，以用户为中心构建全方位的信息生态系统，通过为用户提供超高的接入速率、零时延的使用体验、千亿设备的连接能力、超高流量密度、超高连接数密度和超高移动性等多场景的一致服务，最终实现"信息随心至，万物触手及"的愿景目标。

二、5G 移动通信网络的架构

（一）网络架构设计的 3 大原则

（1）从刚性到软性，从固定网络（网元、固定连接、固定部署）到动态网络（动态部署、配置、灵活连接）；网络资源虚拟化；网络功能的解耦和服务化。

（2）移动网络 IP 化、互联网化，实现与 IT 网络互通融合；引入互联网技术，优化网络设计。

（3）集中化智能和分布化处理，功能集中优化，为垂直行业提供个性化增值服务。分布化处理是指移动网络功能靠近用户，提高网络吞吐量，降低时延。

目前，5G 无线网络基本架构如图 3-2 所示，已有初步共识：支持多种接入、降低不同接入方式和核心网的耦合、实现按需的组网、借力 NFV/SDN 技术。主要的特征为耦合的控制面、功能模块化、控制与转发分离、新的互联方式、移动边缘计算、网络切片选择。

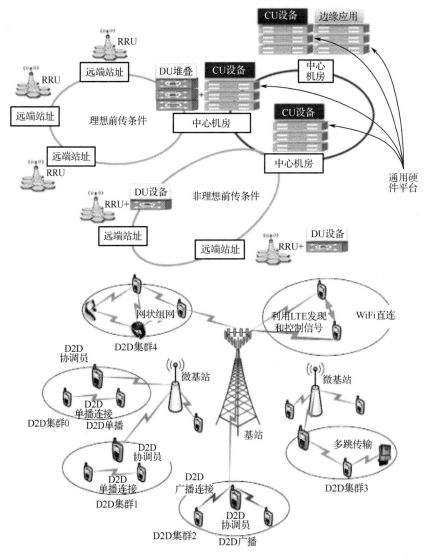

图 3-2 5G 无线网络基本架构

（二）系统总体架构功能

5G 系统的基本性能可概括为 6 个功能指标和 3 个效率指标，6 个功能指标为用户体验速率、连接数密度、端到端时延、流量密度、移动性和峰值速率。在不同场景（如虚拟现实、超高清视频、云存储、车联网等）下，6 个功能指标的要求不尽相同。3 个效率指标为频谱效率、能源效率、成本效率。相比于 4G 系统，5G 系统的基本性能获得大幅提升，频谱效率提高 5～15 倍，能源效率和成本效率提高百倍以上。

在各个应用场景下，更能体现其优势特点。

1. 远程医疗

5G 彻底消灭卡顿现象，使远程手术成为现实。医生可以跨地域、在任何地方轻松地做手术。伦敦国王大学的医生做了一次远程医疗的演示，整台手术采用 VR 头戴设备和特殊手套，在手术室里，受手套控制的机械臂将替代医生的双手。手套还搭载了触觉反馈引擎，可以给医生营造最真实的触感。

2. 感性的互联网

能让各行各业的高手远程解决一些当地难以解决的难题。例如，汽车模拟器，通过座椅的触觉震动，就像在几十公里外的景区兜风，一些道路上细碎的颠簸会通过座椅充分感受到。在未来工业领域，还能实时监控机器人的工作。

3. 自动驾驶汽车

没有 5G 网络的支持，全自动驾驶根本无法实现。原因很简单，没有超强的带宽和连接速度，自动驾驶汽车传感器收集的数据就无法在车辆间进行交换，车与车之间的通信更是无法实现。

4. 无人机

让无人机操控者能对无人机实现超精准操控，图传效果也会更加清晰，边飞边直播更为直接。

5. 虚拟现实

用 5G 来增强 VR 体验，使用户不再被困在自己的虚拟世界中，而是可以通过高速网络实时与别人聊天，甚至直接体验"融入"用户的生活。

6. 家用宽带

千兆级的速度可以一次性满足你对网络的所有要求。

三、5G 技术与智慧医疗

低时延、万物互联这两个革命性的贡献，促进了远程医疗应用的落地。最能体现 5G 在医疗领域影响力的是"医疗个性化"。

（一）5G 技术与医疗物联网

物联网帮助医院实现对人、物、设备的智能化管理，支持医院内部信息的数字化采集、处理、存储、传输、共享等，实现人、设备、物资管理的可视化、数字化、自动化。5G 更好地满足物联网技术对连接容量、可靠性、速度的需求。

物联网设备通过不断收集患者的特定数据，快速处理、分析和返回信息，并向患者推荐适合的治疗方案，使患者拥有更多的自主选择与管理能力。通过医疗物联网（IoMT）、增强型移动宽带（eMBB）和关键任务服务，能够随时随地为用户提供全面、个性化的服务。医疗服务的个性化还意味着，当医生提供医疗服务时，能够作出正确的诊断，并根据特定患者的个人需求精确地制定治疗方案。

5G 体现在医疗及智慧家居等多个生活场景，其中智慧医疗的具体应用案例如下。

移动医疗设备的数据互联——支持实时传输大量人体健康数据，协助医疗机构对非住院穿戴者实现不间断身体监测。同时，也可通过医疗平台，对医院所有设备（如医疗监护仪，便携式监护仪等）进行数据的统一传输。

远程手术示教——通过对手术画面和医疗画面等进行远程直播，结合 AR 技术，帮助基层医生实现手术环节的异地实习。

超级救护车——通过对超高清视频和智能医疗设备数据的传输，协助在院医生提前掌握车上病人的病情。

高阶远程会诊——通过传输的高清视频、力量感知与反馈设备结合，为医生提供更真实的病况，为病人提供高阶会诊。

远程遥控手术——医生通过 5G 网络传输的实时信息，结合 VR 和触觉感知系统，远程操作机器人，实现远程手术。

诊断和治疗将突破地域的限制，健康管理和初步诊断将居家化，医生与患者实现更高效的分配和对接，传统医院向健康管理中心转型。

从传统的疾病诊断和治疗延伸为健康管理，支持医疗物联设备在后台进行不间断而强有力的运行，收集患者实时数据。而数据正成为新型的医疗资源，促使医院向健康管理服务转型，提供不同的远程服务。例如，日常健康监控，达到预防疾病和减少医疗支出的目的；初步诊断，从而减少门诊次数；居家康复监测，从而减少医疗资源占用。

（二）5G 技术与远程手术

弱化地域的限制，增加就医渠道，实现医疗资源的共享——远程实时通信使不同医疗机构之间形成互联，使患者能够得到权威医生的远程诊断/会诊、远程手术/手术协助、术后康复支持等是 5G 的又一大优势。

远程手术最大的问题是实现信号实时的互联互通，因为稍有延迟就可能会给患者带来不可逆转的伤害。但基于 5G 超宽带网络，整个手术过程几乎完全同步，手术创面平整，术后实验动物生命体征平稳。物理治疗师可以帮助患者在手术后恢复运动范围。研究医院的学生可以近乎实时地远程观察手术。

远程医疗运用了通信、计算机及网络技术，克服了地域限制，被行业一致认为是解决医疗资源不均衡的最佳途径。5G 将时延缩短至 1 毫秒，几乎可以做到完全同步。偏远地区的医院可以与三甲医院的医生进行实时视频，以及远程病理诊断、远程医学影像诊断、远程监护、远程会诊、远程门诊、远程病例讨论等。

5G 在医疗健康不同的应用场景内，其性能特性发挥作用有所不同，主要应用在远程监测类、远程会诊和指导类、远程诊断类、远程操控类等医疗场景中。

在远程监测类、远程会诊和指导类医疗场景中，可以充分利用 5G 的高带宽，来实现生命体征数据、影像诊断结果、生化血液分析结果、电子病历等资料的高速传输。

在远程会诊、远程诊断等医疗场景中，5G可以满足专家与基层医生、专家与患者之间的高清视频对话，有利于会诊和诊断的高效进行，同时基于5G的高可靠性，可以保证电子病历、影像诊断等资料传输的安全性，防止数据泄露，充分保证个人隐私。

在远程操控类医疗场景中，为了最大限度地发挥5G网络高带宽和低时延的性能，在面对上行数据发送中，UE采用可配置调度方式，直接在预先分配资源上发送数据，缩小时延，而且物理层专用控制信道也采用冗余方式，保证传输的可靠性。在移动急救、远程手术过程中，可以保证医生对前端情况的实时动态掌控，可以为急救医生或前端机器人提供准确的指导和操控。同时需要连接生命体征监护仪、心电图机、除颤监护仪、血液分析仪等诸多设备，保证各类连接主体进行正常通信，在提高效率的同时尽可能地减少医疗安全事故的发生。

因此，对于远程监测类、远程会诊和指导类远程诊断类、医疗场景，5G为其带来高带宽和高可靠性的体验；而对于远程操控类和移动急救医疗场景，5G除了能够带来高带宽、高可靠性的体验外，还能带来超低时延和超大连接数量的通信效果。

（三）5G技术与急救

搭载5G网络的急救通信系统和影像诊断设备将更好地保证医院在患者到达前做好充分准备，从而快速投入抢救，以更快的速度，争分夺秒地挽救生命。医学上把发生伤病后的头4分钟，称为急救"黄金时间"；在伤后4~6分钟内不进行急救处置将导致神经系统不可逆损伤；如果超过8分钟，救护的成功率就将降低到5%。因此，挽救生命必须分秒必争，5G带来的毫秒级速度无疑是医疗救援的强心剂。

在急救中，首先与网络密切相连的是急救通信系统，即急救网络中枢。它是急救工作的联络、协调、指挥、调度、传达中心，使医院急救和院前急救工作的环节能够紧密结合。反应迅速、运行无阻是对急救通信系统的基本要求，搭载5G网络的系统将更好地保证医院在患者到达前做好充分准备，从而快速投入抢救。配备高清晰度视频通信的超级救护车将在5G时代成为现实。目前，需要救护车到达医院后所做的医疗监测和数据采集工作，未来都将在5G网络的支持下在救护车上完成。所有基本信息相关的数据会在几秒内通过5G无线发送到远程急诊室中心，急诊室中心的医生更可以通过高分辨率视频"直面"患者进行诊断。疾病预防与慢性病管理的健康管理平台，以及相应的智能穿戴设备，在这两年已成为医疗行业的"风口"。其运用大数据、人工智能、云储存等技术，取代过去医生人工进行高危人群筛选、生活方式干预、定时随访与监测的工作，在提高效率的同时，也释放了更多的医疗资源。可以说，在5G网络下，我们每个人都将拥有自己的健康智能管家。

（四）5G技术与医院

在医院进行5G网络部署是一个复杂的系统工程，需要经过签订协议、勘察选址、网络建设、网络调试、场景应用等环节，才能实现5G+医疗健康的落地应用。参与医院5G网络部署的主要有4大主体。

（1）设备商。主要负责设备的供应和相关网络的建设，包括天线、射频模块、小微基站等设备，以及传输网、承载网、核心网的建设，这些企业处于整个5G产业链的上游。

（2）运营商。主要负责医院相关5G设备安装、运营及维护等工作，而且承担了整个5G建设投资，通常都是几百万元的投资，其中室内站的投资超过2/3。

（3）医院。主要提供 5G 试验所需的场地、医务人员及患者，为那些置于 5G 环境的医疗场景试验提供必要的人力、物力和财力支持。

（4）医疗器械厂商。根据 5G 的通信要求，对相关医疗设备进行升级改造，包括多功能检测仪、心电图机、超声仪、可穿戴设备等。

5G 高带宽、低时延和海量连接等特点，不仅提高了速度、缩短了距离，而且诞生了更多、更智能的无线产品。通过 5G 可实现生命体征数据、影像检查资料、电子病历等大量医疗数据的快速传输，可以实现医生与医生、医生与患者的高清视频通话，可以实时、全面地展现患者的生命状态，后方专家可以精准指导一线医生对患者实施急救，可大大降低就医成本，进一步解决目前医疗行业中资源分配不均衡、医疗费用高昂等问题，让更多的人能共享优质的医疗资源，获得更好的医疗服务。除了急救、远程诊疗护理和健康管理外，与此息息相关的医疗器械与药品监控管理、数字化医院等领域，也都将随着 5G 的到来进入一个新的时代。

第三节　生物传感器技术与产品

人类步入 21 世纪，全面进入传感器时代，传感器无所不在。作为感知技术的核心功能器件，生物传感器与计算机、通信被称为信息系统的三大支柱。如果把计算机比喻为人的大脑，把通信比喻为人的神经系统，那么传感器就是五官和皮肤，承担着感知并获取自然环境中的一切信息数据的功能。在现代控制系统中，传感器处于连接被测对象和测试系统的接口位置，构成了系统信息输入的主要"窗口"，提供着系统进行控制、处理、决策、执行所必需的原始信息，直接影响和决定着系统的功能。毫不夸张地讲，"没有传感器就没有自动化，就不可能万物互联"。

生物传感器技术在工农业生产、航空航天、海洋探测与开发、资源和环境保护，以及生物医学工程等诸多领域有着广泛的应用。在工业检测和自动控制系统中，用于检测机械加工制造、石油、化工、电力、冶金、钢铁等生产中各种工艺参数的信息，通过电子计算机或者控制器对生产过程进行自动控制。在汽车领域中，不仅测量汽车的行驶速度、行驶距离、发动机转速和燃料消耗量等相关参数，而且在新型汽车的导航、安全气囊、防盗抢、防碰撞、电子变速控制、防滑、电子燃料喷射等装置中都起到了非常重要的作用。在家电产品中，广泛用于电冰箱、微波炉、洗衣机、家庭影院、数码相机、液晶电视、安全报警器等。在医疗仪器和设备中，对人体温度、血压及腔内压力、血液及呼吸流量、心脑电波、脉搏及心音等进行高准确度的检测，及时反馈治疗结果，实现对患者的自动检测和监护。在机器人领域中，有内外传感器之分，可对其行为进行控制与监测，如位置、速度、触觉、视觉、嗅觉等传感器。在航空航天领域中，可对飞机、火箭、宇宙飞船等飞行器的速度、方向、距离和飞行姿态等进行准确的测量。在资源的勘测和环境保护中，传感器用于陆地、海洋、太空资源及空间环境、气象等方面的测量，以便对其进行开发与利用。例如，测定农田土地状态、作物分布；掌握森林资源、渔业资源、海洋资源等。在环境保护方面可用于对大气、水质污染、放射性、噪声的检测等，实时监测大气、水质和噪声污染，保护环境。在军事方面，利用红外探测传感器可以观测地形、地貌及敌方各种军事目标，利用雷达搜索、跟踪飞行目标，此外，还有红外制导、红外夜视传感器的使用等。

综上所述，传感器在提高基础科学研究水平、发展经济和推动社会进步方面发挥了重要的作用，已被世界公认为是衡量一个国家科技发展水平与技术创新能力的重要标志之一。

一、传感器的基本概念

广义地讲，传感器是一种能把特定的信息（物理、化学、生物）按一定规律转换成某种可用信号输出的器件或装置。狭义地讲，它是能把外界非电信息转换成电信号输出的器件。国际电工委员会（IEC，International Electrotechnical Commission）将传感器的定义为"传感器是测量系统中的一种前置部件，它将输入变量转换成可供测量的信号。"对传感器精练的概括也可用"一感二传"来描述，即感受被测信息，并传送出去。传感器可以直接接触，也可以间接接触被测对象。许多控制系统功能因控制对象的信息难以采集与获取而无法实现，成为系统技术发展与提升的障碍，也成为大数据来源和采集，以及物联网技术与发展的最大障碍。

传感器一般由敏感元件与转换元件两个基本元件组成。在完成非电量到电量的变换过程中，并非所有的非电量参数都能一次直接变换为电量，往往是先变换成一种易于传输、转换、处理和显示的物理量形式（如位移、应变等），然后再通过适当的方法变换成电量。所以，把能够完成预变换的器件称为敏感元件。另外，除能量转换型传感器外，还须外加辅助电源提供必要的能量，所以有时还有转换、放大电路和辅助电源两部分，传感器的基本结构组成如图 3-3 所示。

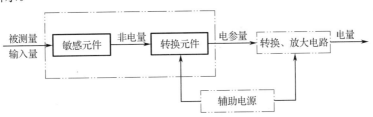

图 3-3　传感器的基本结构组成框架图

（一）敏感元件

敏感元件是传感器中能直接感受被测量（一般为非电量）并输出与被测量成确定关系的其他物理量的元件。传感器的工作原理一般由敏感元件的工作原理决定。在具体完成非电量到电量的变换时，并非所有的非电量用现有的手段都能直接转换成电量。例如，压力传感器中的膜片就是敏感元件，它首先将压力转换为位移，然后再将位移转换为电量。对于不能直接变换为电量的传感器必须进行预变换，即先将待测的非电量变换为易于转换成电量的另一种非电量。

（二）转换元件

转换元件直接或不直接感受被测量，并将敏感元件输出的非电量转换成电量（如电压、电流、电阻、电容、电感等）后再输出，如将位移量直接变换为电容量或电阻量或电感量的变换器。变换器是传感器不可或缺的重要组成部分。

在实际应用中，一些敏感元件直接就可以输出变换后的电信号，而一些传感器又不包含敏感元件，故常常无法将敏感元件与变换器严格加以区别。例如，能直接把温度变换为电压或电势的热电偶变换器，兼有敏感元件和变换器的双重功能。

（三）转换、放大电路

如果转换元件输出的信号很微弱，或是输出不易处理的电压或电流信号，而是其他电参量（如频率），则需要配置相应转换、放大电路。有的传感器将转换电路、敏感元件和转换元件整合在一起，有些则分开。有源型传感器和有源变换型传感器分别如图 3-4 和图 3-5 所示。

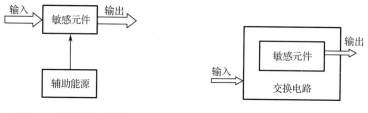

图 3-4 有源型传感器　　　　图 3-5 有源变换型传感器

（四）辅助电源

有些传感器须外加辅助电源才能工作，提供传感器正常工作所需能量，有内部供电和外部供电两种形式。典型的压力传感器基本原理图如图 3-6 所示。

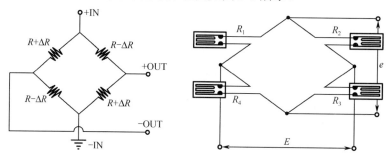

图 3-6 典型传感器基本原理图

（五）数字补偿型

是一种闭环系统，其特点是传感器敏感元件（或转换元件）同时兼做反馈元件，使传感器输入处于平衡状态，因此亦称为平衡式传感器，传感器的反馈型构成方式如图 3-7 所示。目前，主要有力反馈型（包括位移反馈型）和热反馈型（如差动电容力平衡式加速度传感器、热线反馈型流速传感器等）两类。

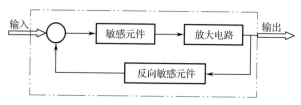

图 3-7 传感器的反馈型构成方式

（六）MEMS 工艺技术

MEMS 即微机电系统（Micro Electro-Mechanical Systems），是在微电子技术基础上发展起来的多学科交叉的前沿科学技术，涉及电子、机械、材料、物理学、化学、生物学、医学等多种学科与技术，具有广阔的应用前景。MEMS 传感器是采用微电子和微机械加工技术制造出来的新型传感器，其芯片结构、工作机理和产品分别如图 3-8 和图 3-9 所示。与传统的传感器相比，MEMS 传感器具有体积小、重量轻、成本低、功耗低、可靠性高、适于批量化生产、易于集成和实现智能化的特点。同时，其微米量级的特征尺寸使得它可以完成某些传统机械传感器所不能实现的功能。经过近半个世纪的发展，MEMS 已成为世界瞩目的重大科技领域之一。

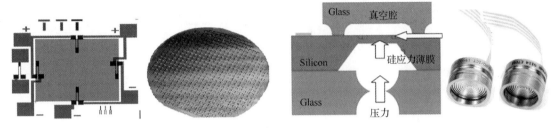

图 3-8　MEMS 传感器芯片结构　　　　　图 3-9　工作机理和产品

MEMS 传感器在医疗领域的应用最为广泛。例如，加速度传感器用于无创胎心检测，检测胎儿心率是一项技术性很强的工作，由于胎儿心率很快，在每分钟 120～160 次之间，用人工计数很难测量准确。而具有数字显示功能的超声多普勒胎心监护仪，价格昂贵，仅为少数大医院使用，在中、小型医院及广大的农村地区无法普及。此外，超声振动波作用于胎儿，会对胎儿产生很大的不利作用。尽管检测剂量很低，也属于有损探测范畴，不适于经常性、重复性的检查及家庭使用。

MEMS 加速度传感器设计的胎儿心率检测仪在适当改进后，能够以此为终端构建一个远程胎心监护系统。医院端的中央信号采集分析监护主机给出自动分析结果，医生对该结果进行诊断，如果有问题及时通知孕妇到医院就诊。该技术有助于孕妇随时检查胎儿的状况，有利于胎儿和孕妇的健康。

二、传感器产品的分类与命名

随着传感器技术的发展，形形色色的传感器产品应运而生。由于传感器的原理、结构、材料及制造工艺的不同，传感器的品种千差万别。对这些名目繁多、性能各异的传感器产品，需进行科学的命名和分类。

传感器是将各种输入物理量（非电量）转变为电量的器件或机构，它是获取电信号的关键部件，某些传感器还具有摄取、识别和传输功能。

一般来说，对于同一种被测参量，可能采用的传感器有多种，同样地，同一种传感器也可用于多种不同类型被测参量的检测。因此，传感器类型较多，根据分类方式的不同而有多种形式。

（一）按照工作原理分类

按工作原理分类的传感器类型如表 3-1 所示。

表 3-1　按工作原理分类的传感器类型

工 作 原 理	被检测量族	具 体 类 型
物理型	机械量传感器	物理机械量（如硬度、密度、粘度、浊度）、几何量（如厚度、形状、面积、角度）、位移、流量、速度、加速度、压力、力传感器
	热学量传感器	热流传感器、热导率传感器、温度传感器
	光学量传感器	激光、图像、色度、红外线传感器
	电学量传感器	电场强度传感器、电压（电流）传感器
	磁学量传感器	磁通传感器、磁场强度传感器
	声学量传感器	超声波传感器、声表面波传感器
	核辐射传感器	X 射线、β 射线、γ 射线、辐射剂量传感器
化学型	气体传感器	气体分压传感器、气体浓度传感器
	湿度传感器	露点传感器、水分传感器
	离子传感器	离子活度、离子浓度、成分、pH 值传感器
生物型	生理量传感器	血液成分、激素、心音、肌肉张力传感器
	微生物传感器	葡萄糖传感器、甲烷传感器
	酶传感器	—
	组织传感器	—
	生物传感器	—

（二）按运用方式分类

根据传感器的运用方式，可将传感器分为以下几类。

1. 力敏传感器

通常由力敏元件及转换元件组成，是一种能感受力、流体压力（压强）并按一定规律将其转换成可用输出信号的器件或装置。塑封压力传感器产品和应用示意图如图 3-10 所示。

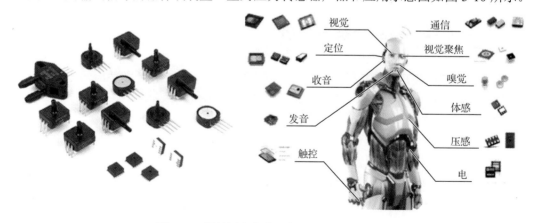

图 3-10　塑封压力传感器产品和应用示意图

2. 位移传感器

位移传感器可以分为两种：直线位移传感器和角位移传感器。直线位移传感器具有工作原理简单、测量精度高、可靠性强等优点，典型应用如电子游标卡尺。角位移传感器具有可靠性高、成本低的优点，典型应用如可旋转式电位器。

3. 速度传感器

线速度传感器和角速度传感器统称为速度传感器。目前，广泛使用的是直流测速发电机，可以将旋转速度转变成电信号。测速机要求输出电压与转速间保持线性关系，并要求输出电压灵敏度高、时间及温度稳定性好。

4. 加速度传感器

加速度传感器是一种可以测量加速度的电子设备。由加速度的定义（牛顿第二定律）可知，a（加速度）$=F$（惯性力）$/m$（质量）。只需要测量作用力 F 就可以得到已知质量物体的加速度 a。利用电磁力平衡这个力，就可得到作用力与电流（或电压）的对应关系。其本质是通过作用力造成传感器内部敏感元件变形，通过测量其形变量并用相关电路转化成电信号输出，得到相应的加速度信号。常用的加速度传感器有压电式传感器、压阻式传感器、电容式传感器和谐振式传感器等。

5. 振动传感器

振动传感器将机械量接收下来，并转换为与之成比例的电量信号。由于它是一种机电转换装置，因此，也称它为换能器、拾振器等。

6. 图像传感器

由光敏元件阵列和电荷转移器件集合而成。核心是电荷转移器件（CTD，Charge Transfer Device），最常用电荷耦合器件（CCD，Charge Coupled Device）与互补金属氧化物半导体（CMOS，Complementary Metal Oxide Semiconductor）图像传感器。图像传感器产品如图 3-11 所示。

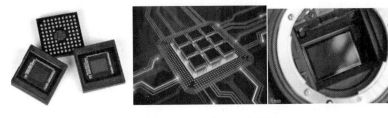

图 3-11 图像传感器产品图

传感器被广泛应用于电视、数码摄影、机器视觉、公安刑侦、交通指挥、安全监控等领域。CCD 具有光电转换和电荷转换的双重功能，当一定波长范围的信号光照射 CCD 时，在 CCD 的各单元金属氧化物半导体（MOS）电极下势阱积累了和该点光强成正比的电荷。利用时钟控制将 CCD 的每一位下的光生电荷依次转移出来，并利用同一个输出电路进行检测，就可以得到幅度与各光生电荷群成正比的电脉冲序列，即实现了光学图像到电信号"图像"的转换。几种常见的 CCD 图像传感器的应用如图 3-12 所示。

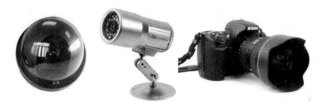

图 3-12　几种常见的 CCD 图像传感器的应用

7. 热敏传感器

热敏传感器是利用某些物体的物理性质随温度变化而发生变化的敏感材料制成的传感器元件。例如，易熔合金或热敏绝缘材料、双金属片、热电偶、热敏电阻、半导体材料等。常用的热敏传感器有热敏电阻。

8. 湿敏传感器

湿敏传感器通常有电阻式湿敏传感器和电容式湿敏传感器两大类。电阻式湿敏传感器利用感湿材料的电阻率和电阻值随着空气中湿度的不同而变化，来测量空气的湿度值，通常为相对湿度。电容式湿敏传感器一般由使用高分子薄膜电容制成的湿敏电容组成。当空气湿度变化时，湿敏电容的介电常数也发生变化，导致其电容量发生变化，这一变化量与相对湿度成正比。

9. 磁敏传感器

磁敏传感器利用磁场作为媒介可以检测很多物理量，如位移、振动、力、转速、加速度、流量、电流、电功率等。其不仅可以实现非接触测量，还不从磁场中获取能量。在很多情况下，可采用永久磁铁来产生磁场，不需要附加能源，因此，磁敏传感器获得极为广泛的应用。

10. 气敏传感器

气敏传感器是一种检测特定气体的传感器，主要包括半导体气敏传感器、接触燃烧式气敏传感器和电化学气敏传感器等，其中应用最多的是半导体气敏传感器。气敏传感器的主要应用有一氧化碳气体的检测、瓦斯气体的检测、煤气的检测、氟利昂的检测、呼气中乙醇的检测、人体口腔口臭的检测等。

11. 生物传感器

生物传感器是对生物物质敏感，并将其浓度转换为电信号进行检测的仪器。它是一种由固定化的生物敏感材料作识别元件（包括酶、抗体、抗原、微生物、细胞、组织、核酸等生物活性物质）、适当的理化换能器（如氧电极、光敏管、场效应管、压电晶体等）及信号放大装置构成的分析工具或系统。生物传感器具有接收器与转换器的功能。近年来，环境污染问题日益严重，人们迫切希望拥有一种能对污染物进行连续、快速、在线监测的仪器，生物传感器满足了人们的要求。目前，已有相当一部分的生物传感器应用于环境监测中。

12. 霍尔传感器

霍尔传感器是根据霍尔效应制作的一种磁场传感器，可以检测磁场及其变化，并在各种与磁场有关的场合中使用。霍尔传感器在工业生产、交通运输和日常生活中有着非常广泛的应用。按被检测对象的性质可将霍尔传感器的应用分为直接应用型和间接应用型。前者直接检测受检对象本身的磁场或磁特性；后者检测受检对象上人为设置的磁场，这个磁场是被检测的信息的载体，通过它可将许多非电、非磁的物理量（如速度、加速度、角度、角速度、转数、转速及工作状态发生变化的时间等）转变成电学量用于检测。

13. 核辐射传感器

核辐射传感器是利用放射性同位素来进行测量的，适用于核辐射监测。

14. 光纤传感器

光纤传感器将来自光源的光经过光纤送入调制器，使待测参数与进入调制区的光相互作用后，导致光的光学性质发生变化，称为被调制的信号光，再经过光纤送入光探测器，经解调后，获得被测参数，适用于对磁、声、压力、温度、加速度、陀螺、位移、液面、转矩、光声、电流和应变等物理量的测量。

15. MEMS 传感器

MEMS 传感器主要包含硅压阻式 MEMS 传感器和硅电容式 MEMS 传感器，两者都是在硅片上生成的微机械电子传感器，广泛应用于国防、生产、医学和非电测量等。

（三）按工作机理分类

按传感器的工作机理分类，可将其分为结构型传感器、物性型传感器和复合型传感器 3 大类。

1. 结构型传感器

结构型传感器利用物理学中场的定律和运动定律等原理设计而成。物理学中的定律一般是以方程式形式给出的，对于传感器来说，这些方程式也就是许多传感器在工作时的数学模型。结构型传感器的特点是性能与其结构材料没有多大关系。以差动变压器为例，无论使用铍镁合金或铁氧体做铁芯，还是使用铜线或其他导线做绕组，都是作为差动变压器而工作的。

2. 物性型传感器

物性型传感器是利用物质法则构成的。物质法则是表示物质某种客观性质的法则。这种法则大多数以物质本身的常数形式给出。这些常数的大小，决定了传感器的主要性能。因此，物性型传感器的性能随材料的不同而不同。例如，所有的半导体传感器，以及所有利用各种环境变化而引起的金属、半导体、陶瓷、合金等性能变化的传感器都是物性型传感器。

3. 复合型传感器

复合型传感器是指将中间转换环节与物性型敏感元件复合而成。采用中间环节的目的是，在大量的被测非电量中（如光、磁等）可直接利用敏感材料的物质特性转换为电信号。因此，为了能够增加非电量的测量种类，就必须将不能直接转换成电信号的非电量变换成上述少数量中的一一种，然后再用某种物性型敏感元件将其转化为电信号。可见，复合型传感器实际上即具有将待测非电信号变成中间信号的功能，又具有将中间信号转换成电信号的功能。

（四）按信号变换的过程分类

根据传感器信号变换的过程分类，可将传感器分为2类。

1. 直接变换型传感器

直接变换型传感器将物理信号直接变换成电信号。例如，光电二极管就属于这类，光照的有无、强弱都会引起它的反向电阻变化，从而获得相应电信号。

2. 间接变换型传感器

先将一种物理量的变化转换为另一种物理量的变化，然后再变成相应的电信号。例如双金属片感温器就属于此类。先将温度变化转变为金属几何形状变化，再利用几何形状变化实现节点之间电阻值变化。

（五）按输出信号的性质分类

根据传感器的输出信号，可将传感器分为以下4类。

1. 模拟传感器

模拟传感器将被测量的非电学量转换成模拟电信号。

2. 数字传感器

数字传感器将被测量的非电学量转换成数字信号输出（包括直接和间接转换）。

3. 频率传感器

频率传感器将被测量的信号量转换成频率信号或短周期信号的输出（包括直接或间接转换）。

4. 开关传感器

当一个被测量的信号达到某个特定的阈值时，开关传感器相应地输出一个设定的低电平或高电平信号。

此外，根据传感器的功能可分为单功能传感器、多功能传感器、智能传感器等。根据转换过程是否可逆，可分为双向传感器和单向传感器等。

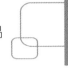

三、生物医学传感器

在过去，医生收集病人信息的方式是通过"望闻问切"和各种检查。生物医学传感器诞生后，极大地丰富了医生收集病人信息的方式，也提高了诊疗和治疗的整体水平。在医学领域，传感器起到了医生五官的"耳目"作用。

医用传感器是应用于生物医学领域的那一部分传感器，是把人体的生理信息转换成为与之有确定函数关系的电信息的变换装置。它所拾取的信息是人体的生理信息，而它的输出形式常以电信号来表现。

人体生理信息有电信息和非电信息两大类，从分布来说分为体内（如血压等各类压力）、体表（如心电等各类生物电）和体外（如红外、生物磁等）。生物医学传感器是化学传感器的一种，其核心部分是以诸如细胞、微生物、组织等的生物活性单元为基础的敏感基元，生物医学传感器捕捉到基元和目标之间的反应并将其用电信号输出。由于生物医学传感器具有操作简单、花费时间较少等优点，在医学领域被广泛关注。其包含抗体、抗原、蛋白质、DNA 或者酶等生物活性材料，待测物质进入生物医学传感器后，进行分子识别，然后发生生物反应并产生信息，信息被化学换能器或者物理换能器转化为声、光、电等信号，最后通过仪器将信号输出，我们就能够得到待测物质的浓度。

（一）医用传感器的分类

医用传感器是应用于医疗行业的传感器的独立类型，统称为生物医学传感器。医用传感器有如下 3 种分类方式。

1. 按应用形式分类

医用传感器按应用形式可分为植入式、暂时植入体腔（或切口）式、体外式、外部设备等。

2. 按工作原理分类

医用传感器按工作原理可分为如下 4 类。

1）化学传感器

化学传感器是利用化学性质与化学效应制成的传感器。一般是通过离子选择性敏感膜将某些化学成分、含量、浓度等非电学量转换成与之有对应关系的电学量，如不同种类的离子敏感电极、离子敏场效应管、湿度传感器等。

生物医学用各种化学换能器测量的化学物质有 K^+、Na^+、Ca^{2+}、Cl^-、O_2、CO_2、NH_3、H^+、Li^+ 等。

2）生物传感器

生物传感器是采用包含有生物活性的物质作为分子识别系统的传感器。一般是利用酶催化某种生化反应或者通过某种特异性的结合，检测大分子有机物质的种类及含量，生物传感器是最近半个世纪发展起来的新型传感器，如酶传感器、微生物传感器、免疫传感器、组织传感器、DNA 传感器等。生物传感器产品示意如图 3-13 所示。

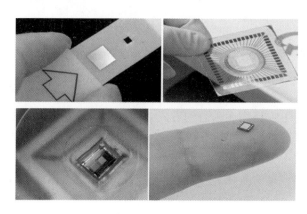

图 3-13　生物传感器产品示意图

3）物理传感器

物理传感器利用物理性质和物理效应制成。属于这种类型的传感器最多，比如金属电阻应变式传感器、半导体压阻式传感器、压电式传感器、光电式传感器等。物理传感器类型如表 3-2 所示。

表 3-2　物理传感器类型

名　称	用　途
位移传感器	检测血管内外径、心房、心室尺寸，骨骼肌、平滑肌的收缩等
速度传感器	检测血流速度、排尿速度、分泌速度、呼吸气流速度等
振动（加速度）传感器	检测各种生理病理声音，如心音、呼吸音、血管音、搏动音，震颤音等
力传感器	检测肌收缩力、咬合力、骨骼负荷力、粘滞力等
流量传感器	检测血流量、尿流量、心输出量、呼吸流量等
压强传感器	检测血压、眼压、心内压、颅内压、胃内压、膀胱内压、子宫内压等
温度传感器	检测口腔、直肠、皮肤、体（核）、心内、肿物、血液、中耳膜内温度
电学传感器	检测肌电、心电、各种平滑肌电、眼电、神经电、离子通道电等
辐射传感器	检测 X 射线、各种核射线、RF 电磁波等
光学传感器	检测各种生物发光、吸光、散射光

4）生物电电极传感器

生物电电极传感器利用肌体的各种生物电来工作，包括心电、脑电、肌电、神经元放电等。

3. 按人体器官的仿生类型分类

该分类方法有利于仿生传感器的开发，可把医用传感器分为如下 3 类。

1）视觉传感器

包括各种光学及其他能够替代视觉功能的传感器。

2）听觉传感器

包括各种拾音器、压电传感器、电容传感器及其他能够替代听觉功能的传感器。

3）嗅觉传感器

包括各种气体敏感传感器及其他能够替代嗅觉功能的传感器。

除了上述列举的常见传感器分类方法以外，还有根据传感器材料、传感器结构、能量转换分式等多种分类方法，都具有各自的优点与局限性。随着可穿戴设备和物联网应用的不断创新和发展，在医疗领域和远程监护方案中，新应用不断充实临床试验过程。

（二）生物医学传感器的特点及类型

传统医学检验大多是酶分析法，这种方法步骤烦琐、费用较高；采用生物医学传感器的方法，虽然试剂价格昂贵但是可以多次使用；生物医学传感器有很强的转移性，即只对特定的底物发生反应，不论其浊度和颜色如何；其分析速度较快，一般一分钟就能得到结果；误差能够控制在 1% 以内，准确度可以保证；相对于酶分析法操作更加简便，可以进行自动化分析；生物医学传感器检验效率更高。上述都是生物医学传感器的优点。生物医学传感器有很多种，其中几种较为特殊和典型。

1. 微生物传感器

微生物传感器的感受器是含有微生物的膜，工作原理是微生物会消耗待测溶液中的溶解氧，放出热量或者光，达到定量检测待测物质的目的。相对于酶传感器，微生物传感器性能稳定并且成本更低，但是使用范围不及酶传感器。数据显示，微生物传感器能够检测的物质约为 60～70 种。微生物会受到待测物质的毒害影响，这是影响传感器准确度和寿命的主要因素，解决了这个问题，微生物传感器的市场化指日可待。

2. 酶传感器

这种传感器的敏感元件是固定化酶，使用酶传感器就不需要花费大量精力去提取酶。临床上测定尿素、葡萄糖、乳酸、天门冬酰胺等生化指标可以采用酶传感器。例如，现在的葡萄糖酶传感器已经发展到了第四代，应用范围广泛；国际上乳酸酶传感器技术已经相当成熟；临床上要检验患者肾功能就要进行肾功能诊断，然后有针对性地实施人工透析，这种情况下就要使用尿素传感器。酶传感器的研究时间和发展时间都较长，市场上的酶传感器已经超过 200 种。

3. 基因传感器

基因传感器技术先进，是近年来才出现的一种传感器，国内外也有很多专家、学者针对基因传感器进行研究，现在已经成为研究热点之一。基因传感器的基础是杂交高特异性，一般基因传感器上有 30 个左右的核苷酸单链核酸分子，通过和靶序列杂交测定目标核酸分子。现在研究和使用较多的基因传感器是 DNA 传感器，主要用于结核杆菌、艾滋病毒和乙型肝炎病毒等的检测，从而达到诊断疾病的目的。

4. pH 值传感器

采用光传感器测量 pH 值，是利用透射光和发射光的强度随波长分布进行测定的，在纤维素膜盒中插入两条光纤，然后将针头插入血管或者组织中，试剂会和体液混合，吸收特定波长的光，随后使用分析仪可测量这种变化，分析后即可得到组织或者血液的pH 值。

5. 热辐射传感器

热辐射传感器实际上是一种热电变换器，使用黑色表面的元件将辐射量吸收进来，转化为热量后经过其他元件转换成为参数或者电量，常见的就是非接触式温度传感器，如在非典期间广泛使用的红外线测温仪。

（三）生物医学传感器的产品及其应用

传感器设备通过短距离通信协议可组成体感网（BSN，Body Sensor Network 或者 BAN，Body Area Network）。体感网可实现同时采集多项生理参数（如体温、血压、脉搏、心电、脑电、皮电、血氧、血糖），并将这些采集到的信息汇聚后通过个人服务器传送到远端的服务器，进行更深入的处理和分析，提供更加个性化的健康和医疗服务。目前，低功耗蓝牙（Low Energy Bluetooth）和 ZigBee 均是适合传感器设备和个人服务器之间的短距离无线通信标准，其中蓝牙应用更为广泛。上述两种短距离通信标准，相对于现有的其他通信标准，具备较好的易用性和稳定性、较低的电源功耗、较高的速率。人体生理参数指标采集传感器节点示意如图 3-14 所示。

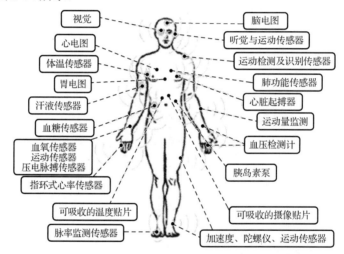

图 3-14　人体生理参数指标采集传感器节点示意图

智慧医疗中最常用的 8 种类型的生物医学传感器及应用如下。

1. 体温传感器

体温传感器产品示意如图 3-15 所示。

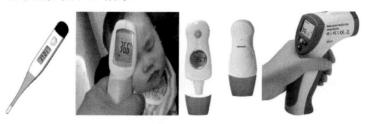

图 3-15　体温传感器产品示意图

2. 电子血压传感器

电子血压传感器产品示意如图 3-16 所示。

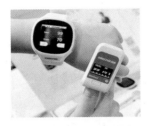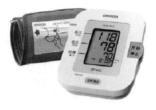

图 3-16　电子血压传感器产品示意图

3. 血氧传感器

血氧传感器除测量血氧外，还可同时监测脉搏与心电频率。血氧传感器产品示意图如 3-17 所示。

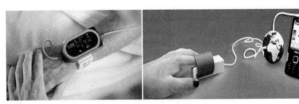

图 3-17　血氧传感器产品示意图

4. 血糖传感器

血糖传感器有植入式、无创式和有创式，以及复合多功能式等类型。其中植入式血糖传感器可做到 1 次皮下植入、3 年长期使用。无创式、植入式血糖传感器产品示意如图 3-18 所示。

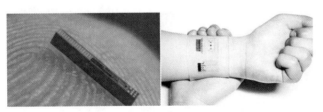

图 3-18　无创式、植入式血糖传感器产品示意图

5. 心电传感器

心电传感器产品示意如图 3-19 所示。

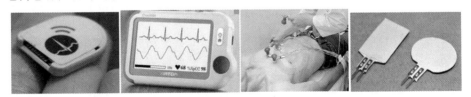

图 3-19　心电传感器产品示意图

6. 脑电传感器

脑电传感器产品示意如图 3-20 所示。

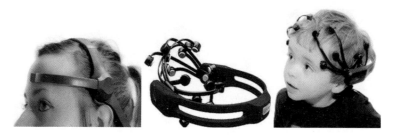

图 3-20　脑电传感器产品示意图

7. 心脑等多参数复合功能传感器

心脑等多参数复合功能传感器产品示意如图 3-21 所示。

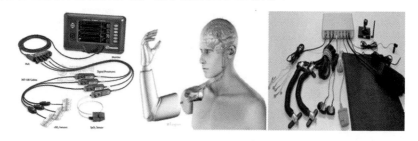

图 3-21　心脑等多参数复合功能传感器产品示意图

8. 肠胃等消化道图像传感器

肠胃等消化道图像传感器产品如图 3-22 所示。

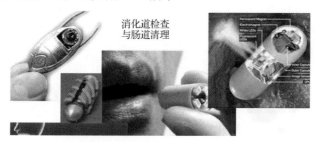

图 3-22　肠胃等消化道图像传感器产品示意图

（四）远程信息采集系统中传感器的创新应用

通过使用生命体征检测设备、数字化医疗设备等传感器，采集用户的体征数据，通过有线或无线网络将这些数据传递到远端的服务平台，平台根据数据指标，为远端用户提供集保健、预防、监测、呼救于一体的远程医疗与健康管理服务体系。远程信息采集系统示意如图 3-23 所示。

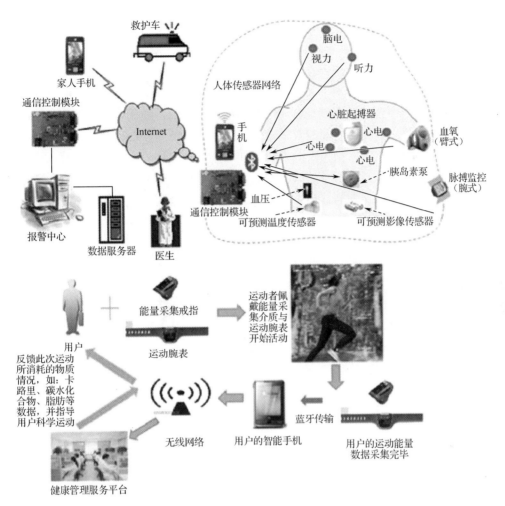

图 3-23　远程信息采集系统示意图

1. 纳米智能传感线头

　　肌肉与髋关节的诊断往往很复杂，且价格不菲。人一旦意识到这些部位有所不适，往往为时已晚。较深的伤口与手术内切口愈合恢复状况也是如此。有一种传感器可以无缝植入人体，并且能在体外接收到实时监控信息。首先，它不会引发感染或机体免疫反应。同时，这种传感器在嵌入之后还不能影响组织的正常机能，如肌肉的拉伸性。纳米材料可以是有机的，也可以是无机的；可以具有生物活性，也可以是惰性的，它还可以被设计成具有某些物理化学特性的医学传感器，如多样性的碳纳米管。它的导电性是可以定制的，也正因如此，碳纳米管正逐渐成为新一代传感器和晶体管的基体材料。碳纳米管还可以监测 DNA 和蛋白质单分子。此外，有机纳米聚苯胺也有广泛应用，其最显著的特性就是导电性取决于环境的酸碱度。

　　将具有碳纳米管和硅涂层的柔性橡胶纤维制成传感线头，就可检测物理应力。当这种传感线头受到拉伸时，导电性就会改变，就能够在机体外部检测到这种变化。把它植入人体，可用来监测伤口愈合和肌肉拉伤状况。当有异常应变发生时，说明伤口在缓慢愈合，或者装置放置不当，就可及时提醒医生和患者做出相应调整。将一根传感线头涂覆碳纳米管和聚苯胺纳米纤维，另一根传感线头涂覆银和氯化银，检测两根传感线头间的电流强度可以检测组织酸度，这是判断伤口是否受感染的重要依据。用浸有液体的传感线头缝合伤口示意如图 3-24 所示。

葡萄糖氧化酶与葡萄糖反应产生的电信号如图 3-25 所示。因此，涂覆葡萄糖氧化酶的传感线头就可以监测人体血糖水平。同样的道理，在传感线头中涂覆其他一些纳米材料还可以监测血液中的钠、钾含量，它们是血液代谢的标志物。用物理化学方法做成的智能传感线头可以将检测信息传送到皮肤表面的发射器上，除了感应能力，很多材料的传感线头还有一个有用特性——芯吸。它可以利用毛细效应疏导液体，就像灯芯输运液蜡维持火焰一样，可以将细胞间隙的液体输运到体内各处的传感线头。传感线头将电信号传递给皮肤外表的一个装有纽扣电池和小天线的弹性装置，该装置将信号放大并且进行数字化处理，最后将信号无线传输给智能手机等设备。这样，医生就可以持续地对患者的健康状况进行远程监控。

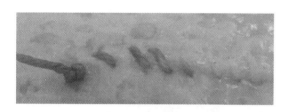

图 3-24　用浸有液体的传感线头缝合伤口示意图

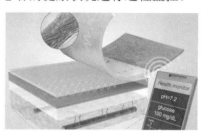

图 3-25　反应产生的电信号

传感线头具有很广泛的应用前景。糖尿病患者的伤口有难以愈合的风险，这可能会导致感染，甚至截肢。用传感线头缝合则可以让医生在早期就发现问题，并及时做出反应，以防止病情进一步恶化。传感线头还可以做成绷带、伤口敷料甚至医院床单，它可以在病情失控前就发出预警。

2. 无线心脏传感器

如果能够随时获取患者的心脏收缩、心脏舒张及平均肺动脉压等监测数据，调整患者的治疗方案，就可减少心衰病人的住院时间。心衰患者的无线、植入式血流动力学监测系统包括永久植入肺动脉的传感器/监控器、经静脉导管用于传送和部署的传感器，以及用于获取和处理来自传感器信号的电子系统，遵照程序，病人可以在家里无线监测其肺动脉压力，数据立即传送到安全的数据库，医生可通过网站进行实时监测。

3. 织入袜子的温度传感器

智能袜子可通过温度传感器检测是否出现炎症。一款可以检测糖尿病患者健康状况的智能袜子，可以通过温度传感器检测患者是否出现了炎症。智能袜子如图 3-26 所示。

据悉，1 型和 2 型糖尿病最容易出现足部肿胀的状况，假如没有及时检测出来，肿胀会演变为更加严重的疾病，造成患者足部感染，甚至需要截肢。因此，对足部的状况监测可以提早预防各种并发症的发生。这款智能袜子的内置传感器就能对早期检测起到关键的作用。

智能袜子不需要经常充电。每个袜子的内置电池都充满电量，可使用 6 个月。只要穿上袜子，其内置传感器会自动启动。袜子一旦被脱下，传感器则会自动关闭，进入睡眠模式。此外，这款袜子支持机洗，患者至少可以穿 6 个月，所有的数据都存储于袜子的传感器、手机 App 及云盘中。当足部出现损伤时，袜子可以检测到高温差，然后通过 App 会发出警报，提醒患者足部出现了问题。

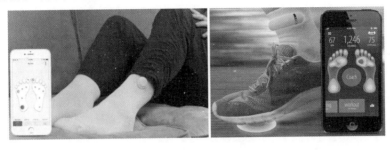

图 3-26 智能袜子示意图

4. 智能健身 T 恤的内置心率传感器和 GPS 定位功能

健身数据跟踪设备可直接在智能健身 T 恤里面完成健身数据的跟踪。智能健身 T 恤采用无袖设计，里面缝合了运动传感器，并且是嵌入织物当中，很薄且不引人注意。这就意味着，运动者无须佩戴额外的监测设备，如腕带设备、是胸前设备。智能健身 T 恤还设计了一个位于后领上的内置心率传感器。该传感器附带 GPS 定位功能，可用于确定运动员的速度、距离和加速度。另外，制造商还打造了一个专门的 iPad 应用，可以实时显示数据，允许教练跟踪每个运动员的表现，并根据需要调整训练计划，有效地监控训练期间的工作量。智能健身 T 恤示意如图 3-27 所示。

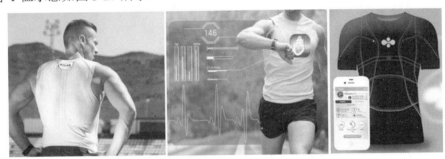

图 3-27 智能健身 T 恤示意图

5. 检测癌症的薄膜生物电化学传感器

该传感器是基于聚合物自组装膜制备的生物电化学传感器，使癌细胞的检测变得如同血糖仪检查一样简单，为癌症的提早预防提供可能。

目前，国内各大医院常用的体液检测手段是免疫固定电泳法，其检测成本高、设备要求严、检测时间长，让大量的患者失去了治疗疾病的黄金时期。该传感器以患者发病早期血液中会分泌出的极其微量的单克隆球蛋白及游离轻链为契机，将识别此蛋白的抗体嫁接于电极表面的高分子微孔膜基体，通过二者的专一识别性，在电化学工作站的帮助下，放大成化学信号，从而成功实现在发病初期检查癌细胞的功能。在临床试验中，从样品采集到注入、检测和医疗分析等整个过程仅耗时 10 分钟，且成本低、精确性好。该项技术与医院常使用的免疫固定电泳法相比，检测灵敏性提高了 500 倍。作为一种新型生物传感器使用平台，此技术可以运用到更广阔的技术领域，如白血病、尿毒症、淋巴癌、肝癌等重症的提早诊断，甚至在环境监测、军用探测领域也将取得更长远的发展。

6. 用呼吸检测疾病的传感器

呼吸中含有一系列关于自身健康的信息，以分子形态存在，其浓度可以作为疾病检测的生物标记物。有一种能检测许多不同分子，并将这些生物标记物与 17 种疾病相关联的呼吸传感器。呼吸传感器示意如图 3-28 所示。

人体呼出的气体中含有氮气、二氧化碳和氧气，以及少量的 100 多种挥发性化学成分。这些物质的相对数量会随着人体的健康状况而变化。比如，糖尿病就会产生一丝甜味。目前，呼吸分析仪大多集中在单一类型的疾病检测上，只能检测单个标记物，其使用范围和筛选能力也有限。使用质谱来鉴定与疾病相关的呼吸成分，让研究人员发现，基于不同量的 13 种成分，每种疾病会产生独特的挥发性化学印记。他们还发现，一种疾病的存在，不会妨碍其他疾病的检测，这也是以非侵入性的方式检测和诊断各种疾病的先决条件。该传感器由一系列特别制备的金纳米颗粒传感器和基于单壁碳纳米管的随机网络传感器组成。它真正特别的地方在于，可以收集患不同疾病的数千名患者的呼吸样本，并用人工智能软件找到数据中的相关性。得益于研究中的人工智能组件，该传感器对 17 种不同疾病的平均诊断准确性可达 86%，可诊断的疾病包括癌症、克罗恩病、两种类型的帕金森病、先兆子痫和肺动脉高压等。

在现代医学实验技术成熟前，医生曾通过闻病人的呼吸来诊断一些疾病，寻找疾病线索。现在看来，这种靠呼吸来检测疾病的方法，借助人工智能技术可以实现得更加精准。呼吸传感器示意如图 3-28 所示。

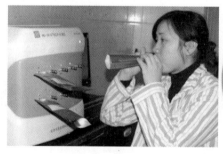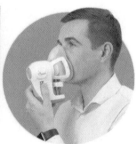

图 3-28　呼吸传感器示意图

7. 可准确识别肿瘤组织的纳米荧光传感器

新型纳米荧光传感器可特异性地在肿瘤组织部位打开并发出荧光，帮助医生准确切除肿瘤组织，并在最大程度上保留正常组织。这项突破性的技术适用于任何类型的肿瘤。将纳米探针注射到小鼠的肿瘤组织后，一旦接触肿瘤细胞，这种探针就会打开并照亮肿瘤组织。而这项新技术使用了临床批准的荧光染料，可以通过全世界医院正在使用的标准照相机进行成像。人体肿瘤组织偏酸性，只有所处环境的 pH 值低于阈值时，它才会打开并发出荧光。实验发现，在手术中使用这种探针具有极强的特异性和敏感性，甚至可照亮直径小于 1mm 的肿瘤结节。

8. 生物发光传感器

通过对荧光素酶这种生物酶进行基因改造而发明出来的生物发光传感器，可以让单个的脑细胞像萤火虫那样，在黑暗中闪闪发光、熠熠生辉。很多生物（如萤火虫）之所以会发光就是利用了这种酶。生物发光传感器应用示意如图 3-29 所示。

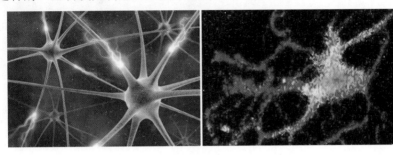

图 3-29　生物发光传感器应用示意图

长期以来，神经系统科学家依靠电信号来记录神经元的活动。该方式虽然能起到很好的检测效果，但只能应用于少量神经元。而这种新方法使用光学技术，可以同时记录数百个神经元的活动。光学记录的方式一般使用荧光，这需要很强烈的外部光源。它带来的副作用就是引起生物组织发热并且直接影响一些生物进程，尤其是那些对光敏感的活动。如果把发光现象和光遗传学相结合，就可以创造一种新的生物手段，通过光来控制活体组织中的细胞，尤其是神经元细胞——这将成为研究大脑活动的强有力的新型武器。

研究发现，把发光感应器附在一种病毒上，该病毒可以感染神经元，这样发光感应器就进入了神经元细胞内部。可以选择钙离子作为神经元活动的信号标志。首先，感应器一旦遇到钙离子就会发光；其次，钙离子参与神经元的活化过程——神经元外的周围环境中钙含量往往较高，但是细胞内部含量很低，在神经元受到来自"邻居（另一个神经元）"的刺激时，钙含量会短暂达到尖峰水平。最后，传感器通过增亮和变暗来响应钙浓度的变化，感应器就对一群神经元都起到了检测作用。

由此可知，传感器因其处在采集数据的最前哨，在医疗健康领域一直是一个重要的角色。结合新材料、纳米技术、生物技术，以及供电技术、新型通信技术等相关传感器领域的周边技术发展，催生了一批以创新传感器技术为核心的医疗健康新兴产品与服务模式。新型的医疗传感器具有更灵敏、微型化、更便捷、成本低、无创或者微创、互联性佳等优点，为人类医学的发展起到了不可磨灭的贡献。

第四节　可穿戴医疗设备与装置

可穿戴技术是 20 世纪 60 年代，由美国麻省理工学院媒体实验室提出的创新技术，利用该技术可以把多媒体、传感器和无线通信等技术嵌入人们的衣物中，可支持手势和眼动操作等多种交互方式。也可将生命体征信号检测技术融合在日常穿戴的饰品、衣物当中，具有操作便捷、连续不间断工作、智能显示监测结果、异常生理信号报警及无线数据传输等特点，广泛应用于慢性病监护、特殊人群监护、应急救治救护、家庭综合诊断、睡眠质量分析等方面。可穿戴设备示例如图 3-30 所示。

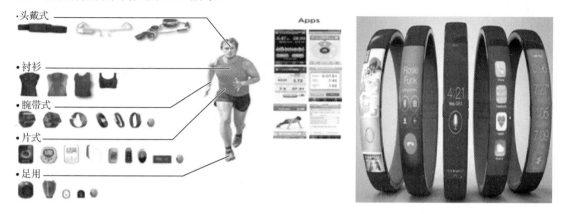

图 3-30　可穿戴设备示例

一、可穿戴技术原理

所谓"可穿戴"，其实就是一个智能化、网络化的传感器，通过各种生物医学传感器技术，结合人体行为和生理部位特征，以及日常生活习性需求来设计的随身佩戴的智能检测系统。可穿戴医疗设备能够采集和监测人体的电生理数据（如血糖、血压、心率、血氧含量、体温、呼吸频率等），并将监测数据无线传输至中央处理器（如小型手持式无线装置，可在生理信号异常时发出警告），中央处理器再将数据发送至各医疗中心，为医生进行专业、及时、全面的分析和治疗提供依据。

其核心技术研究方向主要包括机体适应性研究、生物医学传感器设计、多种传感器数据融合、系统优化、躯域传感网络开发、电池寿命延长、无线实时传输及系统安全和可靠性提高等。目前，可穿戴医疗设备的载体大致可分为两类：一类是人体随身物品，如指环、腕表和手套等；另一类是电子织物。前者的优势在于移动操作方便、易于便携，后者则在于可以同时监测多种类型的生命体征信号。将这两者结合就组成了一套完整的可穿戴医疗设备。

二、典型技术应用及产品

可穿戴医疗设备需要与健康管理平台（以下简称平台）结合，来追踪病人的健康状况。平台收集设备数据并作出相应反馈，用户数据还能与医生分享。此外，平台能自动判断患者生命体征是否在正常范围内，并通知患者是否需要做进一步的检查。

除了常见的智能手表或手环之外，还有许多类型的可穿戴医疗设备可供选用。

1. 智能腕带

美国初创公司推出一款专门为患有癫痫的病人设计的智能腕带（图 3-31），可帮助预测癫痫发作。腕带上布置有一些小型的电极，可透过皮肤传导微弱电流，然后测量汗腺受刺激情况，再与其他手段结合起来检测癫痫发作。也可以检测患者的心理压力、睡眠和身体活动等，在患者身体癫痫发病时，能够发出警报，并发送给家庭成员或者身边的护理人员。还可以用来阻止癫痫潜在的发作可能，在检测到患者身体压力水平过高的时候会发出震动，以便采取紧急措施，防止癫痫发作。

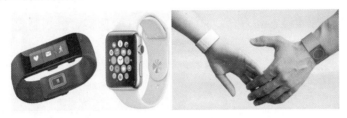

图 3-31　智能腕带

2. 尿液检测工具

美国初创公司研制了一款尿液检测工具（图 3-32），专门用来采检测孕妇的身体健康状况，包括肾脏疾病和糖尿病。该款智能设备主要检测尿样中的化学成分及尿液颜色变化。因此，需要配合专用 App 和智能手机的相机使用。整个检测过程只需要不到一分钟就可以完成，用户拍下尿液照片，App 会自动检测尿液颜色，接着就能获取检测数据。之后，用户可以把数据发送给医生查看，便于医生给出指导性建议。

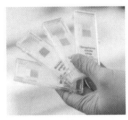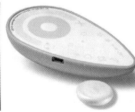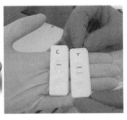

图 3-32　尿液检测工具

3. 女性智能内衣

初创公司为女性研究开发的专门检测乳腺癌的智能内衣（如图 3-33 所示），其形状与运动胸罩类似，内置一系列温度传感器，检测方便且速度快于平常用的 X 光检测。由于乳房当中的肿瘤组织温度高于正常组织，因此可以通过检测乳房的温度和血流量来判断用户患有乳腺癌的风险，检测数据可通过 App 看到。除此之外，App 中还会向用户提供一些保护乳房健康的小窍门。

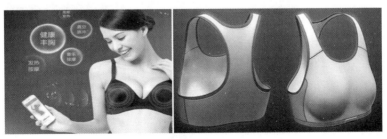

图 3-33　智能内衣

4. 智能药丸

初创公司研发的一种可吞服性智能药丸（如图 3-34 所示），是一种可消化性微芯片，可随着药物被吞食，被人的肠胃吸收，配合外部贴在皮肤上的贴片，就可以在人的体内实时监测各种人体体征，如心率、呼吸、是否服药等。收集到的数据会被传送到用户手机上，医生可以随时观察患者的身体状态和对药物的依附性，方便观察病情，制定更个性化的医疗方案，以建立高效目标疗法。

该智能药丸用于心力衰竭和高血压患者，以及精神分裂症和老年痴呆症患者。

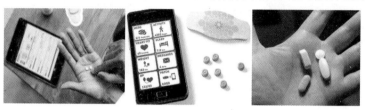

图 3-34　智能药丸

5. 背部治疗设备

瑞士医疗科技公司研发的一款背部可穿戴医疗设备（如图 3-35 所示），主要用于患有背部或者下背部疼痛及相关疾病的人群。该设备连接云平台可模仿练习，完成相应的动作。用户需要把两个小传感器贴在背部和胸部，通过 Android 或者 iOS 平台的应用，进行背部锻炼以缓解患者的疼痛并预防疾病。运动数据会被手机反馈到云端平台，医生可通过分析数据了解患者信息，用来医治和管理慢性肾病和脊髓损伤。

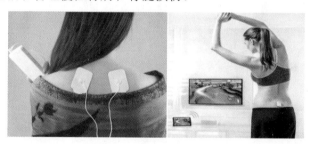

图 3-35　背部可穿戴设备

6. 腕式脉冲血氧仪

腕式脉冲血氧仪（如图 3-36 所示），是一款应用非常广泛的血氧仪，是专门为哮喘、充血性心力衰竭和慢性阻塞性肺疾病患者设计的，在医院应用非常广泛。腕式脉冲血氧仪也可应用于家庭当中，用来检测心率和氧化作用效果。

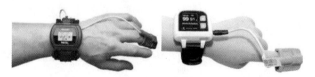

图 3-36　腕式脉冲血氧仪

7. 疼痛缓解仪

美国波士顿公司研发的一款疼痛缓解设备如图 3-37 所示，可为患有慢性疼痛疾病的人群减少疼痛，如关节炎、肩周炎等。该设备佩戴在小腿上，通过释放电流刺激感觉神经，接着感觉神经发出脉冲信号示意大脑，使其产生天然的镇痛剂，来缓解疼痛。临床试验证明，对于由痛性糖尿病神经病、纤维组织肌痛、坐骨神经痛、骨关节炎引发的疼痛非常有效，最快一刻钟见效。目前，该设备已经通过美国食品药品监督管理局的认证，可长时间佩戴，电池续航时间已达到 40 小时，还可通过 iOS 应用程序进行睡眠监测，并且能够在夜晚减少电流强度，在睡眠的时候佩戴，可以缓解 80%的疼痛。但安装心脏起搏器、除颤器等植入金属、电子治疗仪器的患者禁止使用。

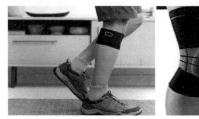
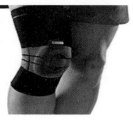

图 3-37 疼痛缓解仪

8. 肌肉监测装置

肌肉监测装置专门为专业运动员设计，因此检测他们的肌肉在不同力度的压力和锻炼中的运动变化，来优化训练过程；也可为个人提供肌肉收缩和放松速度的检测反馈，甚至可以检测到每次收缩所产生的力量。肌肉监测装置如图 3-38 所示。

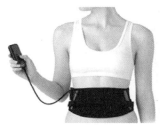
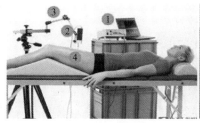
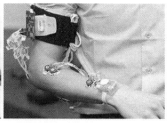

图 3-38 肌肉监测装置

三、存在的问题

在苹果、谷歌的带领下，众多科技公司带着理想、充满期待，蜂拥进入医疗市场。然而并没有呈现预期的火爆，反而暴露了越来越多的问题。例如，功能设计固定、单一，无法满足个性化强需求；需要多级操作才能进行功能模式的切换（运动、睡眠模式等）；数据同步性差；续航能力低；佩戴舒适度普遍较低；成本偏高，功能与价格都不适应老年人群等。综上所述，整个市场距离真正的发展与繁荣还有一定距离。

可穿戴设备在技术层次上要求较高，需要具备长期可穿戴性和智能性，也就是说，这类产品必须能够让用户长期穿戴，并且增强用户体验。但是市场上的可穿戴设备却没有达到这样的水平。例如，各种各样的手环类产品，只能支持运动量、血压、心率监测等对技术水平要求不高的功能，在更加精密的传感器设计和电池续航功能方面都存在着不足，这也是困扰整个行业发展的关键障碍。除技术水平较低外，国内可穿戴设备市场还存在价格混乱的问题，整个市场没有统一的定价标准，消费者也缺乏对产品质量的准确认知和判断，产品价格从几十元到几千元都有，并且都宣称具备健康保健功能。

市场上的产品大都以娱乐性作为主要定位，相应的医疗功能不足，无法做到精确无误的检测。在医疗传感器方面，国内还没有针对性的监督机制，在这种情况下，互联网公司开发的可穿戴设备大都采用运动传感器的形式，检测的数据准确性远远不能满足医学要求，因此无法用于临床诊疗。

可穿戴医疗设备必须具备实用的医疗功能，传统的医疗器械公司具有技术上的优势，而科技公司生产的产品更加倾向于科技元素的叠加，在一定程度上忽略了实用的医疗功能。虽然市面上的可穿戴医疗产品还没有达到这样的水平，但是很多公司已经开始往这个方向努力。一些互联网公司也开始寻求与医疗器械公司之间的合作，联合互联网应用技术与专业的医疗技术，共同开发医疗级的可穿戴设备。

四、未来发展趋势

传感器技术水平的不断提高为可穿戴医疗设备打下了产品技术创新的基础。在不久的将来，市场上可买到可舒适地戴在手腕、手臂或身体其他部位的可穿戴医疗产品。随着物联网技术成熟度不断加强、个人健康的平台化服务体系的进一步完善，可穿戴医疗设备在医疗器械领域中将得到应有的地位、发挥应有的作用，成为市场上的新亮点，新的穿戴技术和产品也会随之充实和完善市场。

（一）智能隐形眼镜监测血糖水平

智能隐形眼镜（如图 3-39 所示）有助于监测血糖水平，能自动地为糖尿病人矫正视力。智能隐形眼镜可分析糖尿病人泪液的化学成分，监测特定成分的含量，如可以指出血糖水平是否在正常范围里；也可以帮助老花（远视）眼的人实时改变晶体焦距，自动矫正视力。作为曲光白内障治疗的一部分，晶体有助于恢复眼睛对附近物体的自然对焦。智能隐形眼镜最终会包含另外的用于测量胆固醇和皮质醇的传感器。

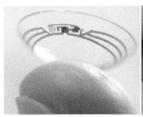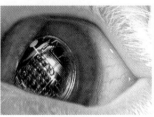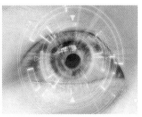

图 3-39　智能隐形眼镜

（二）监测食物摄取的项链

美国加州大学洛杉矶分校的工程师开发了一个高科技项链（如图 3-40 所示），它可以跟踪受检者的饮食习惯，作为监测和治疗肥胖病、糖尿病，以及这些疾病可能导致的其他疾病的一种方法。数据被传送到智能手机，智能手机可以跟踪和判定受检者是否正在过量饮食，如饮用糖分和热量含量较高的果汁。据称，该技术还有其他一些应用潜能。例如，除了食品摄入分析，WearSens 有朝一日可以检测受检者是否准时口服药物、是否在吸烟；也可作为器械开发软件，通过项链对振动和呼吸形态的检测，确定器官移植病人的适应情况；通过检测早期预警信号，项链甚至可以在器官移植病人出现器官排异反应前就提醒医务人员。

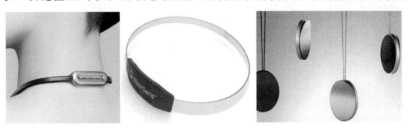

图 3-40 高科技项链

（三）智能丸与可穿戴器械组合检测癌症

利用数据库和搜索引擎技术开发可以诊断癌症和其他疾病的可穿戴器械，如智能丸与可穿戴器械组合用以检测癌症。智能丸被消化后会释放出化学物质，这些物质依靠磁性与血流中的分子结合。可穿戴器械用以检测和监视由此产生的化学反应，数据反映了体内的化学变化，由此检测癌症和其他疾病。这一检测是通过对智能丸产生的特定化合物的存在实现的。虽然检测的目标是癌症，但智能丸与可穿戴器械这一组合技术也可在中风和心脏病症状出现之前作出检测。智能丸与可穿戴器械组合检测如图 3-41 所示。

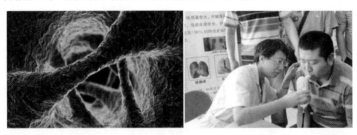

图 3-41 智能丸与可穿戴器械组合检测

（四）强有力的可穿戴传感器

美国密歇根大学的研究人员已经开发了一个可穿戴传感器，该传感器可以更精确地检测糖尿病、高血压、贫血和肺病，他们使用的是比先前开发的更强大的传感器。针对之前的监护装置存在的不足，如由于被测分子与传感器本身之间的强的结合造成的检测率慢，一些研究人员力图开发一种可以克服这些问题的器械。最终研制出的可穿戴器械有了更能起反应的传感器，其原理是使用外差混频技术，而不是通过分子电荷检测体内的化学反应。它能检测的化学物包括一氧化氮和氧气，这些化学物的水平异常可以表明高血压、贫血及肺病等疾病状态的存在。

（五）皮肤状可穿戴器械监护心脏健康

心脏学家希望能从昼夜不停的心电图监测中最终获益，同时患者可以舒服地一次性穿戴数天乃至数周，而不影响他们的日常生活。

美国加州州立大学的研究人员开发出可监护心脏健康的皮肤状可穿戴器械，该器械只有5厘米大小，可直接附着在皮肤上，很难被注意到。该器械包含两个低功耗芯片元件：带传感器的"芯片系统"和带蓝牙连接的通信装置的微处理器。皮肤状可穿戴器械如图 3-42 所示。

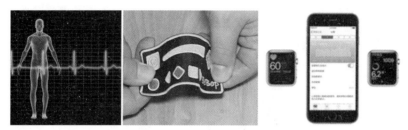

图 3-42　皮肤状可穿戴器械

（六）皮肤与柔性植入装置

1. 智能图案贴

"当你用过这种类似于创可贴的东西后，你就会发现它像你身体的一部分，你完全没有感觉，但它仍然在工作。"这或许是对智能图案贴产品最通俗易懂的一种描述。这种智能图案贴也被称为生物印章，包含柔性电路，能以无线的方式供电；具有足够的弹性，能跟随皮肤一起拉伸变形。这些智能图案贴能解决目前临床上面临的许多问题，具有很多潜在的应用。目前，科学家正在关注如何将其用于重症新生儿监护和睡眠实验监测。智能图案贴如图 3-43 所示。

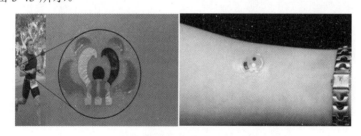

图 3-43　智能图案贴

2. 电子皮肤装置

美国加州大学纳米工程学教授约瑟夫·王研发了一款极具未来气息的传感器——电子皮肤装置（如图 3-44 所示）。这种传感器采用检测汗液、唾液和眼泪的方式，提供有价值的健身和医疗信息。此前，该团队还开发出一种能持续检测血糖水平的图案贴，以及一种放置在口腔中就能获得尿酸数据的柔性检测装置。这些数据通常都需要指血或静脉抽血测试才能获得，电子皮肤装置的研发和应用对糖尿病和痛风患者而言至关重要。

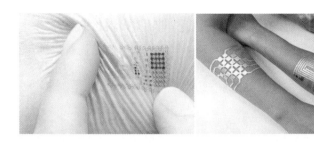

图 3-44　电子皮肤装置

3. 纳米药物贴片

韩国首尔国立大学用纳米技术打造下一代生物医学系统。已经开发出一种能够携带一天药量的纳米药物贴片（如图 3-45 所示）。包含数据存储、诊断工具，以及药物在内的具有柔性和延展性的柔性电子贴片，这种皮肤贴片能够检测出帕金森病独特的抖动模式，并将收集到的数据存储起来备用。当检测到帕金森病特有的抖动模式时，其内置的热量和温度传感器能自动释放出定量药物进行治疗。

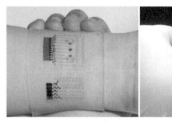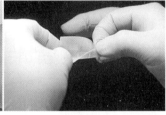

图 3-45　纳米药物贴片

4. 注射式大脑监测系统

尽管目前已有监测癫痫和脑损伤患者的植入技术，但对长期监测来说，研制相关设备是一个挑战。美国哈佛大学将大脑组织比喻成一碗在不断运动的豆腐，而人们需要的是一种能监测大脑、刺激大脑和大脑互动但没有任何机械应力和载荷的装置。注射式大脑检测系统（如图 3-46 所示），可以通过注射器直接注射到脑组织中。注射后，纳米电子网会自行打开，可以检测大脑活动，刺激组织，甚至与神经元相互作用。

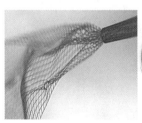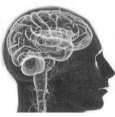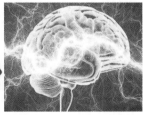

图 3-46　注射式大脑检测系统

5. 柔性植入装置

瑞士洛桑联邦理工学院开发出用于治疗脊髓损伤的植入物，柔性植入装置如图 3-47 所示。该装置可以为在康复期间的患者提供电和化学刺激，其所具备的柔性和生物相容性，能大幅降低炎症程度和损害组织的可能性，这意味着它可以植入很长的时间。将该设备植入瘫痪的小鼠体内，经过数周训练后，小鼠恢复了行走能力。研究人员称，目前仅有为数不多的几种柔性植入装置能够长期植入。这表明可植入式柔性器件能成为一种可供选择的疗法。与此同时，复制人类的触觉技术也正在越来越成熟。

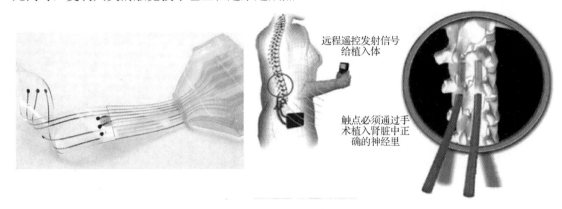

远程遥控发射信号
给植入体

触点必须通过手术植入肾脏中正确的神经里

图 3-47　柔性植入装置

第五节　家庭智能终端技术与产品

提起家庭智能终端产品，人们会毫无疑问地想到经典代表产品——智能手机、计算机、平板、手环、眼镜等。随着城市中光纤到户，广袤的农村实现了光纤到村。通信技术的发展和网络的普及也随之产生了较大的变革，信息服务内容不断升级，超大规模的数据信息也通过多媒体终端和智能化家电传送到千家万户，各种不同功能的智能终端产品也正在逐渐渗透到各个领域，结合物联网、大数据、云计算、人工智能技术的发展与融合，智能终端产品开始进入家庭，以大数据为基础的相关技术正在颠覆式地影响和改变着我们的生活。

在智慧城市理念的推广和普及下，智能家居正在家庭层面得到体现，数字技术也在家庭环境内得到充分应用，为家庭智能终端产品拓展出巨大的市场空间。作为智慧城市的重要组成部分，智慧家庭是数字家庭的发展和延伸，是市场消费水平提升的结果，家庭智能终端产品就是此背景下的必然产物，也是传统家电产业结构调整和转型升级的必由之路。家庭智能终端是智慧家庭的硬件端口产品，以智能家电等产品组成的家庭智能化系统，给人们带来视觉、听觉等感官冲击和享受。同时，家庭智能终端产品与智慧医疗、健康养老有机结合，必将成为"居家养老、社区帮老、科技助老"的技术支撑和有力帮手，为慢性病管理和健康生活提供有效保障。

一、智能终端的基本概念

智能终端是智慧家庭多种服务能够实现的基础，智慧家庭是智能终端发挥效用的主要场所。面向个人消费市场的终端产品在发展之初，由于硬件和软件的限制，都是非智能终端。

随着嵌入式软硬件系统的发展，智能终端逐步发展并取代非智能终端成为市场的主流。而家庭网络也从最早的仅为了计算机进行网络布线转化为能够进行数字内容、信息协同共享的数字家庭，现在正在逐步向具有多种应用场景及新型服务模式的智慧家庭转换。

智能终端在平板电脑、智能手机市场都取得了长足的发展。在平板电脑方面，自从苹果的 iPad 引燃了市场后，其市场销售量迅猛增长。目前，智能终端产业处于高速发展阶段，而且伴随着应用技术创新和种类的增多，产业规模会持续扩大。医疗、教育、物流、税务、能源等行业的信息化推进，对智能终端技术产生出更多的需求。特别是产品功能的不断创新和增强，大量的新交互技术、新硬件快速引入、高速数据网络的开放，智能终端的技术发展和更新换代速度加快，对服务类软件的需求将会与日俱增。

智能终端的应用程序可以灵活地扩展智能终端的功能，网络接入也增加了智能终端的交互应用，使终端的应用场景更加丰富、应用范围更加广阔，智能终端丰富的功能改变了人们的生活方式。

良好的可扩展性有助于智能终端的应用场景及其所安装的应用程序相关联，也使得智能终端的应用场景呈现多样化、灵活化的特点。例如，安装了游戏应用软件后，智能终端就是一台游戏机，通过用户的键盘、鼠标、视频、体感、声音等输入方式，让智能终端完成各种游戏；安装了音视频点播、直播等软件后，智能终端就是一台电视机、电影播放器，提供电视播放的基本功能和服务，包括电子节目指南、电视节目提醒等电视机所具备的功能，智能终端可以应用于家庭音视频内容播放服务；安装了社交、新闻信息、天气预报、出行安排、导航等软件后，智能终端就是一台信息服务设备，用户可通过智能终端获取一定的新闻资讯信息服务、社交服务等；安装了电子商务客户端和相应的安全控制软件后，智能终端就是电子购物的终端设备，能完成电子订单和电子支付等功能；安装了云客户端后，智能终端可以和个人账户相关联，通过云端服务器，完成云端的应用运行和个人信息管理，提供如行程管理、应用管理等服务；安装了物联网客户端（须一定硬件的支持）后，智能终端就能提供物联网服务，实现设备和设备之间的信息交互。总之，智能终端的出现丰富了终端的应用，随智能终端硬件和软件的升级，其应用场景将呈现不断扩张的趋势，也预示着智能终端无限的生命力。

近年来随着大数据、云计算、宽带互联网技术的发展，强调技术创新的数字家庭产业正在向以用户和服务为中心的智慧家庭产业过渡。智慧家庭对于发展信息技术和产业、加速推进信息化具有重要意义。统计资料显示，中国有 14 亿多人口，3.5 亿个家庭。2016 年，全球智慧家庭收入达到 2358 亿美元，中国市场将占据 1200 亿元。此外，据统计，中国富有阶层家庭占城市人口的 10%，针对这部分人的智慧家庭市场总量估计在 1400 万套左右。据预测，2020 年智能电视渗透率可达 93%，智能洗衣机、智能冰箱、智能空调的渗透率将分别增至 45%、38%、55%，在智能手机、平板电脑等消费电子产品市场日渐饱和之时，为家庭智终端产品未来市场提供了充分想象的空间。

二、智能终端的基础技术与产品设计示范

家庭智能终端是典型的系统集成应用技术的产物，是利用计算机技术、网络通信、外形结构设计、综合布线等集成创新于一体，组合而成的一个实体平台化系统，并与家居生活有

关的家电产品有机结合,形成统筹管理,使家居生活更加舒适、安全、有效。随着 SoC 硬件的性能日趋强大和应用程序的日趋完善,软硬件基础技术将更加可靠和完善,智能终端的发展必将呈现出创新高发期,产品将会日新月异,将进入大规模的普及阶段。

(一)系统硬件结构

智能家居终端可实现系统信息采集、信息输入、逻辑处理、信息输出、联动控制等功能。早期的家庭智能终端网络基于电话网络实现远程监控和远程控制。电话网络的带宽限制及较高的使用成本使家庭智能终端无法推广。由于计算机技术和通信技术的发展,基于 IP 技术的远程通信已经成为家庭智能终端的开发重点。目前,基于 8 位单片机和 TCP/IP 协议的远程通信设备已大量出现。8 位单片机的工作频率和存储量限制使操作系统和完整 IP 协议无法移植,远程监控和远程控制的实时性和大数据量的可靠通信难以保证,成为家庭智能终端开发瓶颈。利用成熟的 ARM 芯片和 µC/OS-Ⅱ 操作系统,可以有效解决这一难题。

家庭智能终端是家庭内部网络与外部网络的中转站,其各种协议转换模块和组网方式可实现以下功能:安全防范、联动控制、远程控制和监控、信息采集、家庭信息管理。外部网络利用局域网与远程终端(如用户终端、小区管理终端、收费终端等)进行信息传送。考虑到互联网的不稳定性,系统还预留了公共电话交换网(PSTN)接口以增加系统冗余。采用 RS-485 总线和蓝牙技术实现家庭内部网络,将无线与有线相结合以满足更多设备需要。家庭智能终端网络系统如图 3-48 所示。

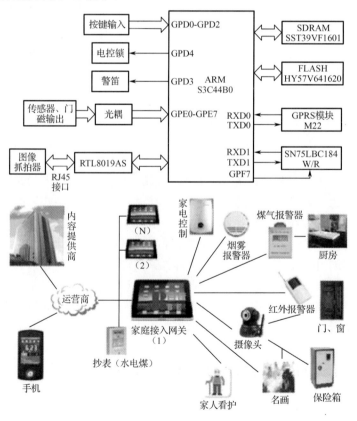

图 3-48　家庭智能终端网络系统图

（二）硬件实现方案

以 LPC224-S 作为中心控制芯片为例，主控模块硬件如图 3-49 所示。LPC2214 是基于实时仿真和跟踪 6/32 位 ARM7TDMI-S CPU 微控制器，并带有 256KB 高速片内 Flash 存储器。片内 28 位宽度存储器接口和加速器结构可实现高达 60MHz 操作频率。LPC2214 还片内集成了 6KB SRAM，提供了丰富的接口资源，包括 2 个 6C550 工业标准 UART 异步串行口，2 个高速 PC 接口（400Kbps），2 个 SPI 接口及 2 个 GPIO 口。其片内 Boot 装载程序可实现系统编程（ISP）和应用编程（IAP）。此外，芯片提供空闲和掉电两种低功耗模式。LPC2214 的高性能、低功耗、接口资源丰富等特点可以较好地满足基于网络家庭智能终端设计需要。

作为家庭自动化控制中心，家庭智能终端具有局域网接口、PSTN 接口、RS-485 接口、蓝牙接口外，还提供音视频接口、HUB 接口、RS-232 接口、报警传感器接口等。这些接口可以实现音视频自动切换、多台 PC 同时上网、与 PC 结合完成家庭事务管理等功能。

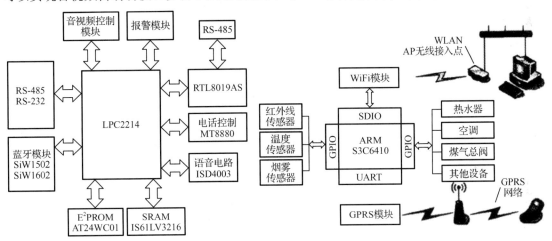

图 3-49 主控模块硬件图

（三）软件系统设计

嵌入实时操作系统 μC/OS-Ⅱ 是一种占先式多任务操作系统。可固化、可裁减、移植性好，具有良好的可靠性和稳定性。它支持 64 个任务，具有信号量、消息邮箱、消息队列等多种进程间通信机制，已经在商业领域得到了成功的应用。μCOS-Ⅱ 操作系统本身并不带TCP/IP 协议栈，操作系统需要移植 IP 协议。

1. 软件总体规划

家庭智能终端软件部分包括远程通信模块、RS-485 通信模块、无线通信模块、RS-232通信模块、报警检测模块、联动控制模块，以及电话和语音控制模块。μCOS-Ⅱ操作系统中定义了远程通信任务、RS-485 通信任务、RS-232 通信任务、报警检测任务、联动控制任务、电话语音控制任务及蓝牙通信任务。

软件设计采用模块化设计，保证程序具有良好的可移植性和可重用性，各种软件模块分别属于不同程序层。软件模块（即软件程序层）分为 3 个程序集合分别是内层、应用程序层和中间层。内层是µCOS-Ⅱ内核，承担任务管理、内存管理和时间管理功能。应用程序层主要完成数据处理和请求内核服务功能。中间件层用来移植和编写各部分通信协议和底层接口芯片驱动程序。

2. 远程监控和远程控制

远程监控与远程控制软件设计采用客户端-服务器方式。TCP/IP 协议传输层有两个数据传输协议：传输控制协议（TCP）和用户数据报传输协议（UDP），二者各有特点。TCP 协议是基于连接双向传输可靠数据传输协议，TCP 协议使用费用较高。UDP 协议是提供最少服务和费用协议，基于连接来传输数据，UDP 传送数据具有不可靠性。智能终端设计中，充分考虑了数据传输的便利性和可靠性，鉴于 ARM 系统能够提供足够资源，根据数据的不同要求，采用了不同的传输层协议。软件设计中使用 Socket API 函数来编写 TCP 和 UDP 通信任务。TCP 和 UDP 通信时，Socket API 应用流程如图 3-50 所示。

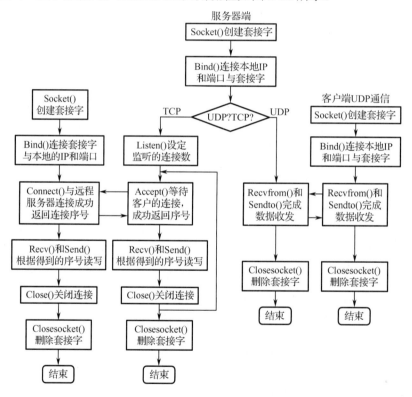

图 3-50　Socket API 应用流程图

总之，家庭智能终端是家庭内外信息交换和家电控制的平台。采用 ARM7 芯片 LPC2214 和 µC/OS-Ⅱ操作系统设计硬件和软件，克服了 8 位单片机处理速度慢、接口资源和存储资源不足的限制。利用 RS-485 和蓝牙网络作为家庭内部网络、局域网和电话网络作为外部网络，保证了大数据量传输的稳定性和可靠性，并且兼顾了传统的电话网络远程控制方式。系统具有良好的实时性和稳定性，在高端家庭智能终端领域具有巨大的发展潜力。

三、技术发展现状与趋势

目前，家庭智能终端技术已基本成熟。网络连接技术将呈现出多样化、宽带化、融合化的发展趋势。家庭内部布线技术包括以太网、WiFi、PLC、Bluetooth、ZigBee 等。这些技术将构建出一个覆盖各种应用场景需求的完整智能终端网络，突破设备间彼此独立的传统模式，完成智能终端设备的互联互通。各种宽带接入技术包括 xDSL、PON、3G/4G、WiMAX 等各种公共网络服务及内容引入的智能终端，使得信息在智能终端内部、智能终端之间，以及智能终端与公共网络之间实现无缝的流通和协同。

随着网络技术在智能终端中的普及、传感器技术的进步，以及嵌入式芯片计算能力的大幅提高，智能终端将呈现深度智能化的趋势。通过各种传感器、信息设备及互联网服务之间的互联互通、协同服务，智能终端可对各类情境数据进行存储、建模、推理及分析，并最终反馈至各个智能终端，最大程度地方便用户的使用，并形成各种创新产品和应用模式。

（一）硬件产品

家庭智能终端产品的硬件和系统性能的提高主要体现在中央处理器的高主频和多核方面，中央处理器功能的提高必将对终端产品应用产生巨大作用。遵循摩尔定律，随着集成电路运算能力的提高，更多的功能模块集成到微处理器中，微处理器的集成度和性能不断优化，为各种智能终端产品提供良好的创新基础。从产业链和软、硬件的发展速度来看，未来将继续进行产品技术创新、网络技术应用和平台服务模式创新发展，逐步升级向智慧家庭方向发展。家庭智能终端硬件产品如图 3-51 所示。

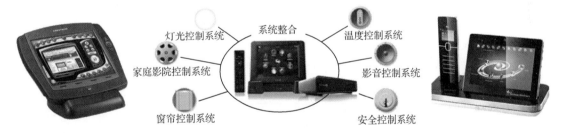

图 3-51　家庭智能终端硬件产品

（二）软件产品

操作系统是智能终端的软件灵魂，软件开发环境、资源管理的效率和软件运行的效率都和操作系统有一定联系。目前，越来越多地采用 ARM 处理器架构的国内外嵌入式软硬件开发商和服务提供商都对基于 Android 系统开发产生更大兴趣，希望通过 Android 等开源操作系统，开发出基于 Linux、开源和免费软件的数字电视产品。Android 开源操作系统给国内数字电视厂商提供了一个新的平台，以便开发网络视频、网络下载、内容提供等方面的新应用。此外，在面向各种工业和更多行业的嵌入式智能设备领域，国内嵌入式软件开发商投入到基于 ARM 架构和 Android 平台的开发上可以降低成本。

目前，Android 和 iOS 操作系统占据了绝大部分的市场份额，而且还有众多的潜在操作系统正在进入或者准备进入智能终端市场，比如 Chrome OS、Firefox OS、Tizen 等。而随着轻量级的智能产品不断出现，如可穿戴设备、家庭智能终端，对操作系统又提出了新的要求。国内外知名公司都在积极研制和推出适应这些产品特点的操作系统，为市场带来了多元化发展基础，避免产生新技术和商业垄断。随着软硬件技术的发展，未来肯定会出现应用于智慧家庭领域的更加高效的新兴操作系统。

（三）结合人工智能与私有云技术运用

智能终端发展的核心理念都是为人类提供更好的服务。因此，多种交互方式和人性化的用户体验更为重要。随着人工智能技术的成熟和普及应用，以及新型交互技术的采用，体感、语音等方式已被更多地集成到智能终端上。体感输入能让智能终端"感受"到用户的特定手势，并且根据用户的特定手势做出回应。体感输入能完善智能终端的用户体验，并且能带动创新性的应用，如交互式游戏等。语音输入将实现人机对话，不再仅仅是将语音翻译成文字，而是能"理解"用户的语言，并且根据语言的内容做出回应。智能终端的用户界面的设计将更加趋向人性化，配合终端的多种输入方式，提供直观、清晰的用户使用界面。通过设备上的摄像头和其他传感器，可以进行更复杂的交互，如模式识别、场景识别等，进一步提高移动智能终端的"智能"，提高使用效率，带来新的应用方式以及商业机会。

（四）新型显示技术的综合运用

目前，液晶显示设备已得到广泛的应用，随着产业化的持续推进，3D、4K/8K 超高清、显示技术将会更加的成熟，同时，OLED、激光显示、电子纸和柔性显示等技术将为智能终端提供更多的选择。而虚拟现实和增强现实技术也将在智能终端与智慧家庭上逐步应用。

（五）新型网络接入

网络的接入速度和接入方式直接影响智能终端的用户体验。随着 IEEE 802.11n 无线网卡驱动的普及，未来 WLAN 将成为视频流传输的载体，尽管有线技术实施起来仍更可靠，但是在服务质量（QoS）和吞吐量方面逐渐得到改善的 WLAN，由于具有移动性将会占据优势地位。电力线上网在欧洲将获得广泛应用，欧洲的建筑结构并不太适合 WLAN 的应用。随着 5G 移动通信等相关技术的成熟和 IPv6 等技术的快速发展，智能终端的网络接入技术将随宽带技术发展而发展，智能终端必然会兼容多个网络。

（六）终端技术的融合与互动

触摸屏、LED、数字高清和 3D 等技术将被更大规模地应用到智能终端产品中。三网融合对普通消费者来说意味着实现三屏合一，对于传统的电脑、手机、电视来说，屏幕所具备的功能将趋于一致，只是各自的角色不同，消费者选择使用任何一个屏幕，都将可以获得同样的功能，双向、高清机顶盒正在成为主流产品，机顶盒技术将向高集成度方向发展。未来几年，超高清逐行扫描分辨率、网络连接、无线连接、支持 120Hz/240Hz 播放的帧频转换等技术都需要大量使用高级视频处理芯片，因此，高级视频处理芯片需求量将快速增长。

（七）物联网、云计算等技术的应用

智能终端与智慧家庭不是一个独立的产品和系统，而是可以通过软件升级、应用安装等方式提供更多的增值服务，为其功能的扩展奠定了基础。未来的智能终端将不仅仅是个人娱乐中心，还是个人信息服务中心，而智慧家庭是物联网和云计算的重要应用场所。

四、家庭智能终端与智慧医疗

公共医疗管理系统的不完善，以及医疗成本高、渠道少、覆盖面窄等问题长期困扰着广大居民。尤其以"效率较低的医疗体系、质量欠佳的医疗服务、看病难且贵的就医现状"为代表的医疗问题成为社会关注的主要焦点。大医院人满为患，社区医院无人问津，病人就诊手续烦琐等问题都是由医疗信息不畅、医疗资源两极化、医疗监督机制不全等导致的，这些问题已经成为影响社会和谐发展的重要因素。建立一套智慧的医疗信息网络平台体系，使患者用较短的诊疗等待时间、支付基本的医疗费用，就可以享受安全、便利、优质的诊疗服务。从根本上解决"看病难、看病贵"等问题，真正做到"我的健康我知道，我的健康我管理"是当前迫切需要解决的问题和今后的发展趋势。利用家庭智能终端强大的功能，促进和推动医疗服务的信息化发展，使医疗服务实现真正意义的智能化、智慧化，让智慧医疗走向寻常百姓的生活。

智慧医疗由 3 部分组成，分别为智能医院系统、区域卫生系统及家庭健康系统。其中，家庭健康系统需要由家庭智能终端产品来完成和实现。

家庭健康系统针对行动不便、无法送往医院进行救治病患的视讯医疗，对慢性病及老幼病患远程的照护，对智障、残疾、传染病等特殊人群的健康监测具有重要作用，从技术角度来讲，家庭智能终端完全适应并能够承担相应的功能。

（一）健康数据采集家庭智能终端产品

通过互联网也可以开展远程会诊、自动查阅相关资料和借鉴先进治疗经验，辅助医生给患者提供安全可靠的治疗方案；还可以通过单一参数指标采集，进行健康指数评估与指导评价。

（二）慢性病管理与特需护理数据采集终端

对于居家慢性病、失能与半失能人群的特需护理与管理方式，可采用与医养结合的机构或家庭签约医生服务方式。居家检测管理场景示意如图 3-52 所示。

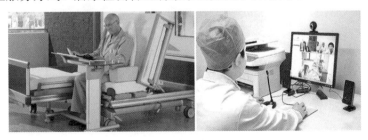

图 3-52　居家检测管理场景示意图

（三）应用模式创新

根据不同人群、病情状态和专业数据要求，结合患者身体状态，设计适合和方便患者使用的终端形式。

家庭智能终端能够帮助医院实现对人的智能化医疗和对物的智能化管理工作，支持医院内部医疗信息、设备信息、药品信息、人员信息、管理信息的数字化采集、处理、存储、传输、共享等，实现物资管理可视化、医疗信息数字化、医疗过程数字化、医疗流程科学化、服务沟通人性化，能够满足医疗健康信息、医疗设备与用品、公共卫生安全的智能化管理与监控等方面的需求，从而解决医疗平台支撑薄弱、医疗服务水平整体较低、医疗安全生产隐患等问题。

利用家庭智能终端构建"电子医疗"服务体系，可以为医疗服务领域带来 4 大便利。一是把现有的医疗监护设备无线化，进而大大降低公众医疗负担。二是通过信息化手段实现远程医疗和自助医疗，有利于缓解医疗资源紧缺的压力。三是信息在医疗卫生领域内的各参与主体间共享互通，有利于医疗信息充分共享。四是有利于我国医疗服务的现代化，提升医疗服务水平。

第四章　健康管理大数据

第一节　大数据分析与应用

大数据（Big Data）与云计算的关系就像一枚硬币的正反面一样密不可分，其特色在于对海量数据进行分布式数据挖掘。大数据无法用单台计算机处理，必须采用分布式架构，必须依托云计算的分布式处理、分布式数据库、云存储和虚拟化技术。大数据分析常和云计算联系到一起，因为实时数据集分析需要向数十、数百甚至数千台的电脑分配工作，其需要特殊的技术，以有效地处理大量在容忍时间内经过的数据。所涉及的技术包括大规模并行处理（MPP）数据库、数据挖掘、分布式文件系统、分布式数据库、云计算平台、互联网和可扩展的存储系统。

作为大数据重要应用领域的医疗卫生行业，也开始面临大数据带来的挑战。医疗卫生行业每天都产生大量的数据，其中不仅有诊疗病历信息，还有多种类型的影像、病理检查等生物学信息，甚至还有越来越平民化的基因组测序数据。有些信息的单个文件所需存储空间就很大。例如，一张 CT 图片的大小约为 150MB，一张标准的病理图的大小将近 5GB，一个基因组测序文件大小约为 755MB。而这些信息数据的集合更是呈现几何倍数的增长，其数量之大、种类之繁杂令人难以置信，这给医疗卫生部门的信息储存及整个医疗产业带来了前所未有的巨大压力。随着大数据技术的发展及应用，这些海量的医疗信息资源将发挥巨大的价值。

一、大数据的基本概念

大数据是一种规模大到在获取、存储、管理、分析方面大大超出了传统数据库软件工具能力范围的数据集合，其具有海量的数据规模、快速的数据流转、多样的数据类型和价值密度低 4 大特征。大数据的基本单位是 bit，按由小到大的顺序给出所有单位：bit、Byte、KB、MB、GB、TB、PB、EB、ZB、YB、BB、NB、DB。

大数据应用于政府/公共事业、物流零售、文化娱乐、能源/制造、金融/保险、旅游、IT 互联网/电信等行业，可以看出，其应用涉及所有行业领域。行业应用价值最高的 10 大领域分别是医疗卫生、生命科学、保险业、电信运营商、能源行业、电子商务、交通运输行业、执法领域、通信技术和环境气象。

二、医疗卫生行业大数据

医疗卫生行业大数据的数据资源包括医疗服务、医院与医保的结算与费用、医学研究、厂商医药医械与临床试验、居民健康管理、政府人口与公共卫生，以及公共网络等数据。与

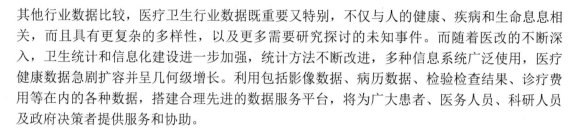

其他行业数据比较，医疗卫生行业数据既重要又特别，不仅与人的健康、疾病和生命息息相关，而且具有更复杂的多样性，以及更多需要研究探讨的未知事件。而随着医改的不断深入，卫生统计和信息化建设进一步加强，统计方法不断改进，多种信息系统广泛使用，医疗健康数据急剧扩容并呈几何级增长。利用包括影像数据、病历数据、检验检查结果、诊疗费用等在内的各种数据，搭建合理先进的数据服务平台，将为广大患者、医务人员、科研人员及政府决策者提供服务和协助。

（一）医疗健康大数据的基本概念

医疗健康大数据泛指所有与医疗和生命健康相关的数字化的极大量数据，也简称医疗大数据或医学大数据。医疗健康大数据可以是涉及一个国家或地区全部医院或所有人群的数据，具有几个、几十个或更多 TB，甚至 PB 级的数据量，也可以只是一个地区几家医院或一部分健康人群的数据，甚至可以只是一家医院的全部临床医疗数据。目前，一个中型医院 1 年的医疗数据（包括影像数据等）加起来就可达到几十个 TB 级的数据量，剔除主要的影像数据量后，仍有大概数百 GB 级以上的数据量。而且，医院很多年份或很多临床科室的数据都已可以相互关联，使医院的数据性质和数据应用价值获得突破性提升，完全不同于以往单一年份或单独临床科室的数据。

（二）医疗健康大数据的来源

医疗健康大数据来源大多与健康检查、诊疗过程有关，主要有以下 4 个方面。

（1）患者就医流程所产生的数据

包括患者基本信息、检测、检验、影像、诊断、治疗、费用等数据，这类数据一般产生及存储在医疗机构，这也是医疗健康大数据最主要的产生地。

（2）检验中心数据

大量存在的第三方医学检验中心承接着医疗机构的检验外包功能，并由此产生了大量患者的诊断、检测、影像数据。

（3）药企、基因测序数据

制药公司在新药的研发及临床试验过程中会产生大量数据，近几年火爆的基因测序同样也会产生大量的个人遗传基因数据。

（4）智能可穿戴设备产生的数据

随着移动医疗的快速发展，智能可穿戴设备也在迅速普及，大量的患者单一特征健康数据在快速地上传到云端。

（三）医疗健康大数据的种类

按照不同来源，医疗健康大数据可以分成医疗大数据、区域健康服务平台大数据、公共卫生与疾病监测大数据、自我量化大数据、网络大数据和生物信息大数据 6 大类。这些不同种类的数据具有不同的性质、医学价值及问题。

1. 医疗大数据

医疗大数据通常指医院里产生的数据，是最主要的医疗健康大数据，产生于医院常规临床诊治、科研和管理过程，包括各种门急诊记录、住院记录、影像记录、实验室记录、用药记录、手术记录、随访记录和医保数据等。这些医疗数据中的大多数都是用医学专业方式记录下来的，以临床实践自然随机形式存在，是最原始的临床记录。从临床管理或研究角度看，这些数据是关于病人就医过程的真实记录，也可以说是临床医疗行为留存的痕迹，每一个数据都是有价值的，包括记录不完善或错误的数据，都可能隐藏了有待发掘和利用的重要医学信息。

医疗大数据的复杂性体现在，一方面包含了大量的专业医学用语，光是疾病名称就有 3 万多种，另外还有数以万计的诊断、手术和药物名称，以及大量的影像、医嘱等非结构化数据。另一方面，由于医疗大数据是不同临床诊疗服务过程的产物，所以数据之间关系复杂，并且很容易受到各种因素的影响，致使某些数据带有偏倚性。一般来说，不同医院之间在很多方面是有差别的，如病人的个体特征和疾病程度、医院诊断和治疗水平、医疗数据记录和编码水平等。如果研究者没有注意到医院间的这些差别，就可能导致错误结论，并进一步误导临床诊治工作。因为专家一般都非常重视大数据研究结果，会立即将其纳入临床诊治规范中推广应用，所以大数据研究一旦发生错误，可能会对临床实践造成巨大损害。另外，除了包含病人隐私信息，医疗数据也包含了大量关于医院运转、诊疗方法、药物疗效等信息。这些信息一般都很敏感，某些可能会涉及商业利益，有时候即使分析很到位，但如果解释不严谨，仍会引发争议，甚至导致法律纠纷。

2. 区域健康服务平台大数据

依托于区域健康服务平台（以下简称服务平台）大数据是重要的医疗健康大数据之一，也是未来医疗健康大数据的发展方向。一方面，服务平台汇集和整合了区域内多家医院和相关医疗机构的医疗健康数据，使数据量大幅度增加。另一方面，服务平台数据的收集事先都经过充分的科学论证和规划，服务平台数据比原先的医院数据更为规范。

目前，有些区域健康服务平台由政府管理部门委托建立，有些则由第三方 IT 公司建立。两者虽然都有同样目的，即通过整合各医院诊疗数据，使病人就诊数据在不同医院之间可以互相交流，但由第三方公司建立的服务平台创新性更强，且正在尝试针对重点疾病和特殊人群，打造基于医疗圈的个性化诊疗模式、基于健康圈的个性化健康管理与促进模式等。由第三方工厂公司建立的服务平台中的数据及内容在医学上会更为合理、有用。区域健康服务平台的大数据具有地区人群代表性，其研究结果适用于当地人群。然而，即使在同一区域内，医院之间、病人个体特征和医院诊疗水平等差别依然存在。

3. 公共卫生与疾病监测大数据

除了上述原生态的医疗大数据以外，另有一些医疗健康大数据来自专门设计的基于大量人群的医学研究或疾病监测。例如，国家有关部门近年开展的脑卒中筛查与防治项目，计划在全国各地筛检 100 万脑卒中高危人群，随后对筛检出的高危人群的疾病及其治疗结果进行长期追踪。另一项近年刚启动的重大专项研究是中国环境与遗传因素及其交互作用对冠心病和缺血性脑卒中影响的超大型队列研究，其包括了 50 余万人的自然人群、评估遗传和环境危险因素及其复杂的交互作用。专项设计的大数据还包括各种全国性抽样调查和疾病监测数据，如全国营养和健康调查、出生缺陷监测研究、传染病及肿瘤登记报告等数据。因为这些研究或监测都经过仔细的专业设计，所以数据内容较多，数据质量也较高，能够导出较为理想的研究结果。这些专项大数据与医疗过程中产生的大数据相互融合后，可在疾病的治疗和预防中发挥更大的作用，但是这些大数据只限于局部人群，纯属研究目的，无法对全国范围人群或整个地区人群的疾病进行个性化的诊疗和防控。

4. 自我量化大数据

基于移动物联网的个人身体体征和活动的自我量化数据是一种新型的医疗健康大数据。自我量化大数据包含了血压、心跳、血糖、呼吸、睡眠、体育锻炼等信息，除了有利于帮助了解自身健康状况外，经过一定时期的累积，在医学上会变得很有用，不仅有助于识别疾病病因或防控疾病，而且有助于个性化的临床诊疗，从而塑造全新的医疗或健康管理模式。

5. 网络大数据

网络大数据是指互联网上与医学相关的各种数据。与其他各类医疗健康大数据混为一谈，造成了对网络大数据效用的误解。网络大数据产生于社交互联网上关于疾病、健康或寻医的话题，以及互联网购药行为、健康网站访问行为等。网络大数据非常杂乱无章，同一主题的数据既可来自同一网站众多不同的网络用户，也可来自不同的网站，而且又会包含大量音视频、图片、文本等异构性数据。与自我量化等数据相比较，网络大数据是被动性存在的，随机性很大，数据中蕴含的信息缺乏稳定性。由于信息噪声很高，缺乏医学专业规律，所以大部分数据都不会有医学价值。即使少部分可被用于挖掘分析，但也必须要了解，除非经过专业设计，一般来说，上传信息的网络使用者只代表了全部人群中一小部分特殊人群，如只代表了部分年轻人、嗜好上网者、疾病焦虑者、久病不治者或特别关注健康者。

目前，网络大数据被发现最有用的医学价值是对疾病传播的监控和预防。一些国家的流行病学专家正在改用主动监测的方式，即鼓励普通民众利用网络主动报告自己或家人的流感疑似症状。

6. 生物信息大数据

生物信息大数据是一类比较特殊的医疗健康大数据。这类数据具有很强的生物专业性，主要是关于生物标本和基因测序的信息。虽然在信息内容表达方式上，生物信息大数据与上述所有大数据大不相同，但它直接关系到临床的个性化诊疗及精准医疗，所以可归入医疗健康大数据一类。生物信息大数据数量巨大，据估计，人类基因测序一次，产生的数据量可高达 100G～600G。目前，生物信息大数据面临的最大难题是，如何能使标本及数据标准化、测定结果实用化，以及测定结果与病人临床数据无缝连接等。

综上所述，医学是一门经验数据特点突出的学科，各种医疗健康大数据提供了一个能迅速获取大量医学经验和知识的机会，另外也提供了更为可靠地解决各种医学问题的新途径，造福于患者并保障人民健康。然而，不同种类的医疗健康大数据的性质是不同的，并且它们的价值和存在的问题也是不同的。在进行医疗大数据分析前，数据分析者应该对不同类型的数据进行有效甄别，同时由于医疗健康数据属于复杂和敏感类数据，所以使用者一方面需要具备足够的专业知识，另一方面也需要抱有谨慎小心的态度。

（四）医疗健康大数据的特性

医疗健康大数据具有以下 7 个特性。

（1）多样性

随着传感器、智能可穿戴设备等技术的飞速发展，数据也变得更加复杂。多样性是医疗健康大数据区别于其他领域数据的最根本和最显著的特性，在一定程度上加大了医疗健康大数据的分析难度，呈现在数据的来源（如医疗+健康+公卫；基础、临床、中医、药学、社会、特种等）、结构、标准，以及管控和行政干预导致数据的多样化。

（2）不完整性

医疗健康大数据的搜集和处理过程存在脱节，医疗数据库对疾病信息的反映有限。同时，人工记录的数据会存在数据的偏差与残缺，数据的表达、记录有主观上的不确定性。同一种疾病并不可能全面地由医疗健康大数据反映出来，因此，疾病的临床治疗方案并不能通过对数据的分析和挖掘而得出。另外，从长期来看，随着治疗手段和技术手段的发展，新型的医疗数据被创造出来，数据挖掘对象的维度也在不停地增长。

（3）异构性

存在着来自不同品质、不同结构、不同区域、不同来源的同时出现的数据，也有同时出现的医疗+健康+公卫数据。

（4）隐私性

医疗健康大数据存在涉及个人隐私与行政控制问题。在对医疗健康大数据的挖掘中，不可避免地会涉及患者的隐私信息，这些隐私信息的泄露会对患者的生活造成一定影响，特别是在移动健康和医疗服务的体系中，将医疗健康大数据和移动健康监测，甚至一些网络行为、社交信息整合到一起的时候，隐私泄露带来的危害将更加严重。

（5）互联性

互联性是指医疗健康大数据只有集成与整合才能发挥价值，只有交互才能实现管控。

（6）时效性

病人就诊、疾病发病过程在时间上有一个过程，医学检测的波形信号（如心电、脑电）和图像信号（如 MRI、CT）属于时间函数，具有时效性。

（7）冗余性

医疗健康大数据中存在大量的相同或类似信息被记录下来。例如，常见疾病的描述、与病理特征无关的检查信息。

三、医疗健康大数据的应用

在技术层面，大数据技术可以应用于非结构化数据的分析、挖掘，大量实时监测数据分析等，为医疗卫生管理系统、综合信息平台等建设提供技术支持。在业务层面，大数据技术可以向医生提供临床辅助决策和科研支持，向管理者提供管理辅助决策、行业监管、绩效考核支持，向居民提供健康监测支持，向药品研发提供统计学分析、就诊行为分析支持。

（一）医疗系统、医疗信息平台建设中的应用

通过建立医疗健康大数据、网络信息共享、数据实时监测等方式，为国家卫生综合管理信息平台、电子健康档案资源库、国家级卫生监督信息系统、妇幼保健业务信息系统、医院管理平台等提供基本数据源，并提供数据源的存储、更新、挖掘分析、管理等功能。通过这些系统及平台，医疗机构之间能够实现同级检查结果互认，以节省医疗资源，减轻患者负担；患者可以实现网络预约、异地就诊、医疗保险信息即时结算。

（二）临床辅助决策中的应用

在传统的医疗诊断中，医生仅可依靠目标患者的信息，以及自己的经验和知识储备，局限性很大。而大数据技术则可以将患者的影像数据、病历数据、检验检查结果、诊疗费用等各种数据录入医疗健康大数据系统，通过机器学习和挖掘分析方法，医生即可获得类似症状患者的疾病机理、病因及治疗方案，这对于医生更好地把握疾病的诊断和治疗十分重要。

（三）医疗科研领域中的应用

在医疗科研领域，运用大数据技术对各种数据进行筛选、分析，可以为科研工作提供强有力的数据分析支持。

例如，健康危险因素分析中，利用大数据技术可以在系统、全面地收集健康危险因素数据（包括环境、生物、经济社会、个人行为和心理、医疗卫生服务、人类生物遗传因素等）的基础上，进行比对关联分析，针对不同区域、家族进行评估和遴选，研究某些疾病发病的家族性、地区区域分布性等特性。

（四）公共卫生管理中的应用

大数据可以连续整合和分析公共卫生数据，提高疾病预报和预警能力，防止疫情暴发。公共卫生部门可以分析医疗健康大数据的变化，通过分析不同地域患者出现相同或相似症状并蔓延的信息，快速检测传染病，进行全面疫情监测，快速响应。此外，还可以提高公众健康风险意识，降低传染病感染风险，为人类阻止或减缓流行病的发展提供依据。

（五）健康监测中的应用

在居民的健康监测方面，大数据技术可以提供居民的健康档案，包括全部的诊疗信息、体检信息，这些信息可以为患病居民提供更有针对性的治疗方案。对于健康居民，大数据技术通过集成整合相关信息，挖掘数据对居民健康进行智能化监测，并通过移动设备定位数据对居民健康影响因素进行分析，为居民提供个性化的健康事务管理服务。

（六）医药研发、医药副作用研究中的应用

在医药研发方面，医药公司能够通过大数据技术分析公众疾病药品需求趋势，确定更为有效率的投入产出比，合理配置有限研发资源。此外，医药公司能够通过大数据技术优化物流信息平台及管理，使用数据分析预测提早将新药推向市场。

在医药副作用研究方面，医疗大数据技术可以避免临床试验法、药物副作用报告分析法

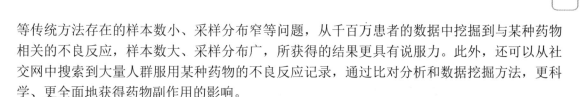

等传统方法存在的样本数小、采样分布窄等问题，从千百万患者的数据中挖掘到与某种药物相关的不良反应，样本数大、采样分布广，所获得的结果更具有说服力。此外，还可以从社交网中搜索到大量人群服用某种药物的不良反应记录，通过比对分析和数据挖掘方法，更科学、更全面地获得药物副作用的影响。

四、医疗健康大数据应用中存在的问题

由于网络安全性不高、技术不足、人们观念落后等原因，医疗健康大数据应用还存在很多问题与挑战，因此，人们期待医疗健康大数据最终应用能够进行智能诊断，让计算机代替医生的部分作用，并为临床诊断提供有效的建议及帮助。

（一）数据量大，数据类型复杂

医疗领域的数据量巨大，数据类型复杂。2020年，医疗数据将增至35ZB，相当于2009年数据量的44倍。另外，在医院，每个患者不但要经过辨证论治的个体化诊疗，而且要经过各种理化检测进行疾病及其预后的诊断，所以不光有病历资料中包含的信息，还会有生化检查、多种影像或病理切片检查的生物学信息，数据类型十分复杂，这给数据的存储、分析、处理、传输等带来很大的挑战。

（二）信息采集不足，收集渠道不畅

要想在医疗领域使用大数据技术，首先要有足够多的病人、药物等相关信息，这是数据分析的基础，然而许多病人可能出于隐私考虑不愿提供这些信息，制药企业也有可能因为商业利益不愿共享药物成分等敏感信息。另外，各个医院及机构的医疗信息、软件及硬件服务都各自独立，缺乏合理接口，大数据收集的渠道不畅，导致采集与应用存在一定程度上的脱离。

（三）大数据高效分析能力欠缺

采集到足够信息后，需要由相关领域的专业人士与信息技术专家一起对数据进行有针对性地归纳和分析，得出由大量新兴技术（如内存数据库等）组成的高性能、专业的分析技术架构解决方案，而这种跨学科、跨领域的合作能否顺利实现，是大数据技术实际应用中的重要问题。

（四）大数据的安全

随着数据量不断增加，数据存储的物理安全性越来越重要，对数据的多副本与容灾机制提出更高要求。但是网络和数字化生活使得犯罪分子更容易获得关于个人的信息，也有了更多不易被追踪和防范的犯罪手段，大数据保护越来越重要。

五、医疗健康大数据的发展趋势

随着大数据分析和应用技术的完善与发展，医疗行业的大数据应用需求也随之不断增长，医疗健康大数据将在医疗行业的诸多方面发挥更大的作用。

（一）从医生角度

1．比较治疗服务

临床数据比对，匹配同类型的病人和用药情况，比较多种干预措施的有效性，从而提出最有效和最具成本的治疗方法。

2．临床决策支持服务

利用规则和数据实时分析给出智能提示；使用图像识别技术或者挖掘医疗文献数据建立医疗专家数据库，从而给医生提出诊疗建议和实施方案。

（二）从药企、科研单位角度

1．药品研发

对药品实际作用或功能进行分析，进行药品市场预测分析，制定市场推广策略。分布式计算加快基因测序计算效率，同时加快创新药物研发进展。

2．临床试验数据分析

实时或近乎实时地收集不良反应报告，可以促进药物改进；对药物进行重新定位，确定药品更多的适应症和发现副作用。

（三）从政府角度

1．传染疾病控制

快速检测传染病，进行全面的疫情监测和快速响应；提供准确和及时的公众健康咨询，降低传染病感染风险。

2．人口健康分析

对不同群体人群就医情况，以及健康数据实施人口统计分析，分析与人们不良的生活方式密切相关的疾病源。

3．医保欺诈

预测风险，辅助制定农合基金的起付线、赔付病种等；监控医保卡诈骗、套现等；监控医疗信息，防止"大处方"（即超常处方）。

（四）从患者角度

1．病症早期预测

应用高级分析可以确定哪些人是某类疾病的易感人群，并根据确定的某类疾病的易感人群，尽早接受预防性保健方案。

2. 个性化治疗

同样的病人用同样诊疗方案但疗效却不一样，部分原因是遗传变异。个性化治疗可以针对不同患者采取不同的诊疗方案，根据患者的实际情况调整药物剂量，可以减少副作用。

3. 个人健康管理

更全面深入地从社会、心理、环境、营养、运动的角度来对每个人进行全面的健康保障服务，帮助、指导人们有效地维护自身健康。

第二节　云计算技术与应用

云计算技术是指一种超级的计算模式，是基于互联网产业的相关服务，涉及动态易扩展的虚拟化资源，具有空前强大的数据处理能力。其以网络为基础，在远程的数据中心，将众多的服务器连成一片，进行快速的存储和运算，用户的应用平台可以通过数据适配器接入数据中心，进行数据的利用，从而提高资源的利用率，减少反复投入。虚拟化云平台结构如图 4-1 所示。

之所以称为"云"，是因为它在某些方面具有现实中云的特征：云一般都较大；云的规模可以动态伸缩，且边界是模糊的；云在空中飘忽不定，无法也无须确定它的具体位置，但它确实存在于某处。

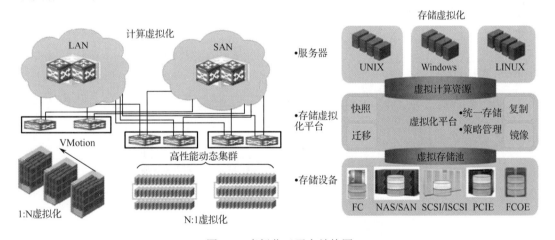

图 4-1　虚拟化云平台结构图

一、云计算类型

云计算依据服务方式的不同分为私有云、社区云、公有云和混合云。私有云（Private Cloud）是企业可以完全控制的云计算方式，如云存储的存储资源的访问可以完全由企业控制，而不是由云计算服务提供商控制。社区云（Community Cloud）是大的"公有云"范畴内的一个组成部分,是指在一定的地域范围内,由云计算服务提供商统一提供计算资源、网络资源、软件和服务能力所形成的云计算形式。即基于社区内的网络互连优势和技术易于整合等特点,通过对区域内各种计算能力进行统一服务形式的整合,结合社区内的用户需求共性,实现面向区域用户需求的云计算服务模式。公有云(Public Cloud)通常指第三方提供商为用户提供的能够使用的云,公有云一般可通过互联网使用,可能是免费或成本低廉的。这种云有许多实例,可在当今整个开放的公有网络中提供服务。混合云(Hybird Cloud)是云基础设施由以上两个或更多云组成。

云计算具有五大主要特征:一是随需应变的自助服务;二是无处不在的网络;三是访问位置无关的资源池,包括存储/处理能力、内存、网络带宽和虚拟机;四是快速而灵活;五是按使用付费。

到目前为止,云计算仍没有统一的定义,因为它是一个抽象的概念,并不是特指某种技术或者标注。所以,不同的人因其视角不同而对其理解也不同。目前,广为接受的是美国国家标准与技术研究院的定义:云计算是一种按使用量付费的模式,这种模式提供可用的、便捷的、按需的网络访问,进入可配置的计算资源共享池(资源包括网络、服务器、存储、应用软件、服务),这些资源能够被快速提供,只需投入很少的管理工作,或与服务供应商进行很少的交互。

二、医疗云计算系统层次结构

由于医疗信息系统不同于一般的企业信息系统,医疗数据不仅仅涉及患者个人隐私,还会影响疾病控制和医保体系信息统计及决策等医疗卫生的方方面面,关乎国家卫生事业发展。相对于传统的云计算系统,云计算医疗系统对于信息安全、容灾备份、系统稳定性等方面都有更高要求。因此,在传统的云计算层次结构中增加管理即服务层,这样设计可满足系统可靠性、安全性等方面的需求。医疗云计算的层次结构如图 4-2 所示,由医疗基础设施即服务层、医疗平台即服务层、管理即服务层及医疗软件即服务层 4 个层次组成。

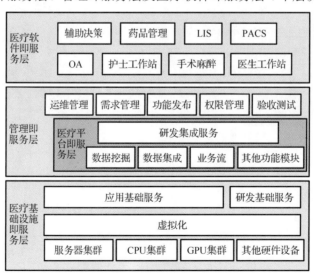

图 4-2 医疗云计算的层次结构

（一）医疗基础设施即服务层

医疗基础设施即服务层为医疗云计算提供较为完善的网络基础设施及硬件平台，约定将服务器集群和海量数据存储等设备"集中"构建数据中心、应用服务器集群及容灾系统。数据中心用以存储个人卫生数据、卫生统计数据、科研数据及文献、文件资料等信息。对于医疗云计算的顶层用户层来讲，这个层次的工作模式及子系统构造过程产生的异构现象是"不可见"的。

（二）医疗平台即服务层

开发者可以通过该层的定义快速开发和发布易于在云计算医疗信息系统中部署的功能软件、已有软件的功能扩展插件、应用系统框架及算法功能模块。与传统的云计算不同，医疗平台及服务层不仅为技术开发人员提供良好的开发和发布平台，在此层还将定义医疗业务需求发布功能。用户可以通过普通文档，以及本层图形化需求描述软件构建的需求信息平台同研发人员沟通提高开发效率。

（三）管理即服务层

用于将平台及服务层的软件汇聚，并对其进行筛选，最后在软件即服务层发布。同时，该层充当开发人员的角色完成和用户的沟通作用，形成用户需求文档，提供给平台即服务层并由其负责开发。该层还负责对整个云计算医疗信息系统的运行维护、云计算资源管理、用户权限管理、软件开发企业授权认证等管理功能。

（四）医疗软件即服务层

通过医疗管理即服务层将开发的功能软件提供给用户，医院信息系统（HIS，Hospital Information System）的功能也通过该层实现和用户层的接口。该层的功能软件直接向管理即服务层发布需求，经过沟通协商之后形成更加完备准确的需求供给平台即服务层进行开发。

三、医疗云计算应用现状与存在的问题

医院信息系统的开发和应用正在向深度发展，开始从早先的侧重于经济运行管理，逐步向临床应用、管理决策应用延伸，已逐步实现"以收费为中心"向"以病人为中心"的数字化医院转变，从 2007 年开始的数字化医院集成平台稳步发展，但是整合难度较大，目前发展较慢。

（一）应用现状

近年来，我国各级医疗机构、公共卫生机构已经建设了大量的医疗信息资源，并且还在建设更多的医疗信息资源。逐步将医疗信息资源存储在云上，医疗信息资源的共享将更为方便与快捷，各个医疗机构或信息资源的建设人员也可以利用云计算所提供的强大的协同工作能力实现医疗卫生信息资源的共建。医疗信息系统结构图如图 4-3 所示。

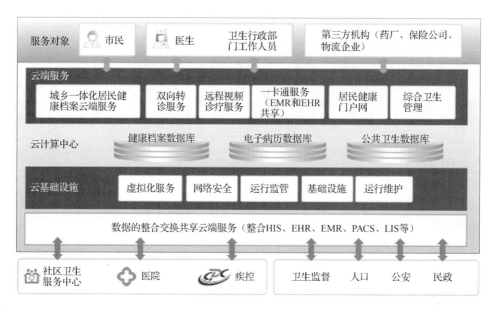

图 4-3　医疗信息系统结构图

国内业内普遍认为，区域医疗卫生信息化的核心是实现电子健康档案和电子病历的共享，而电子健康档案和电子病历在特定的两个医院间建立传输其实并不困难，通过系统间的接口就完全可以实现，但是要实现在区域中几十家医院和上百个社区之间的互联互通，通过点对点的接口方式基本是不可能的。因此，一个合理的方法就是把点对点的问题变成多点对一点的问题，即建立一个集成平台，把所有的文档都传送到平台上，而所有的人在需要时再从平台上获取文档。

云计算的发展给医疗信息化带来了机遇，它不仅提高了资源利用率，而且让医疗信息成为很重要的信息资源。有了云计算的帮助，未来可以实现随时随地获取医疗信息。云计算的应用实现了医疗数据的自动统计，以精确分析病人的疗效数据，帮助医生确定最有效的治疗方法。此外，依托云计算将医疗信息数据标准化，不仅可以减少过度治疗，提高医疗质量，解决治疗当中的问题，而且可以对一些隐含的问题进行预测。云计算的服务模式能够为医疗卫生信息化建设提供的服务主要有以下 4 个方面。

1. 在线软件服务

在线软件服务是软件即服务（SaaS）的一种典型应用，在此应用中，医疗卫生信息建设过程中软件不需要一次性购置，大大减少了建设成本。IBM 以业界领先的云计算平台为支撑，通过软件即服务（SaaS）的创新模式向医疗机构和个人提供一整套在线服务，包括电子健康档案、注册预约等，大大缩减了医疗机构的投资，并为病人提供便利。

2. 硬件租借服务

云计算服务商所提供的硬件租借服务，可实现统一的服务器管理维护，减少医院建设和维护成本。

3. 计算分析服务

云计算服务商所提供的计算分析服务,能够运用其本身超大规模的计算来提高对海量的医疗相关数据的分析能力与深度发掘利用水平,在海量的数据中找到它们的关联规则并对其进行精加工和深度利用,为各级医疗机构、医院和临床一线提供更加全面、准确的数据。

4. 云存储服务

云存储是指通过集群应用、网格技术或分布式文件系统等功能,将网络中大量各种不同类型的存储设备通过应用软件集合起来协同工作,共同对外提供数据存储和业务访问功能的一个系统。

传统模式与云计算平台模式的比较如表 4-1 所示,从中可看出云计算带来的益处。

表 4-1 传统模式和云计算平台模式的比较

类 型	传 统 模 式	云计算平台模式
初期投资	较大,需自建机房和自购服务器	小,无须自建机房和自购服务器
技术人员	要求高	要求低
系统维护	难度大	难度小
系统可靠性	较差	强
适应性	较差,各单位都需调整	好,只需在服务器端调整
数据共享	"信息孤岛",共享较难	数据集中,共享方便
数据安全	较差	高,高标准建设
数据汇总	费时费力,容易出错	强
政策数据调整	层级多,政策落实缓慢	只需修改软件功能模块
经济性	差,总体成本高	好,总体成本低
计算资源利用率	低,很多计算资源闲置	高
发展趋势	落后模式,渐渐被淘汰	未来发展趋势

将云计算技术运用到医疗行业,可大大提高医疗信息化水平和服务质量,减少构建系统的成本,并且使人们更方便地得到医疗保健等服务。通过云计算系统构建,实现医疗设备等资源的共享,使得城乡的医疗卫生差距缩小,并且大大提高了医疗资源的利用率。

对于普通患者而言,已经实现并可以通过云医疗获得预约、挂号、查询检验检查结果、远程就医、避免重复检验检查等服务,节省了许多时间。对于医院而言,可提高其管理水平和效率、大幅度简化 IT 部署的工作和运维的工作,有效地管理硬件资源、节约信息化成本。对于医师而言,可以通过系统档案了解病人过去的情况,更方便地采取医疗措施,避免误诊和医疗事故。对于药品供应商而言,可以根据医院的药品进行监控、配送等。对于政府部门而言,可以更方便地监督和管理。

(二)应用中存在的问题

1. 推进与系统建设中存在的问题

在医疗卫生信息化建设与快速发展的过程中,硬件、软件、人力、物力、财力都存在不同的问题。

（1）缺乏系统整体规划。医院信息应用不断增长，各类系统越来越多，结构越来越复杂。目前，国内部分医院特别是中小医院，盲目建设与投资，与医院长足发展不匹配、不协调，造成资源的严重浪费，影响了信息化工作的深入开展，也影响了信息化建设的信心。

（2）项目庞大，部署复杂。医疗卫生信息化系统具体涉及几十个应用系统，不仅要面向各级医疗机构及其管理部门，而且还要与医保、公安局、银行等相关系统对接，用户非常复杂，实行和推行难度较大。

（3）建设和维护费用高昂。在一个系统建设之初，需要投入较多的费用。同时，在科技日新月异的今天，电子化设备、软件系统每年都有更新，使得硬件维护成本和软件升级更新成本高居不下。

（4）信息化人才不足。医疗卫生信息化建设需要大量的综合性专业人才，他们既要懂信息技术又要了解医院业务，不仅能为医院信息化工作提供技术支持，而且能对收集到的信息进行处理，帮助领导决策。从当前情况来看，这类专业技术人才无论是从数量上还是质量上，都不能满足医疗卫生信息化进一步发展的需要。

2. 智慧医疗集成平台应用中存在的问题

部分自身条件较好的医院已经建立完整的信息化建设系统，但是绝大部分医院的信息化建设仍十分落后。目前，医疗卫生业务系统数据分散、操作独立，存在大量的信息孤岛，无法实现信息共享。随着业务应用系统的发展，数据量不断增加，大量信息孤岛可在极大程度上降低系统的性能，甚至可造成系统的瘫痪，对医疗机构的正常工作产生严重影响，并成为困扰医疗信息化发展的障碍。云计算在智慧医疗集成平台中的应用具有必要性，主要表现在以下3个方面。

（1）医院各业务平台的设备均为独立的"孤岛"，运营成本较高，设备资源的利用率较低，且无法实现有效的共享。部分设备耗电量较大，采用智能调节技术及设备自我管理实现节能异常困难。将云计算运用到智慧医疗集成平台中，可有效降低资源利用的成本，极大地提高资源利用率。

（2）智慧医疗集成平台中的新业务系统从设备采购、安装到上线，周期十分漫长。服务器及网络设备等硬件频繁出现故障，业务检验结果偏差（OOS）成本较高。云计算建设及部署周期较短，客户端要求较低，可轻松实现数据共享。

（3）各医疗机构的信息化水平不一，要求智慧医疗集成平台具有安全、灵活、开放等特点。作为信息孤岛的医疗机构，不方便实现资源的独立共享，因此，需要强有力的信息存储平台，以利于信息资源的流通及共享。云计算可对医疗网络上分布的高性能资源进行整合，并提供高性能的计算服务，使用户通过网络获得所需的服务；建立高效的任务调度及资源管理机制，对各计算资源及智慧医疗应用进行协调，以满足智慧医疗集成平台对计算能力的巨大需求。

3. 未来发展会呈现的问题

随着医疗机构数字化建设的日臻成熟，云计算技术的研究将会有广泛的应用前景，但是，在医疗信息系统发展中将会面临更多的困难及问题。

第一是技术问题。云计算系统不仅仅针对医疗，还针对其他各个领域。所有这一切都需要大量的资源。云计算平台必须有效地处理各种软硬件维护需求，从而降低各种软硬件维护对云计算服务的可用性造成的影响。云计算服务不能担保用户获得高品质的体验。

第二是经济问题。面对云计算的采购，企业需要支付的费用不是一次性支付，往往会按年或月的服务来计算需要支付的费用。而当购买的服务到期后，则仍须续签服务，仍须付费，所以虽然第一次支付费用相对较少，但是在购买云计算服务的时候要从长期支付的费用考虑。

第三是安全问题。这个问题其实是一切新兴技术所面临的问题，尤其是网络技术方面。由于云中的数据是客户所共享的，那么须考虑每个用户的授权问题。在医院中，病例属于患者的隐私，而且是具有法律效力的。提供云服务的公司面对如此庞大的数据时，如何把到每个客户的隐私保密及客户授权问题处理好，是将来所要面临的又一难题。

四、云计算在智慧医疗中的典型应用

众所周知，云计算体系结构主要由 4 部分构成，分别为物理层、资源层、管理层和应用层。其中，物理层是支撑云计算上层服务的各种物理设备，即硬件资源；资源层是基础架构层面的云计算服务，主要是软件资源；管理层提供对所有层次云计算服务的管理功能；应用层为用户提供软件服务。将云计算中各层次分别对应到区域医疗云信息系统中，形成更加快捷、简单、有效的区域医疗信息化服务系统。区域医疗云的体系结构如图 4-4 所示。

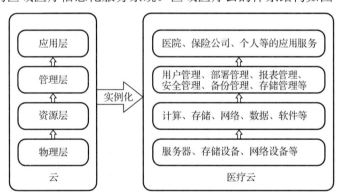

图 4-4　区域医疗云的体系结构

该体系结构中用到的关键技术包括：

（1）虚拟化技术。物理层和资源层中包括大量不同的软硬件设备和技术特性，采用虚拟化技术屏蔽设备多样性带来的差异，并将具体的技术特性加以封装，对外提供统一的逻辑接口。

（2）数据分布存储技术。平台由大量服务器、存储设备等组成，同时为大量用户服务，因此，采用分布式存储的方式存储数据，用冗余存储的方式保证数据的可靠性。

（3）数据管理技术。平台汇集了大量的医疗数据，需要对分布的、海量的医疗数据进行处理、分析。目前，可采用的较为成熟的数据管理技术主要包括 Google 的 BT（BigTable）数据管理技术和 Hadoop 团队开发的开源数据管理模块 Hbase。

（4）平台管理技术。平台管理技术必须确保大量服务器协同工作，方便进行业务部署和开通、用户权限管理和安全管理等；快速发现和恢复系统故障；通过自动化、智能化的手段实现大规模系统的可靠运营。

（一）区域云计算应用模式设计方案

针对医疗信息化建设的现状，结合云计算的特性，对区域医疗信息化进行探索性研究，提出了一种区域医疗云的解决方案。相对于以往的"驻地模式"，云计算为医疗机构提供了一种新的商业模式——服务模式（On-Demond），用户只需按照服务报价付费。区域医疗云计算框架结构如图 4-5 所示。

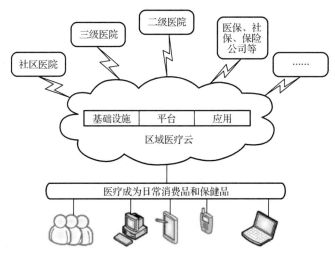

图 4-5　区域医疗云计算框架结构

该框架的设计思想是把各大医院、保险公司、社会个人等各类用户中易于标准化的共性部分加以封装，用云计算的模式进行建设，考虑一个开放共享的架构，由可信的第三方进行高质量、高标准的建设，对用户进行开放，提供统一的逻辑接口，用户根据自己的需要获得信息化服务并付费，而各用户只对自己特有的部分进行补充建设。其中共性的部分主要包括硬件基础设施、基础应用软件、软硬件维护、医疗数据及其他业务数据、配置管理、消息传输等。

（二）区域云计算应用优势

区域医疗将云计算技术应用到区域医疗信息化建设中，具有以下 4 个优点。

1. 提供可靠、安全的数据存储中心，可实现存储空间的动态扩展

因为在"云"的另一端，有专业的团队来管理信息，有先进的数据中心来保存数据，同时，有严格的权限管理策略可以放心地共享数据。用户不用再担心数据丢失、病毒入侵、存储空间不足等问题。

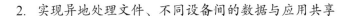

2. 实现异地处理文件、不同设备间的数据与应用共享

病人的电子医疗记录或检验信息都存储在医疗云平台的服务器中，可以按需索取，资源可以在一个区域内的医院群分享，而不在某个医院单独的 IT 系统中。另外，平台提供电子病历共享、远程医疗等手段，使医生与病人间的联系更加密切。

3. 引发急救医疗系统变革，提高医疗体系工作效率

医疗云系统可实时利用传感器显示各大医院手术室和病房的空闲情况，并且可随即联系医生，通报应诊信息，引导急救车在最短时间内到达最适当的医院。

4. 对用户端设备的要求低，各类用户使用方便

医生通过 PC、iPad 等了解患者情况，快速、准确地为病人诊断病情；患者通过其手机终端来进行云平台上的挂号预约，并可随时获得健康指导信息。个人医生、自动化健康建议等将使医疗成为日常消费品。

第三节　虚拟现实/3D 技术与应用

虚拟现实技术是一种通过计算机仿真技术，能够使用户沉浸到一种虚拟的现实环境之中，实现多源信息融合、交互的三维动态视景和实体行为的系统仿真技术。通过该技术，可以创建并构成一种高度逼真的模拟现实世界中的视、听、力、触、动和嗅等行为的人机界面和崭新的人机交互环境，让人们体验虚拟现实世界的计算机仿真系统。3D 是英文 Dimension（维度）的字头，3D 是指三维空间，现实世界是三维空间，有真实的距离空间，人的眼睛具有反映近大远小的立体感特性，看世界也是立体的。而计算机屏幕显示的是二维平面图像，3D 技术就是在平面上显示三维图像，来改变人们的视觉，只是让人眼看上去就像真的世界和物体一样。我们之所以能欣赏到真如实物般的三维图像，是因为显示在计算机屏幕上时色彩灰度的不同而使人眼产生视觉上的错觉，而将二维的计算机屏幕感知为三维图像。基于色彩学的有关知识，三维物体边缘的凸出部分一般显高亮度色，而凹下去的部分由于受光线的遮挡而显暗色。

虚拟现实技术与 3D 技术究竟有什么区别呢？形象化一点来比喻，如果虚拟现实技术是"汽车"的话，那么 3D 技术就是汽车的核心"发动机"，一个是整体呈现的应用技术，一个是应用技术的核心。因此，虚拟现实技术作为新技术被应用到医学科研活动中成了必然的选择，而且具有极其重要和广泛的应用前景，属于最大吸引力的应用领域之一，目前已广泛地应用在虚拟人体、医学教育、虚拟外科手术、远程医疗等领域。其中，在医学虚拟仿真系统中，应用于仿真外科手术训练、中医推拿按摩、运动理疗与恢复等内容；在医学教育中，广泛运用于仿真实践教学，成为学生巩固医学基础理论、掌握基本操作技能、提高独立操作能力及分析问题和解决问题的能力等最有效的方法和手段。虚拟现实在医疗领域中的应用如图 4-6 所示。

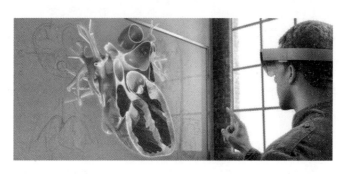

图 4-6　虚拟现实在医疗领域中的应用

一、虚拟现实技术概况

虚拟现实（VR，Virtual Reality）技术，又称灵境技术，是以计算机技术为主，以沉浸性、交互性和构想性为基本特征的计算机高级人机界面。它是在计算机图形学、图像处理与识别，以及仿真、多媒体、人工智能、计算机网络、并行处理、多传感器和人的行为学等多个技术集合的基础上发展起来的一门交叉科学技术，涉及众多发展和应用领域，是一项富有前沿学科技术交叉与应用的研究领域。虚拟现实技术的兴起为人机交互界面的发展开创了新的研究领域，为智能工程的应用提供了新的界面工具，为各类工程的大规模的数据可视化提供了新的描述方法。它是由计算机来处理的、与参与者的动作相适应的数据，对用户的输入做出实时响应，并分别反馈到用户的五官，实现与人的头部转动、眼睛的运动、手势或其他人体行为动作等自然技能融合一体的功能，具有听觉、触觉、力觉、运动等感知，甚至还包括嗅觉和味觉等多感知。这种技术的应用，改进了人们利用计算机进行多工程数据处理的方式，在不同领域带来巨大的经济效益，极大地丰富了人们的生活。

（一）技术构成

虚拟现实技术是可视计算技术，是利用计算机技术，对现实的运动进行模拟和声像演示。虚拟现实是多种技术的综合，其关键技术就是虚拟现实可视计算技术。它是利用计算机技术将事物数字化，再通过算法将数字图形化，即可完整地"克隆"出事物的多维空间模型状态。其主要技术构成内容包括以下 5 个方面。

（1）环境建模技术

即虚拟环境的建立，目的是获取实际三维环境的三维数据，并根据应用的需要，利用获取的三维数据建立相应的虚拟环境模型。

（2）立体声合成和立体显示技术

在虚拟现实系统中消除声音的方向与用户头部运动的相关性，同时在复杂的场景中实时生成立体图形。

（3）触觉反馈技术

在虚拟现实系统中让用户能够直接操作虚拟物体并感觉到虚拟物体的反作用力，从而产生身临其境的感觉。

（4）交互技术

虚拟现实中的人机交互远远超出了键盘和鼠标的传统模式，数字头盔、数字手套等复杂的传感器设备，以及三维交互技术与语音识别、语音输入技术成为重要的人机交互手段。

（5）系统集成技术

虚拟现实是在计算机中构造出一个形象逼真的模型。人与该模型可以进行交互，并产生与真实世界中相同的反馈信息，使人们获得和真实世界中一样的感受。当人们需要构造当前不存在的环境（合理虚拟现实）、人类不可能达到的环境（夸张虚拟现实）或构造纯粹虚构的环境（虚幻虚拟现实）以取代需要耗资巨大的真实环境时，就可以利用虚拟现实技术。

（二）系统技术解析

VR 技术具有超越现实的虚拟性。虚拟现实系统的核心设备仍然是计算机。目前，在此领域可应用的处理器很多，如 SGI、SUN 等制造商生产的专用工作站、Intel 奔腾Ⅲ/Ⅳ代芯片和具有图形加速卡的微机图形工作站。

图像显示设备的立体视觉效果也很成熟，常见产品包括光阀眼镜、三维投影仪和头盔显示器等。其中，高档的头盔显示器在屏蔽现实世界的同时，提供高分辨率、大视场角的虚拟场景，并带有立体声耳机，可以使人产生强烈的浸没感。其他外设主要用于实现与虚拟现实的交互功能，包括数据手套、三维鼠标、运动跟踪器、力反馈装置、语音识别与合成系统等。这是该行业都是小公司，甚至是个人能够立足的主要原因，具有良好的创新公共技术基础。

二、虚拟现实技术发展现状与未来前景

VR 技术的实质是构建一种人为的、能与之进行自由交互的"世界"，在这个"世界"中，参与者可以实时地探索或移动其中的对象。沉浸式虚拟现实是最理想的追求目标。实现的方式主要是戴上特制的头盔显示器、数据手套及身体部位跟踪器，通过听觉、触觉和视觉在虚拟场景中进行体验。VR 技术可以预测短期内游戏玩家通过戴上头盔、身着游戏服及手套，真正体验身临其境的"虚拟现实"游戏空间。它的出现将淘汰现有的各种大型游戏，推动科技的发展。

（一）虚拟现实技术的发展现状

20 世纪 90 年代后，虚拟现实的理论得到了更进一步的发展和应用。21 世纪是虚拟现实技术的新时代，其在各个国家都引起了很大的反响。

（二）未来的发展趋势

未来通过互联网的 DVE 应用使得位于世界各地的多个用户可以进行协同工作。将分散的虚拟现实系统或仿真器通过网络联结起来，采用协调一致的结构、标准、协议和数据库，形成一个在时间和空间上互相耦合的虚拟合成环境，参与者可自由地进行交互作用。特别是在航空航天中的应用价值极为明显，因为国际空间站的参与国分布在世界不同区域，分布式VR 训练环境不需要在各国重建仿真系统。这样不仅减少了研制费和设备费用，而且减少了人员出差的费用及异地生活的不适性。

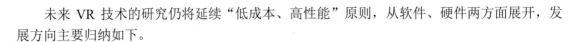

未来 VR 技术的研究仍将延续"低成本、高性能"原则，从软件、硬件两方面展开，发展方向主要归纳如下。

1. 动态环境建模技术

虚拟环境的建立是 VR 技术的核心内容，动态环境建模技术目的是获取实际环境的三维数据．并根据需要建立相应的虚拟环境模型。

2. 实时三维图形生成和显示技术

三维图形的生成技术已比较成熟，而关键是怎样"实时生成"，在不降低图形的质量和复杂程度的基础上，如何提高刷新频率是今后的重点研究内容。此外，VR 技术还依赖于立体显示和传感器技术的发展。现有虚拟设备还不能满足系统需要，有必要开发新的三维图形生成和显示技术。

3. 新型交互设备的研制

虚拟现实技术使人能够自由地与虚拟世界对象进行交互．犹如身临其境，借助的输入、输出设备主要有头盔显示器、数据手套、数据衣服、三维位置传感器和三维声音产生器等。因此，新型、便宜、鲁棒性优良的数据手套和数据服将成为未来研究的重要方向。

4. 智能化语音虚拟现实建模

虚拟现实建模是一个比较繁复的过程，需要花费大量的时间和精力。如果将 VR 技术与智能技术、语音识别技术结合起来，可以很好地解决这个问题。我们对模型的属性、方法和一般特点的描述通过语音识别技术转化成建模所需的数据，然后利用计算机的图形处理技术和人工智能技术进行设计、导航及评价，将模型用对象表示出来。并且将各种基本模型静态或动态地连接起来，最终形成系统模型。人工智能一直是业界的难题。人工智能在各个领域应用广泛，在虚拟世界也大有用武之地，良好的人工智能系统对减少乏味的人工劳动具有非常积极的作用。

5. 分布式虚拟现实技术

分布式虚拟现实是今后虚拟现实技术发展的重要方向。随着众多 DVE 开发工具及其系统的出现，DVE 本身的应用也渗透到各行各业，包括医疗、工程、仿真训练与教学及协同设计。仿真训练和教学训练是 DVE 的一个重要的应用领域，包括虚拟战场、辅助教学等。另外，研究人员还用 DVE 系统来支持设计工作。

6. 时空穿梭成为"现实"

虚拟现实使时光可以任意倒流，也可以前行，随机、随时可以会见已故或未来的任何人。虚拟现实使不同年代、不同时期的人可以交流，也使同台演出成为现实。同台演出效果示意如图 4-7 所示。

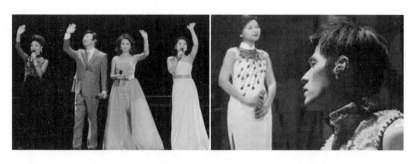

图 4-7　同台演出效果示意图

三、虚拟现实技术在医学上的应用

近年来，数字医学在数字化临床应用、数字化医政管理、数字化医学教育、数字化工程技术的快速发展，突破了传统的学科框架，并渗透到医学的各个领域，带来了医学的革命性变化，改变了数百年来外科疾病的诊断和治疗模式，成为当今世界最活跃的前沿学科之一。例如，外科手术导航、影像立体重建、人工器官的个性化制造、有创诊疗手段的虚拟仿真、远程医疗的实现等。作为最先进的技术之一，虚拟现实技术几十年来一直在医学领域大显身手，医学领域的虚拟现实技术应用如图 4-8 所示。

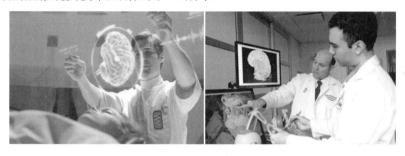

图 4-8　医学领域的虚拟现实技术应用

（一）临床医疗应用

虚拟现实技术在疾病的诊断、康复及培训中正在发挥着越来越重要的作用。它利用计算机和专业软件构造一个虚拟的自然环境，将计算机和用户连为一体。VR 被用来治疗创伤后应激障碍（PTSD）、严重烧伤患者的疼痛和恐惧有至少 20 年的历史。自 1997 年以来，VR 一直用于治疗士兵的 PTSD。南加州大学创新技术研究院正在开发在许多领域的 VR 的研究。Snow World，大约 15 年前由 Hunter Hoffman 的 HITLab 和 Firsthand Technology 开发，是一个用来帮助分散烧伤病人早期治疗疼痛的 VR 环境。

VR 医生是一个用来增加暴露疗法和认知行为疗法治疗恐惧症概率的伟大的方式。此应用程序可供临床医生使用治疗恐飞、恐针、恐高、幽闭恐惧、人群恐惧、公开演讲恐惧、昆虫恐惧和驾驶恐惧。一些其他领域的 VR 临床医疗研究和开发包括疼痛管理、大脑损伤评估和康复、训练成年人的社会认知、冥想治疗焦虑和抑郁、中风康复、老年痴呆症管理、儿童注意缺陷多动障碍（ADHD）的诊断和成像可视化。在过去的几十年中，VR 技术被用于医疗培训和教育。手术模拟器（图 4-9）已经是很多医院培训医生时花大价钱也要购入的设备。用视觉模拟结合力反馈技术，外科医生可以通过视觉体验和物理反馈进行练习。目前，HMD 技术不太可能取代这些复杂的模拟器，但其实现的成本比传感器和显示技术要低。

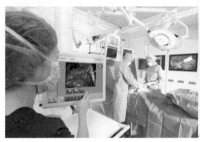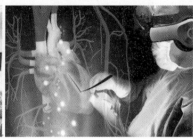

图 4-9　手术模拟器实际应用

（二）医学教育应用

除了手术之外，VR 是一种低成本、安全的培训临床医疗专业人员的方法，如护士、医生、辅导员，甚至是病人。从业者可以在培训程序、技术设备使用和病人互动等方面接受比使用传统的视频和书本更加身临其境的和真实的环境。VR 培训允许医生在无风险的环境中练习如何拯救生命，特别是那些罕见的状况。Next Galaxy 和 VR HealthNet 加入开发针对卫生保健专业人士的 VR 培训方案。

虚拟人体在医学方面的应用十分重要。借助于跟踪球、HMD、感觉手套等探索工具，可以很容易地了解人体内部器官结构，经过 3D 可视化，可以更好地展示人体各器官和组织，而且还可以进行功能性的演示，虚拟人体模型如图 4-10 所示。

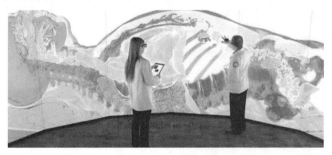

图 4-10　虚拟人体模型

英国医院开展虚拟现实医学培训。"*Patient*"是一部医学虚拟现实电影，观看者戴上头盔后会扮演一个因胸痛经历手术的虚拟患者。因为使用的是 360 度拍摄手法，观看者会身临其境地体验到这位患者通过救护车被送进急诊室，然后再被送进手术室。这个视频的目的是为了帮助那些治疗这类患者的医生能更好地理解患者的情绪和感受，就像是他们经历了这一系列痛苦一样。

在现实生活中，因为抢救失误而导致的病人死亡算是严重的医疗事故。而如果"死去"的只是一个模拟人，或称为虚拟人体模型后果相对较轻。借助于跟踪球、HMD、感觉手套，可以学习人体内部各器官结构，对虚拟的人体模型进行手术等，观测手术后的效果，还可以利用 VR 技术训练新医生。美国加州健康科学西部大学的虚拟现实学习中心如图 4-11 所示。

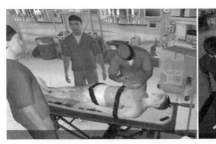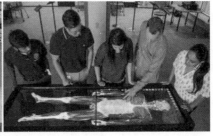

图 4-11　美国加州健康科学西部大学的虚拟现实学习中心

（三）沉浸式医疗

沉浸式医疗如图 4-12 所示，其高分辨率成像和检测技术有助于医生实现精确、快速、及时的诊断，降低侵入性治疗比率，为预防保健提供支持。例如，VR 已在 PTSD 患者治疗过程中发挥作用。Bravemind 是一款临床、交互性的 VR 暴露治疗工具，该应用可在虚拟世界中重建患者受激时的情景，从而帮助患者重回现场、一步步将当年的不幸体验正常化。在不少实例中，VR 援助让 PTSD 的治疗进程缩短了 2～3 年。

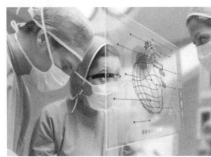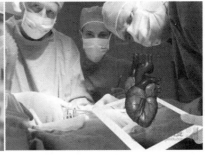

图 4-12　沉浸式医疗

（四）医疗保健

医疗保健一直都是虚拟现实技术的主要应用领域。医疗保健中的虚拟现实技术如图 4-13 所示，一些机构利用计算机生成的图像来诊断病情。虚拟模型帮助新的和有经验的外科医生来决定最安全、有效的方法来定位肿瘤、决定手术切口或者提前练习复杂的手术。除了手术，虚拟现实可以用作一种高性价比而且有趣的康复工具。在欧洲，中风和脑损伤病人现在可使用 MindMaze 创造的沉浸式虚拟现实疗法恢复运动和认知能力，据该公司介绍，在恢复速度方面，沉浸式虚拟现实疗法要比传统物理疗法更快。

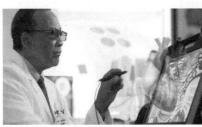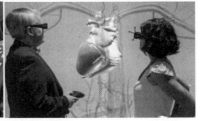

图 4-13　医疗保健中的虚拟现实

（五）远程医疗

远程虚拟手术如图 4-14 所示，医生在一个虚拟环境中操作，控制在远处给实际病人做手术的机器人的动作。目前，美国佐治亚医学院和佐治亚技术研究所的专家们已经合作研制出了能进行远程眼科手术的机器人。这些机器人在有丰富经验的眼科医生的控制下，可以安全地完成眼科手术，而不需要医生亲自到现场去。除微型手术机器人外，国外甚至有专家提出了由传感器、专家系统、远程手术及虚拟环境等部分组成的虚拟手术系统，在遇到突发灾害情况时，一方面可以对某些危重伤员实施远程手术，另一方面还可以作为一个特殊远程专家咨询系统。利用该系统，前方医生在检查伤员时，可以将情况及时传给后方有经验的医生；后方的医生又可以将治疗方案以虚拟环境的形式展示到前方医生的眼前，从而使伤员能得到及时救护，减少人员伤亡。

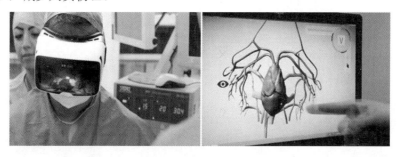

图 4-14　远程虚拟手术

（六）康复训练

各种运动障碍（如动作不连贯、不能随心所动）和心理障碍的人群，通过在三维虚拟环境中做自由交互，以达到能够自理生活、自由运动、解除心理障碍的目的。传统的康复训练不但耗时耗力、单调乏味，而且训练强度和效果得不到及时评估，很容易错失训练良机。结合三维虚拟与仿真技术的康复训练（如图 4-15 所示）很好地解决了这一问题，并且还适用于心理患者的康复训练，对完全丧失运动能力的患者的治疗也有独特效果。

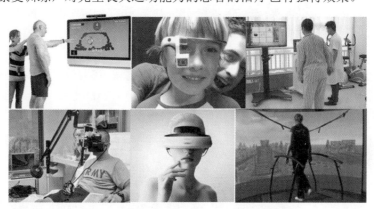

图 4-15　结合三维虚拟与仿真技术的康复训练

虚拟身体康复训练通过输入设备（如数据手套、动作捕捉仪）把自己的动作传入计算机，并从输出反馈设备得到视觉、听觉或触觉等多种感官反馈，最终达到最大限度地恢复患者的部分或全部机体功能的训练活动。这种方法不但节约了训练的人力、物力，而且有效地增加了趣味性，激发了患者参与治疗的积极性，变被动治疗为主动治疗。该方法还包括搭配"脑-机接口系统""虚拟人"等进行的脑信号人机交互心理训练。采用患者的脑电信号控制虚拟人的行为，通过分析虚拟人的表现实现对患者心理的分析，从而制定有效的康复课程。此外，还可以通过显示设备把虚拟人的行为展现出来，让患者直接学习某种心理活动带来的结果，从而实现对患者的治疗。这种心理训练方法为更多复杂的心理疾病指明了一条新颖、高效的训练之路。

（七）心理诊疗

心理疾病是一个杀人于无形的"凶手"，伴随着经济的快速发展，人们生存压力增大，全球心理疾病患病人群正在扩大，目前正呈现向低龄化蔓延的趋势。在美国，约有 18% 的人正患有焦虑症，7%～8% 的人患有 PTSD，约 1 亿人具有慢性疼痛。而在中国，近七成民众有不同程度的心理疾病。虚拟现实可能会成为这个问题的解决方案之一。

英国纽卡斯特大学发布研究称，正在利用"蓝屋"（Blue Room）系统治疗心理恐惧，帮助患者重返正常生活。英国伦敦大学学院（UCL）、西班牙巴塞罗那大学和英国德比大学的心理学家和计算机科学家们正在研究利用虚拟现实技术提升自信的方法。加拿大蒙特利尔研究团队开发出一套虚拟现实系统，用于测试评估性侵犯罪犯。虚拟现实还被用于治疗退伍老兵 PTSD、残障人士的幻肢痛、儿童多动症等。心理专家称，由于 VR 技术能安全、有效地帮助当事人聚焦行为，体验不同自我，挑战原有假设，因此，在心理治疗中使用 VR 技术，可有效支持当事人，增强当事人在咨询情境中和咨询情境外的自我效能感。

（八）数字化三维虚拟医院

综合运用虚拟现实技术和数据库技术，对医院的三维建筑物数据、网络结构、属性数据和其他数据进行处理，建立基于网络、可交互操作、三维数字化虚拟医院信息查询系统，实现视图操作（如平移、旋转、渲染、光照、雾化、视点变换）、三维漫游（如绕点漫游、沿路径漫游、自由漫游）及漫游控制等功能。用户可在系统中通过行走、鸟瞰及选择不同的摄像机视图来多视角观看医院的景观及布局，以达到全方位认识医院的目的。数字化三维虚拟医院对于建设和谐医院、医院庆典、院景展示等具有非常重要的作用，必将成为医院信息化建设的重要组成部分。

第五章　人工智能技术及其应用

第一节　人工智能技术

　　人工智能是研究使用计算机来模拟人的某些思维过程和智能行为（如学习、推理、思考、规划等）的学科，主要包括计算机实现智能的原理、制造类似于人脑智能的计算机，使计算机能实现更高层次的应用。人工智能将涉及计算机科学、心理学、哲学和语言学等学科，可以说几乎涉及了自然科学和社会科学的所有学科，其范围已远远超出了计算机科学的范畴。人工智能与思维科学的关系是实践和理论的关系，人工智能是处于思维科学的技术应用层次，是它的一个应用分支。人工智能拥有与人类同等的智力与思考模式如图5-1所示。

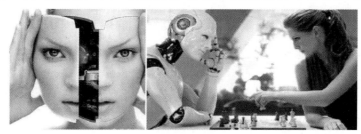

图 5-1　人工智能拥有与人类同等的智力与思考模式

一、基本概念

　　人工智能是一门边缘学科，属于自然科学和社会科学的交叉性学科，就其本质而言，是对人的思维的信息过程的模拟。涉及的学科有哲学、认知科学、数学、神经生理学、仿生学、生物学、语言学、心理学、计算机科学、信息论、自动化与控制论、不定性论等。研究范畴包括自然语言处理、知识表现、智能搜索、推理、规划、机器学习、知识获取、组合调度问题、感知问题、模式识别、逻辑程序设计软计算、不精确和不确定的管理、人工生命、神经网络、复杂系统、遗传算法等。其主要依赖的硬件基础平台设备就是计算机，其发展历史是和计算机科学技术的发展史联系在一起的。除了计算机科学以外，人工智能涉及的技术极为广泛，包括机器视觉、指纹识别、人脸识别、视网膜识别、虹膜识别、掌纹识别、专家系统、自动规划、智能搜索、定理证明、博弈、自动程序设计、智能控制、机器人学、语言和图像理解、遗传编程等。通过上述技术的研究和应用，实现目标内容包括知识表示、自动推理和搜索方法、机器学习和知识获取、知识处理系统、自然语言理解、计算机视觉、智能机器人、自动程序设计等方面。

二、核心技术与发展趋势

以深度学习为代表的机器学习算法技术的研究正在持续深化，但目前该领域的人才供应相对紧缺、流通性较弱，导致成本超高。中国在数据积累和传统产业基础上有一定的优势，在部分细分领域有领先成果，相关研究投入不断加大，但整体上的人才储备落后于美国，在基础研究、产业链等方面存在较大挑战，将成为制约人工智能发展的重要因素。

1. 热门技术状况

如今，人工智能包括一系列广泛的技术和工具，有些已经成熟应用，有些还比较新颖。10 种最热门的人工智能技术包括自然语言处理（NLP）、语音识别、虚拟代理、机器学习平台、针对人工智能优化的硬件、决策管理、深度学习平台、生物特征识别技术、机器人流程自动化、文本分析。

2. 未来发展趋势

国际相关会议提出了人工智能的 10 大技术趋势，包括神经网络的架构、长短期记忆网络、注意力模型、神经图灵机、计算机视觉和自然语言处理协同、符号微分式、神经网络模型压缩、深度与强化学习交汇、使用批标准化、神经网络研究与优化。

三、人工智能在医学中的应用

人工智能在医疗行业的应用最为广泛，可以根据某个领域一个或多个人类专家提供的知识和经验进行推理和判断，模拟人类专家的决策过程，以解决那些需要专家决定的复杂问题；也可运用高性能的医学专家系统进入临床应用，为医学诊疗问题提供解决方案，包括解释、预测、诊断、提供治疗方案等一般性问题和综合性强的复杂问题。例如，急性腹痛鉴别诊断系统和传染性疾病鉴别诊断系统，其中，传染性疾病诊断系统可以对血液传染病的诊断治疗方案提供咨询意见，专业鉴定结果表明，该系统在对细菌血液病、脑膜炎方面的诊断和提供治疗方案的水平已超过了这方面的专家。人工智能还可以结合各种慢性病病理模型、监测与管理流程设计评价指标体系，用于医疗健康服务体系，实现慢性病的智能化管理。随着人工智能整体水平的提高，其在医学领域的应用将更有利于临床疾病诊断与治疗水平的提高。

人工智能在医疗健康领域中的应用已经非常广泛，形成了医学专家系统和数字化全医学会诊中心，成为人工智能应用的基础平台。从应用场景来看，主要分成了虚拟助理、医学影像、药物挖掘、营养学、生物技术、急救室/医院管理、健康管理、精神健康、可穿戴设备、风险管理和病理学 11 个领域，成为人工智能在医疗领域的成熟应用类型。

（一）医学专家系统

一般传统的专家系统包括知识库和推理机，故专家系统也被称为以知识和信息为基础的系统。知识库里存的专家知识具有固定的形式化语言表达和数据结构组织样式，主要包括 3

种。一是最常见的直觉知识（即经验知识），常表现为一些生成规则，即当规则所需的条件满足时，系统就执行某种动作或得出某种结论，如早期 MYCIN 版本即是如此。二是当直觉知识的使用难于解决复杂问题时，常借助于支持知识——可指导医疗实践的医学理论，支持知识常用因果模型表示。三是策略知识，能在几条规则同时适用时，通过运行推理机程序，决定优先使用何种规则。推理机有两种推理策略：一是前向推理，又叫面向数据的推理，即根据掌握的事实，应用其条件得到满足的规则，从而得到新事实，然后再应用这些新事实的相关适用规则，直至得出恰当的结论；二是后向推理，又叫面向假设的推理，即首先提出假设结论，寻找那些其结论与假设相吻合的规则，这些规则所需的条件又成为新假设，如此循环，直至所有必须的假设均能直接从用户得到，从而确证或否定某些最初假设。在复杂的临床实践中，很多事实与结论之间并无绝对确定的关系，这时往往需借助统计推理或模糊推理，即系统的推理不是确定性的，而是对每一结论提出其可信度，优先考虑可信度较大的结论。医学专家系统则是将医学诊断知识大批量导入计算机，然后模拟医学专家的临床诊疗思路，最终根据病情从知识库中提取并综合有价值的诊断线索，进而给出治疗方案。对于特别复杂、困难的问题，系统也可提供几个可能的结论及其可信度，供医务人员参考。

（二）数字化全医学会诊中心

医院都会遇到全院或科室医生人手不够的情况，从而产生误诊、漏诊，以及疑难病症会诊、转诊消耗医生资源等问题。虽然经过查找原因、制定措施、加强整改，但问题总是很难彻底解决。这些多重结构性问题，一般不易发现问题的关键，也很难找到解决办法。数字化全医学会诊中心是一套基于计算机辅助诊疗的系统，其技术核心是基于全医学知识库的人工智能。数字化全医学会诊中心为一组症状提供 41 个专科临床视角，防止漏诊、误诊的发生，提高诊疗水平。它为临床提供最便捷的工具，包括 3 种录入方式、4 种症状状态参与推导的选择模式、多种工具使用（如症状可节点缩展等），把医生从繁杂的工作中解放出来，为疾病诊治提供最佳方案，使临床路径更方便、添加药物有参考、药品配伍可进行禁忌审核，扩大医生的用药知识面，合理用药。数字化全医学会诊中心可为患者提供更好的医药服务，为病历书写建立科学依据，系统提供三病鉴别的功能，并能够详细的记录诊断的全过程，方便医生参考、书写病历或建立电子病历档案。同时，可迅速弥补医疗资源的匮乏，降低医疗事故率，是医生案头的一部快速、准确、随心所欲的智能化医学百科全书，并提供临床最佳思路。

（三）虚拟助理：人工智能可以诊断疾病

虚拟助理是语音助手，交谈是与虚拟助理基本交互模式。虚拟助理可以根据和用户的交谈内容，智能化地通过病情描述判断生了什么病。虚拟助理分成两类，一类是包括 Siri 等通用型虚拟助理，另一类是专注医疗健康类的专用型虚拟助理。和通用型虚拟助理相比，医疗是一个更垂直、专业度更高的领域，有很多专业术语和专业技能需要我们去学习。利用人工智能技术，从虚拟助理切入，能够更准确、更快捷、更安全、更便宜地实现病患处理。但是，目前在政策法律方面，由于医疗责任主体不明，监管部门禁止虚拟助理提供对轻微疾病的诊断和重症的任何建议。

（四）医学影像：辅助和代替医生看胶片

医学影像包含了海量的数据，即使有经验的医生有时也显得无所适从。医学影像的解读需要长时间专业经验的积累，放射科医生的培养周期相对较长，而人工智能在对图像的检测效率和精度两个方面，都可以做得比专业医生更快，还可以减少人为操作的误判率。在整个诊断过程中，人工智能也会自己进行深度学习，在病历库中寻找案例，做出自己的判断。

对比中国和美国的医学影像现状，从影像方面的误诊人数来看，美国每年的误诊人数达到了 1200 万，而中国因为人口基数庞大，达到了惊人的 5700 万/年，这些误诊主要发生在基层医疗卫生机构。目前，中国的医学影像正在从传统的胶片向电子胶片过渡，而在美国传统胶片已经成为历史。电子胶片的广泛使用使得医学影像数据大幅度增长，美国的医学影像数据年增长率达到了 63.1%，在中国也达到了 30%。而放射科医生的年增长率在美国和中国仅仅只有 2.2%和 4.1%，远远低于医学影像数据的增长，形成了巨大的缺口。

（五）药物挖掘：大幅度降低药物研发成本

在新药筛选时，可以获得安全性较高的几种备选物。当很多种甚至成千上万个化合物都对某个疾病显示出某种疗效，但又对它们的安全性难以判断时，便可以利用人工智能所具有的策略网络、评价网络及蒙特卡罗树搜索算法，来挑选最具有安全性的化合物，作为新药的最佳备选者。

对于尚未进入动物试验和人体试验阶段的新药，也可以利用人工智能来检测其安全性。因为，每一种药物作用的靶向蛋白和受体都并不专一，如果作用于非靶向受体和蛋白就会引起副作用。人工智能可以通过对既有的近千种已知药物的副作用进行筛选搜索，以判定其是否会有副作用，或副作用的大小，由此选择那些产生副作用概率最小和实际产生副作用危害最小的药物进入动物试验和人体试验，从而大大增加成功的概率，节约时间和成本。

利用人工智能还可模拟检测药物进入体内后的吸收、分布、代谢和排泄，以及给药剂量-浓度-效应之间的关系等，让药物研发进入快车道。

目前，人工智能药物挖掘主要在 3 大领域：抗肿瘤药、心血管药及经济欠发达地区的常见传染病药。利用人工智能对药物进行挖掘，可显著降低成本和开发难度，为经济欠发达地区的传染病患者和罕见病患者提供药物。

第二节　机器人技术与应用

机器人技术作为 20 世纪人类最伟大的发明之一，自问世以来，就一直备受瞩目，经过40 余年的持续研究取得了长足的进展。各种形态、功能的机器人相继面市，而未来的机器人将是一种能够代替人类在非结构化环境下从事危险、复杂劳动的自动化机器，是集机械学、力学、电子学、生物学、控制论、计算机、人工智能和系统工程等多学科知识于一身的高新技术综合体，以及科学技术汇集与创新的平台。正是因为机器人具有强大的功能和先进的技术综合优势，使其在各个领域都可以广泛应用，从而备受人们关注、追捧和青睐。

未来机器人更大的应用空间是家庭服务和医疗服务。与工业机器人相比，服务业机器人对人机交互技术和智能化水平的要求更高，成本自然也高。机器人在医学领域的应用就是其发挥特殊功能，并展示其优势的领域之一。医用机器人是机器人技术、计算机网络控制技术、数字图像处理技术、虚拟现实技术和医疗外科技术的结合，用于实现机器人辅助外科手术、康复医疗和医院服务、家庭特殊服务等功能。医用机器人是目前国内外机器人研究领域中最活跃、投资最多的方向之一，其发展前景广阔，美国、法国、德国、意大利、日本等国家学术界对此给予了极大的关注，研究工作持续深入、蓬勃发展。第一代手术机器人已经用于世界各地的许多手术室中。尽管这些机器人不是真正的智能化机器人，不能自行进行手术，但是它为手术提供了精细、准确的帮助，它也为持续研发提供了有效的基础数据和功能依据。

一、核心技术及产品

传统观念里，机器人是可编程的、多功能的、有自由度和灵活性的高端设备，是机械设备的范畴。但新一代机器人的定义摆脱了设备概念，已经成为人类真正的伙伴，无论在制造业还是日常生活、特殊领域，机器人一直伴随我们。可以预见，未来制造业只是机器人应用的领域之一，医疗、国防安全、生活服务领域都将是未来机器人应用的大空间。

（一）机器人核心技术

工业机器人是按照机器替代人的简单、重复劳动和复杂环境下的劳动来设计的，涉及的相关技术取决于环境背景、工艺流程和工作目标等要求，自动化程度是主要目标。与工业机器人不同，服务型机器人是按照人的行为特征和功能要求作为目标来设计的，对于智能化的要求相对较高。无论是哪种类型机器人，都具有以下通用技术，只是在同种类型技术的具体指标上有较大差异。

1. 生机电一体化技术

生机电一体化是近年来快速发展的前沿科学技术，该技术应用于机器人上，通过对神经信息的测量与处理，以及人机信息通道的建立，将神经生物信号传递给机器人，从而使机器人能够执行人的命令。正因为这种原理，假肢也能够"听懂"人的指示，从而成为人身体的一部分。

2. 安防机器人巡检技术

智能巡检机器人携带红外热像仪和可见光摄像机等检测装置，在工作区域内进行巡视并将画面和数据传输至远端监控系统，并且对设备节点进行红外测温，及时发现设备发热等缺陷，同时也可以通过声音检测，判断变压器运行状况。对于设备运行中的事故隐患和故障先兆进行自动判定和报警，有效消除事故隐患。

3. 大数据及分析技术

数据越来越多，而人类的解读能力是固定的。计算机可以帮助人类找到自己的盲点，数据化让计算机和人类得以沟通和结合。基于大数据的分析模式最近在全球制造业大量出现，其优势在于能够优化产品质量、节约能源，从而提高设备服务。

4. 机器人自主式技术

机器人在不断地进化，甚至可以在更大的实用程序中使用，它们变得更加自主、灵活、合作。最终，它们将与人类并肩合作，并且人类也要向它们学习。这些机器人将花费更少，并且相比于制造业之前使用的机器人，它们的适用范围更广泛。

5. 仿真模拟技术

模拟将利用实时数据，在虚拟模型中反映真实世界，包括机器、产品、人等，这使得运营商可以在虚拟建模中进行测试和优化。

6. 物联网嵌入式技术

随着物联网产业的发展，更多的设备甚至更多的未来产品将使用标准技术连接，可以进行现场通信，提供实时响应。

7. 云计算机器人

云计算机器人将会彻底改变机器人发展的进程，极大地促进软件系统的完善。当今，更需要跨站点和跨企业的数据共享，与此同时，云技术的性能将提高，只在几毫秒内就能进行反应。

8. 超限机器人技术

在微纳米制造领域，机器人技术可以帮助人们把原来看不到、摸不着的，变成了能看到、能摸着的，还可以进行装配和生产。微纳米机器人可以把纳米环境中物质之间的作用力直接拓展，对微纳米尺度的物质和材料进行操作。

9. 脑电波控制技术

远程临场机器人在未来会成为人们生活中的不可或缺的一部分。用户需要佩戴一项可以读取脑电波数据的帽子，然后通过想象来训练机器人的手脚做出相应的反应，换句话说，就是通过意念来控制机器人的运动。它不仅可以通过软件来识别各种运动控制命令，而且能在行进过程中主动避开障碍物，具有很高的灵活性，也更容易使用。

10. 应用软件开发技术

机器人控制软件在整个机器人中占据了很大比例，甚至 80%的工作量都集中在软件的开发和定制。这表明，开发的各个软件模块的正确性和稳定性对机器人控制的有效性，同时该软件系统对用户的使用方便、简单、稳定、可靠有至关重要的作用。

（二）关键零部件产品

关键零部件产品主要包括控制器、伺服电机、减速机及驱动器等，是机器人本体结构中的 4 大关键零部件，也是机器人成本的主要组成部分。

1. 控制器

控制器包括硬件和软件两部分。硬件部分就是工业控制板卡（如图 5-2 所示），包括一些主控单元、信号处理部分等电路，国产品牌已经掌握其制造技术。软件部分主要是指控制算法、二次开发等，国产品牌在稳定性、响应速度、易用性等方面与国外品牌还有差距。

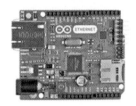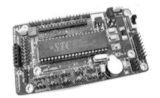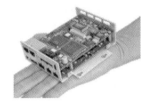

图 5-2　工业控制板卡

2. 伺服电机

伺服电机主要分为步进伺服电机、交流伺服电机和直流伺服电机，机器人行业应用最多的是交流伺服电机（如图 5-3 所示），约 65% 的伺服电机与控制器关联紧密。

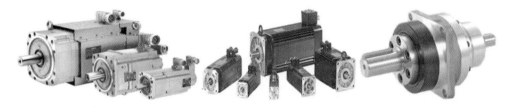

图 5-3　交流伺服电机

3. 减速机

减速机用来精确控制机器人动作，传输更大的力矩。减速器分为两种：安装在机座、大臂、肩膀等重负载位置的 RV 减速机和安装在小臂、腕部或手部等轻负载位置的谐波减速机。减速机如图 5-4 所示。

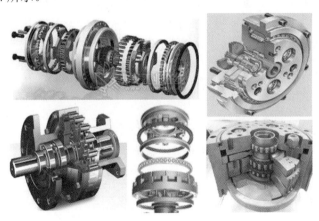

图 5-4　减速机

4. 驱动器

用来使机器人发出动作的动力机构，可将电能、液压能和气压能转化为机器人的动力。常见的机器人驱动器主要有以下 4 种：电器驱动器，包括直流伺服电机、步进电机和交流伺服电机；液压驱动器，包括电液步进马达和油缸；气动驱动器，包括气缸和气动马达；特种驱动器，包括压电体、超声波马达、橡胶驱动器和形状记忆合金等。根据需要也可由这 4 种基本类型组合成复合式的驱动系统。这 4 类基本驱动系统的各有自己的特点。驱动器产品如图 5-5 所示。

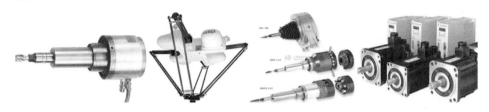

图 5-5 驱动器产品

（三）主要基础零部件及模块产品

必须清醒地认识到，机器人也是一个具有品质优劣高低的移动或运动系统平台，有简单功能和复杂功能之分，也有自动化程度和智能化水平的区别。因此，机器人除了本体结构中的关键零部件产品之外，控制系统和人机交互系统还需要更多的基础产品和模块来参与，特别是服务型机器人，要求与外界交互功能较高，附着在机器人上的产品就更多，配置的高低决定着服务功能的优劣和水平的高低。因此，基础零部件参与数量的多少和品质性能的优劣，决定着机器人性能稳定性、质量可靠性、外表美观性、环境适应性及使用寿命达到相应的标准。

机器人最核心的部位就是控制系统，只有经过周密的设计和多次试验后，才能有严密、自动的控制系统。机器人最核心的部位有基本控制核心、运算核心和传感部分。基本控制核心控制输入输出及在运算核心出错或瘫痪的情况下接管控制。运算核心承担着正常情况下的行为分析、控制。传感部分控制着一切传感器的通信扫描。机器人的核心是传感器部分，其是决定机器人交互能力和内部行动与行为的基础。机器人的核心传感器部件如图 5-6 所示。

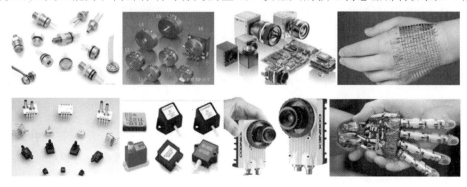

图 5-6 机器人的核心传感器部件

二、医用服务类机器人

从 20 世纪 90 年代起，国际已召开过多届医用机器人研讨会，美国国防高级研究计划局（DARPA）立项开展基于遥控操作机器人的研究，用于战伤模拟手术、手术培训、解剖教学。法国国家科学研究中心也将机器人辅助外科手术及虚拟外科手术仿真系统作为重点研究发展的项目之一。中国人口众多，随着人们生活水平的提高和人口老龄化进程的加剧，中国正在成为高新技术医疗器械生产和使用大国。然而，由于中国相关科技研究落后，医用机器人大量依赖进口，从而造成医疗费用增长，加重了病人负担。目前，各种医用机器人的概念和功能模型正在完善和研发之中，在众多研究中，手术机器人得到了相关研发人员的普遍重视，主要集中在微创外科手术、康复和服务机器人系统等几个方面，对于养老及家庭服务类机器人的研究开发仍处于初级阶段。

（一）医用服务类机器人分类

医用服务类机器人在医学方面的应用非常广泛，其主要分类有以下 9 种。

1. 实验室机器人

由于实验室操作复杂，但都是简单如取样、离心、混合等操作，耗时且难有较高的控制精度。随着自动化水平的提高，实验室机器人将发挥重要作用。

2. 医疗康复机器人

医疗康复机器人作为医用服务类机器人的一个重要分支，它的研究贯穿了康复医学、生物力学、机械学、机械力学、电子学、材料学、计算机科学及机器人学等诸多领域，已经成为国际机器人领域的一个研究热点。目前，医疗康复机器人已经广泛地应用到康复护理、假肢和康复治疗等方面，不仅促进了康复医学的发展，也带动了相关领域的新技术和新理论的发展。目前，医疗康复机器人的研究主要集中在康复机械手、医院机器人系统、智能轮椅、假肢和康复治疗机器人等方面。医疗康复机器人的一个重要应用场合就是恢复四肢残疾者的手和腿，实现像正常人一样的功能，即在残疾者和周围环境间安装上一个机械假肢作为媒介，使残疾者能像正常人一样用意识控制手足活动，执行各种任务。机械手分为手足型机械手和搬运及移动型机械手。手足型机械手包括肌电控制前臂假手、能步行及上下楼梯的动力假腿和具有知觉的能动假手等。搬运及移动型机械手包括患者升降机、抱起机器人、输送及转送机器人和移动升降器等。

3. 外科手术机器人

外科手术机器人根据应用领域不同，主要分为微创外科手术机器人和手术中影像引导医用机器人。这些手术机器人仍然需要外科医生来操作，并对其输入指令。这些手术机器人的控制方法是远程控制和语音启动。最近开发出来的两种手术机器人有达芬奇外科手术系统、ZEUS 机器人手术系统。

达芬奇外科手术系统是美国第一个可在手术室使用的机器人系统，由 Intuitive Surgical 公司开发。达芬奇外科手术系统使用的技术使外科医生可到达肉眼看不到的外科手术点，比传统外科手术更精确。达芬奇外科手术系统由以下几个子系统组成。

（1）外科医生控制台。主刀医生坐在控制台中，位于手术室无菌区之外，使用双手（通过操作两个主控制器）及脚（通过脚踏板）来控制器械和一个三维高清内窥镜。手术器械的尖端与外科医生的双手同步运动。

（2）床旁机械臂系统。床旁机械臂系统（Patient Cart）是外科手术机器人的操作部件，其主要功能是为器械臂和摄像臂提供支撑。助手医生在无菌区内的床旁机械臂系统边工作，负责更换器械和内窥镜，协助主刀医生完成手术。为了确保患者安全，助手医生比主刀医生对于床旁机械臂系统的运动具有优先控制权。

（3）成像系统。内装有外科手术机器人的核心处理器及图像处理设备，在手术过程中位于无菌区外，可由巡回护士操作，并可放置各类辅助手术设备。外科手术机器人的内窥镜为高分辨率三维（3D）镜头，对手术视野具有 10 倍以上的放大倍数，能为主刀医生带来患者体腔内三维立体高清影像，使主刀医生较普通腹腔镜手术更能把握操作距离、更能辨认解剖结构，提升了手术精确度。

4. 医用教学机器人

医用教学机器人是理想的教具。美国医护人员目前使用一种名为"诺埃尔"的教学机器人，它可模拟即将生产的孕妇，甚至还可说话和尖叫。通过模拟真实接生，有助于提高妇产科医护人员之间的手术配合度和临场反应。

5. 医院服务机器人

医院服务机器人主要包括医院内部导引、查房、宣传、搬运等服务机器人，其主要功能是运送食物、药品及一些医疗器械、病人病历档案等。它不同于一般的位置固定的生产装配场合中应用的工业机器人。国外研究的一种叫"Help Mater"的机器人已经在医院内使用，它能够 24 小时高效工作。医院工作人员能把医院内走廊、电梯的几何和断层图像信息输入到该机器人的控制系统内使其能自动工作。另外，日本的机械工程实验室已在研究一种能提升病人的机器人，该机器人能够将病人从病床上提升起来并把其运送到医院卫生间、食堂等其他地方。但是该系统所需的部分技术（如能量供应、人机交互系统等）还有待于进一步提升和完善。

6. 生物机器人

生物机器人是医学机器人领域的最高层次，即机器人能实现像人一样的移动、执行动作，并具有视觉、触觉、思维等功能。近期研究表明，上述功能的实现对于目前的机器人来说还相当困难。日本现在进行的手指触觉机器人的研究已有很大的进展，该手指能根据获取物体的材料特性和三维外形的信息执行相应的动作。生物（昆虫）机器人如图 5-7 所示。

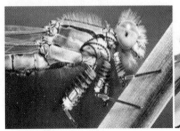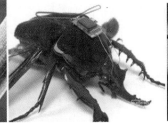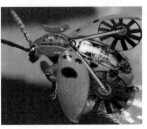

图 5-7　生物（昆虫）机器人

7. 微型机器人

微型机器人也称为软体机器人（Soft Robots），可借助 MEMS 工艺技术制作用于临床治疗和研究的智能化微型机器人，可以无损伤地探测和治疗体内常规状况下，无法检查、探测和进行手术的微小空间，医用微型机器人主要应用于人体内腔、心脑血管等的疾病医疗。它可以大大减轻或消除临床上广泛使用的各类内窥镜、内注射器、内送药装置等医疗器械给患者带来的严重不适及痛苦，可以实现"无所不及""无所不能"。其主要呈现出 3 大特点：一是能以悬浮方式进入人体内腔（如肠道、食道等），这样可避免对人体内腔有机组织造成损伤，从而大大减轻或消除患者的不适与痛苦；二是运行速度快，而且速度控制方便，这样可缩短手术时间；三是结构简单，加工制造方便。此种微型机器人样机已接近实用化程度，可用于检查、清理、修补心脑血管等。各类型医疗微型机器人如图 5-8 所示。

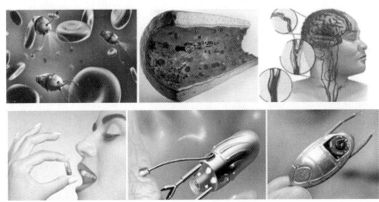

图 5-8　各类医疗微型机器人

8. 智能轮椅与多功能床

随着社会的发展和人类文明程度的提高，人们（特别是残障人士）越来越需要运用现代高新技术来改善生活质量和生活自由度。因为各种交通事故和各种疾病，每年有成千上万的人丧失一种或多种能力（如行走、动手能力等）。因此，用于帮助残障人士行走的机器人轮椅已逐渐成为研究热点。中国科学院自动化研究所成功研制了一种具有视觉和口令导航功能，并能与人进行语音交互的机器人轮椅（如图 5-9 所示）。机器人轮椅主要有口令识别与语音合成、机器人自定位、动态随机避障、多传感器信息融合、实时自适应导航控制等功能。

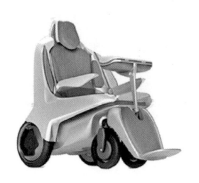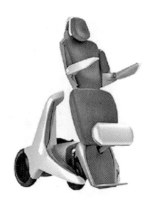

图 5-9 机器人轮椅

机器人轮椅关键技术是安全导航问题，采用的基本方法是超声波和红外测距，个别也采用了口令控制。超声波和红外测距的主要不足在于可控范围有限，视觉导航可以克服这方面的不足。在机器人轮椅中，其使用者应是整个系统的中心和重要的组成部分。对使用者来说，机器人轮椅应具有与人交互的功能。这种交互功能可以很直观地通过人机语音对话来实现。尽管个别现有的移动轮椅可用简单的口令来控制，但真正具有交互功能的机器人轮椅尚不多见。

9. 服务型机器人

服务型机器人是外观仿人类的形体和结构，内具备学习功能的智能型机器人，具有人体功能特色和独立思考能力，能独自编制操作计划，依据实际情况确定动作程序，然后把动作变为操作机构的运动。服务型机器人拥有人造皮肤和美妙的人形结构，与真人相差无几，结合人工智能技术，完全可以实现人机对话和交流。日本、美国的类人机器人研究均已有较大的突破和进展，逐步推向市场，走进千家万户，服务于特需人群。

服务型机器人主要分为战场救援机器人、生活服务机器人和特殊护理机器人。

（1）战场救援机器人

战场救援机器人如图 5-10 所示。

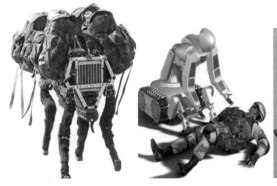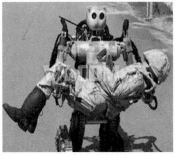

图 5-10 战场救援机器人

（2）生活服务机器人

生活服务机器人如图 5-11 所示。

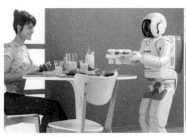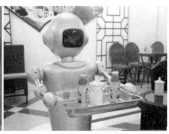

图 5-11　生活服务机器人

（3）特殊护理机器人

特殊护理机器人如图 5-12 所示。

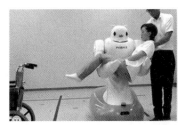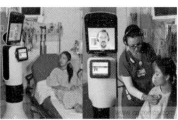

图 5-12　特殊护理机器人

（二）系统技术研究与发展趋势

1．系统技术研究状况

目前，医疗外科机器人系统的研究主要集中在以下 7 个方面。

（1）机器人机构研究

研究新的机器人本体，以拓宽辅助外科的应用范围。

（2）机器人运动控制和路径规划研究

使机器人的运动精度更高，当运动路径的选取更加科学时，系统整体的安全性就更好。

（3）虚拟现实技术和通信技术在医疗外科机器人系统中的应用研究

使虚拟临场手术系统更加实用化。

（4）临床应用研究

任何医疗外科机器人系统，在完成系统设计和实验室试验后均需要进行临床应用研究，以确定系统对临床应用环境的适应性。

（5）系统集成研究

在完成系统各组成部分的研制后，通过系统集成研究将各部分有机组织起来，使最终系统获得最佳的性能。

（6）操作界面研究

进一步提高医疗外科机器人系统的可操作性。为了医生和医疗机器人系统自如的交互，系统应尽可能为医生提供直观的交互平台。

（7）仿射变换研究

建立病人的某种图像信息与人体标准图谱的关系，以较低的成本和较高的速度获得用于规划、导航和仿真系统的病人三维立体模型。

应用外科辅助医疗机器人进行手术，可以极大地提高手术的准确性和可靠性，它的出现将对现代医学工程的发展产生深远的影响，在医疗手术领域具有广泛的应用前景。外科辅助医疗机器人系统将在应用中不断得到完善，并将改变外科医生处理患者的方法。它不仅会对常规医疗带来一系列的技术变革，而且对临床护理及康复工程等的发展都将产生深远的影响。

2. 未来发展趋势

医用机器人未来发展趋势主要有以下 4 点。

（1）"医工研用"全要素协同创新成为必然。要协调好医院、公司、高校及研究所之间的配合工作。医用机器人的需求、设计理念来自医疗健康，产品应用于医疗健康。要确保产品的有效性和适用性，医疗健康专家需要全要素、全流程地参与医用机器人的研发。

（2）专用型的医疗机器人将成为产品发展趋势。每一例疾病都可以由医用机器人辅助医生来做，个性化的疾病治疗方式和手段使得专用型医用机器人优点更为突出，更切合临床。例如，来自哥伦比亚大学的某机器人产品，通过自然腔道（如说肚脐眼）进行微创手术，更为高效且更有应用前景。

（3）金融资本在医用机器人产业中起着越来越大的作用。技术门槛高（竞争者难进入）、研发周期长、投入高、风险大、回报大是高端医用机器人产品的特点，这些特点非常对风险投资者的胃口，因此该市场的融资情况比较乐观。

（4）精确医疗理念进一步发展。精确医疗包括靶向治疗、3D 打印等。在靶向治疗中，生物药可以靶向治疗肿瘤，但是如何让生物药能够很好地浸润到肿瘤里面还是一个待解决的问题，因为肿瘤的结构和形状都是很不规整的。3D 打印可以打印不同病人、同一身体部位的形状和结构，对病人进行个性化治疗。精确医疗还包括智能材料、医疗大数据、精密操作等技术，智能化、个性化医疗技术成为发展趋势。

3. 市场发展趋势

医用机器人的价格是所有服务机器人中最贵的，平均每台价格约为 150 万美元。在医用机器人中，应用最多的是外科手术及治疗辅助机器人。尽管医用机器人的销量占所有专业服务机器人销量总和的比例不高，但其销售额占所有专业服务机器人销售额总和的比例却非常高，原因是医用机器人的价格昂贵。全球医用机器人销售情况如表 5-1 所示。

表 5-1 全球医用机器人销售情况统计表

时 间	销 量			销 售 额		
	数量（台）	增长率（%）	占比（%）	金额（百万美元）	增长率（%）	占比（%）
2010 年	932	14	7	1361	33	43
2011 年	1051	13	6	1347	-1	88
2012 年	1308	20	8	1495	4	44
2013 年	1300	-1	6	1450	-3	41
2014 年	1224	-6	6	1319	-9	35

医用机器人的热门产品主要有微创外科手术机器人、血管介入机器人、肢体康复机器人、人工耳蜗、智能假肢等。从市场应用类别来看，用于外科手术类的医用机器人约占市场总量的 60%，其他类医用机器人约占市场总量的 40%。其中，其他类医用机器人也存在较大发展空间。

据前瞻产业研究院《中国服务机器人行业发展前景与投资战略规划分析报告》预测，随着技术的进步和应用规模的扩大，医用机器人平均售价将会有所下降，假设销量按照年均 15% 增长，售价约 120 万美元/台计算，至 2021 年医疗机器人销量将超过 3900 台，其销售额将在 48 亿美元左右。

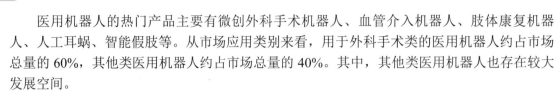

第三节　智慧养老产业的发展趋势

智慧养老是养老产业的创新名词，是运用信息化手段、互联网和物联网技术，研发面向居家老人、社区及养老机构的物联网信息系统平台，并在此基础上提供实时、快捷、高效、低成本、个性化、菜单式的养老服务方式和类型。按照不同的养老方式和类型，形成针对性较强和可持续发展的智慧养老商业模式，借助各种新型养老产品和技术元素，帮助居家老人、养老机构、社区等个人和专业养老服务团队大幅提升服务能力和水平，提高市场化运营的管理效率，并使得居家养老、社区养老、机构养老体系建设更加科学合理，使得老年人能够按照自己的实际需求自主选择养老服务类型，自由、简单、便利地享受健康的老年生活，享受科技带来的服务，提升老年人的生活品质。

一、智慧养老的基本概念

智慧养老的概念最早由英国生命信托基金会提出，当时称为"全智能化老年系统"，即老人在日常生活中可以不受时间和地理环境的限制，在自己家中过上高质量、高享受的生活；又称"智能居家养老"，指利用先进的信息技术手段，面向居家老人开展物联化、互联化、智能化的养老服务。后来，这一概念逐步推广到其他国家，指将智能科技应用于居家和社区养老，根据老年人的多样化需求，构建智能化的养老居住环境，满足老年人的物质与文化需求，提高老年人的生活质量。智慧养老主要强调以健康为主线的服务内容和服务模式，运用好这些理念，享受好相应的服务。

二、智慧养老的内涵

充分运用传感器、物联网、云计算、5G、大数据、人工智能、服务机器人等技术，采集人体生理参数量化指标，建立人体个性化健康数据模型，可实时地数据化人们的健康状况，预警潜在的疾病，更加准确地诊断病情，同时，远程医疗等技术使得人们可以在家里远程接受医生的治疗。这不仅提升了医疗的准确度，同时也大大降低了医疗的成本，优化了就医的流程。同样的，这些技术也可以应用于养老服务，提高养老服务的服务效率。另外，这些技术也为老年人生活的其他方面提供支持与帮助，让老年人的生活变得更加便捷、安全、有趣。

（一）智慧养老服务模式形成机理

人生步入老年阶段，在生理、心理、经验等方面，跟年轻人有着明显的差异，老年人的需求与年轻人也有很大不同，因此，相应的技术与服务在设计与应用过程中也会与智慧医疗中的智能产品与服务有所差别，从而更好地满足老年人这样的特定人群需求，简单地说，就是不仅要有"人情味儿"还要有"老年味儿"。

1. 层级化

结合物联网概念，根据数据的产生、处理及传递，把智慧养老系统按照层级化、模块化理念划分成 3 个部分。

（1）底层是智能家居、可穿戴设备等，用来监控老年人的体征状况、住所环境、所处位置等；同时，智能手机等通信工具发挥着紧急呼叫、网上购物等信息传递功能。

（2）智能居家养老平台汇总底层通过移动网络和有线网络传输过来的数据，并加以处理，然后传送至最后一层相应的服务机构。

（3）服务机构有治疗机构、社区服务中心、超市/电商、家政公司、智能家居提供商、旅行社、老年大学、虚拟社区等，来满足老年人不同层次的需求。

2. 模块化

根据老年人的不同需求，将智慧养老服务内容分成不同模块。除了政府公开、社区物业、实时新闻等公共信息服务模块外，分别按照老年人个性需求设计个性化服务模块和子模块，并分类型列出服务明细和服务价格，以菜单化形式可供选择，让老年人感觉方便快捷、清晰可见、消费明确。智慧养老系统示意如图 5-13 所示。

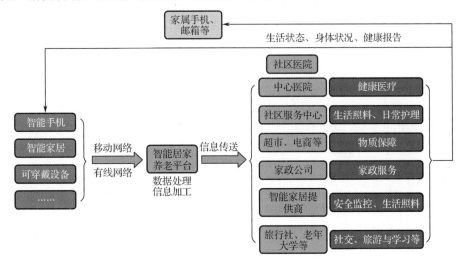

图 5-13　智慧养老系统示意图

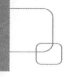

（二）智慧养老医疗健康服务系统的数据融合

智慧养老需要给老年人提供完善并且针对老年人个性化的医疗服务、生活服务、社会关怀，将数据融合技术应用在智慧养老平台中，可以根据老年人的海量数据分析处理每个老年人的不同特点和需求，因此，在数据融合技术用于智慧养老的研究中，将数据融合技术分为医疗数据融合和行为数据融合。

1. 医疗数据融合

老年人因为适应能力和抵抗能力的下降，容易引发各类疾病，如感冒发烧、慢性支气管炎、心血管疾病和睡眠障碍问题等。医疗数据融合在养老领域的研究更多地集中在这些老年人的易发病和慢性病上面。

医疗数据融合分为数据层数据融合、特征层数据融合和决策层数据融合，研究较多的是特征层数据融合。特征层的多体征信息数据融合技术，可以检测出很多数据层融合无法检测的病症，如利用心电、血压、脉搏等参数融合得到心血管疾病结果，利用心率、血氧、呼吸、血压等参数融合得到呼吸道疾病结果等。

不同于心血管疾病和呼吸道疾病，感冒发烧和睡眠障碍疾病均利用传统的阈值判别法进行监测，感冒发烧可以通过脉搏、呼吸和体温来进行判别，睡眠障碍可以通过脉搏、呼吸和体动次数来进行判别。此外，也可以使用协同机制与阈值判决相结合的方式来进行医疗监护，主要包括利用体温、心率和血氧饱和度来检测发烧感冒，利用收缩压、舒张压、心率及动态脉压（APP），利用平均动脉压（MAP）和动态心率血压乘积（ARPP）来检测心血管疾病，利用收缩压、舒张压和血氧饱和度来检测睡眠质量。

决策层数据融合可以判断特征层数据融合的结果准确性，并根据患者历史体征数据进行病情预测和制定诊疗方案。目前，国外已建立起根据体温、心率、血压等检测内容的综合诊断系统。使用决策层数据融合技术来检测和报告高血压患者在家中的健康状况，其关联的内容包括患者的生理、行为和生活环境。基于最小二乘支持向量机（LSSVM）的决策层数据融合技术用于远程医疗监护应用场景。

2. 行为数据融合

行为数据融合是将多源数据进行融合，完成对用户行为的识别。把用户行为的识别划分成 4 个层次，分别是体感行为识别、日常生活行为识别、基于时间/空间融合的时空行为识别和社交行为识别。

在这 4 个层次中，体感行为识别只需要依靠单个传感器或少数几个传感器的数据融合即可进行识别，识别技术已经较成熟。日常生活行为识别通过穿戴式设备，以及在目标周边的多传感器来完成，国内外学者已有了较多研究成果。时空行为识别则主要是指对用户的日常生活进行定位，可以使用基于位置的服务（LBS，Location-Based Service）的位置感知应用来实现，其研究热点在于无缝定位和地理位置识别两个方面。社交行为识别与日常生活行为识别、时空行为识别有直接的关系，由于智能手机的兴起，利用手机中的多传感器数据源融合识别目标的社交行为也是一大研究热点。

（1）体感行为识别

体感行为识别在智慧养老领域通常使用多传感器融合来识别老年人的跌倒行为、手势、面部表情和睡眠姿势。通常老年人体感行为识别方式分为两种，一种是只通过老年人周围的各类传感器进行老年人某一方面体感行为的识别，另一种是结合老年人周围的各类传感器及音视频信息来识别老年人的某些体感行为。例如，散步、弯腰、跌倒等行为与传感器的分类决策信息进行融合，通过各种分类行为判断模型（如跌倒判断模型），识别为跌倒与未跌倒结论；还可以通过传感器与音视频信息融合的方案来判断老年人的体感行为。利用摄像头对老年人目标进行实时跟踪，并利用老年人身上的传感器获取老年人的位置信息，然后使用模糊集算法对摄像头信息和传感器信息进行融合，对老年人即将跌倒的可能性做出判断，并发出预警信息。为了做出更准确的判断，模型中可叠加面部情感识别系统，用于识别老年人目前处于正面情绪还是负面情绪中。传感器与音视频融合的方式更有利于对老年人的体感行为进行判断。

（2）日常生活行为识别

老年人的日常生活中，居家生活占了大多数，日常生活行为识别可以对老年人日常在家的活动进行识别。国外将老年人在室内的日常生活活动定义或划分为 7 项差异相对较大的分项，分别是卫生、厕所、吃饭、休息、睡觉、交流及穿衣/脱衣。很多研究融合了不同的传感器信息对老年人日常生活行为进行识别。例如，通过射频识别（RFID）标签读取器和加速度计的数据来对老年人日常行为进行评估；通过生理传感器、麦克风和红外传感器等进行模糊集的融合，来获得老年人的日常生活评估；通过智能家居系统对老年人在家中的各类活动信息进行采集，并通过算法完成对老年人这 7 个日常行为的识别。

（3）时空行为识别

时空行为识别对于老年人来说有两个重要作用，一是在老年人出现危险报警时进行空间定位，二是对老年人时空数据进行融合处理后可用于识别老年人的时空行为，进而找出老年人日常外出活动规律，如常去地点或周期性的活动规律。目前，数据融合技术在时空行为识别中的研究分为无缝定位和地理位置识别两个方面。

由于室内外的环境和定位技术原理不同，一种定位技术很难同时用于室内定位和室外定位，因此，准确的室内外定位需要室内定位技术和室外定位技术混合使用。无缝定位技术主要处理的就是当定位目标在室内外活动时进行定位技术的切换。目前，室内定位方法包括 WiFi 定位、RFID 定位、ZigBee 定位等，室外定位方法包括 GPS 定位、基站定位、北斗等卫星定位等。对于室内定位和室外定位的无缝连接，第一种方式是由定位技术判断用户处于室内还是室外，并完成室内定位与室外定位的切换，第二种方式是由其他传感器来判断目标处于室内还是室外，并由此进行切换。

地理位置识别的思路通常分为 3 种，一是利用 GPS 坐标，对坐标进行沿着时间轴的空间聚类，以发现老年人常去的位置；二是通过测量 WiFi 的访问接入点（AP，Access Point）的连接信息，来获取老年人的位置；三是通过 GSM 基站的编号来获取老年人的地理位置。

（4）社交行为识别

传统的社交行为识别主要通过融合各个社交网络数据，如 Facebook、LinkedIn、微博等识别各类社交行为。老年人的社交行为与年轻人不同，他们很少使用社交网络来进行社交行为，而是通过传统的出行来进行社交行为，其出行的目的也与年轻人不同，主要在于购物、

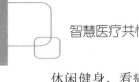

休闲健身、看病及探访亲友。针对老年人社交行为的特点，要对其进行社交行为识别则需要融合各类传感器的数据，分析这些数据中老年人所处的情景状态，从而推测其社交行为。随着智能手机的兴起，利用手机中的各类软硬件获取大量数据也是一个新的研究方向。智能手机中的硬件包括全球移动通信系统（GSM）、麦克风、蓝牙、加速度传感器等，软件包括通讯录、通话记录、短信记录、邮件记录等，通过这些数据的融合，可以识别用户的朋友交际圈、日常交流活动信息、常去的购物或健身场所等社交行为。

三、智慧养老的产业规模与发展趋势

世界卫生组织一直推行的健康老龄化和积极老龄化理念，主要强调树立老年人的预防意识、积极心态、独立能力和老有所为的自信心，培养良好的个人行为、社会融入度和正确的价值观，发挥老年人在构建友好社会中的作用，拥有美好、幸福、快乐的老年生活。经过多年不同的学科背景和产业环境下的探索，各个概念和创新实践间的交叉度越来越高，虽然这一过程还处在快速演化之中，但融合趋势和未来主导技术的方向已经越来越显现，即智慧养老、基于健康老龄化和积极老龄化的整合性服务及与社区居家养老相交叉和重叠的部分，应是未来养老服务的主导技术或服务模式的基本发展方向，推动以人员密集、集中式的机构服务朝居家化、个体化、个性化和专业化方向发展，服务的范围也应该有重大的扩展和突破。与此同时，世界卫生组织也希望通过市场化手段，加快产品技术与应用创新，构建市场需求下的产品生产与应用服务的协调发展，形成良性循环运行下的完整的服务体系架构和产业链。

根据创新扩散理论，创新一般会经历创新者、早期采用者、早期大众、晚期采用者、迟缓者 5 个阶段，每个阶段的普及率分别为 2.5%、13.5%、34%、34%和 16%。截至目前，全球范围内智慧养老的创新仍然处在第一个阶段，创新活动项目的实施主体依然是科研机构、高校和企业的研发与原型测试部门，一些单项服务开始进行商业应用，但真正得到广泛应用的产品和服务模式确实较少。不过，近两年来，随着老年人口的快速增长，老龄社会带来的压力不断加大，各种产品和服务模式创新开始加速，一些产品和服务经过几年的探索，已经具备较好的可用性，商业模式方面也有一些较为成功的探索。美国最新的研究表明，2020年美国智慧养老或达到 2000 亿美元的市场规模。

中国在传统养老服务技术和养老机构管理信息化上与国外相比存在较大差距，需要尽快引进和提升；但在智慧养老方面，不存在根本性差距。甚至，由于具有巨大的市场优势、服务的本地化特性及后发优势，使得中国居家养老实验阶段的水平不低于发达国家，存在着培育出独一无二或能够影响世界的养老产业的跨越式发展机会。在当前全球性竞争中，中国具有产业政策、经济支撑、群体庞大等明显优势。通过科研和产业的融合与协同，率先实现应用能力的突破，获得市场竞争优势，在产业发展上抢占先机。业内预计，未来 5～10 年将是养老产业快速发展的黄金年代，到 2030 年养老产业规模有望达到 22 万亿元。

四、智慧养老产业存在的问题

目前，我国智慧养老模式的研究探索还处在起步阶段，还面临诸多问题要解决，主要包括以下 5 个方面。

1. 智慧养老的信息化和智能化程度较低

智慧养老方案不能统筹规划和有效整合居家、社区和养老机构医护资源，紧缺的医护资源不能满足庞大的养老群体。智慧养老数据的采集、存储、处理能力落后，信息数据的应用、整合和处理有待完善和提高。

2. 智慧养老产业化程度和相关产品用户体验低

我国当前的智慧养老产业在全国范围内尚未形成较为成熟的商业模式，只在部分地区试点推广，缺乏规模经营，相关公司规模小，智慧养老产业链还尚未形成，养老服务碎片化严重，养老资源未能得到充分利用，产业化道路任重道远。

智慧养老的相关产品用户体验相对较低。因为老年人群庞大，文化程度和生活习惯差异较大，用户需求相对复杂，智慧养老产品要做到有用、易用、友好，需要成熟产品的不断更新迭代，在目前智慧养老产业化相对较低、智慧养老企业规模较小的前提下要达到这个要求任重道远。

3. 对智慧养老的服务实施与落地研究较少

纵观国内智慧养老信息服务平台方面的研究，研究者们从不同的角度和理论去研究智慧养老信息服务平台相关课题，主要研究方向有智慧养老模式、信息服务平台搭建软硬件技术等，而对智慧养老的服务实施与落地研究较少，对智慧养老模式的实现层面还需要进一步研究。

4. 管理与服务缺少信任感、依赖感和归属感

服务集成后与老人的对话可以通过设立或聘用固定的管理人员来解决。养老管理人员类似于医院推行的全科医生的角色，在接到老人的需求呼叫后，可以基于老人的预算、偏好、行为能力、位置、性格等因素匹配和推荐相应的服务人员为老人上门服务。目前，完善的线上平台能够自动地为老人匹配和推荐服务人员，但这里缺少一个人机接口，即一个与老人进行沟通对话的总承包商角色的接口。以往线上线下协同养老平台大多是专业化分工，不同的服务由不同的人员去完成，对老人来讲感觉很生疏，人像走马灯似的，老人记不住人，心里不信任。而有了固定的管理人员后，老人主要与管理人员沟通，由管理人员通知老人，有什么人会来服务。老人有什么诉求、投诉或意见都可以与管理人员交流。所以，有了这个角色，可以增加老人对智慧养老平台的信任感、依赖感和归属感。

5. 缺乏完善的适应性、针对性的产品和服务

目前，市场上已有不少智慧养老的产品或服务，但调查发现，其使用人数却不尽如人意。实际上，要设计一个好的产品或服务，必须从老人的角度思考对智慧养老服务的需要，以下 4 个问题是研发和推广智慧养老服务时必须考虑的。

（1）实用性。产品或服务是否真的有用、功能能否真正满足老年人需求是老年人群体选择产品和服务的前提条件。

（2）便捷性。产品或服务操作是否方便、界面是否适合老年人是老年人群体接受产品和

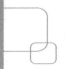

服务的基础。

（3）价格。产品或服务对于老年人来讲能否用得起、由谁来买单也是老年人群体考虑的重要因素。

（4）兴趣。在产品和服务中可以引入一些排名、积分等游戏中的元素，为老年人提供一些游戏化设计的产品，可以让他们在做游戏中实现满足感和成就感。

第四节　居家养老的智能化

居家养老的概念最早提出是在美国和加拿大，强调的是老年人不是在专门的养老机构中，而是在家中或社区内养老，可获得独立和幸福的晚年生活。环境辅助生活是欧盟于2007 年开始重点资助的项目，包含数字养老、远距离照护、移动医疗、整合性服务、生活实验室等智慧养老内容，强调为老年人和残障人士建设一个居家、社区和汽车的生活氛围和支持系统。其中，数字养老、远距离照护、移动医疗相对宽泛，主要强调了信息技术的应用；整合性服务则强调医疗服务自身和社会性服务的连续性和信息共享；生活实验室强调用户参与及真实环境下的创新模式。

进入 21 世纪以来，人口自然增长率和死亡率的逐渐降低，人口老龄化程度不断加剧，新生人口数量和老年人口数量产生了巨大的差异。目前，中国人均收入和生活水平仍处于发展中国家的行列，人口老龄化程度却与欧美发达国家相似，呈现出典型的"未富先老、未备先老"的社会现状。中国老年人如何养老、如何安排晚年生活已成为社会热议的民生问题之一。在现有的养老模式中，老年人普遍受到高额养老成本的巨大压力，同时又受到传统观念的影响，大多数老年人首选居家养老作为自己安度晚年的养老模式，不太愿意接受居家养老以外的其他养老方式，所以居家养老是符合国情，贴近民心、有巨大发展潜力的城市居家养老模式。居家养老、社团社区帮老、科技助老已形成国内共识，成为我国养老的基本国策。但是，在发展居家养老模式的过程中，在服务模式、内容、质量与老年人生活质量等方面，中国与发达国家仍有较大差距。

一、中国养老模式体系建设与功能定位

我国步入老龄社会较晚且速度极快，属于"跑步进入老龄化社会"，缺乏成熟经验和实践过程，面临"未富先老"和"未备先老"的双重挑战。受传统观念影响，养老模式非常单一，很难适应日益增长的老年人口需求，社会矛盾日益突出且长期难于摆脱。当前老龄化又与城市化和少子女化步伐重叠在一起，放大了社会矛盾与问题结果，主要有以下 4 个方面。

（1）快速增长的空巢家庭，未来将有 80%～90%的老人处在空巢家庭或独居生活之中。城市吸附效应突出，导致"漂族老人"增加。这是由于在 2.45 亿流动人口中，30%是老年人，其投靠子女不在户籍地生活，老年人健康管理缺失。与此同时，城市养老基础设施严重短缺，城市原住民和移民养老需求不同，集中化养老的市场化基础薄弱，排队等候现象严重。

（2）家庭小型化和少子女化使得家庭可照顾人数减少，可照料功能越来越弱。家庭人口

结构突变，城市"4-2-1"结构和农村留守"老幼"结构使得家庭养老功能退化。昔日"养儿防老""多子女共同承担赡养、服侍老人义务"的传统养老模式受到严重冲击。

（3）老年人同时患有多种慢性病。在中老年人群中，平均患慢性病高达 3.1 种，部分人群甚至患有 5～6 种疾病，多种治疗药物互相作用，使脏器负担加重损伤，造成生命质量很差。

（4）慢性病低龄化趋势明显。随着工业化、城镇化、人口老龄化进程的加快，以及受不健康生活方式的影响，中国慢性病发病呈快速上升趋势，导致慢性病负担占总疾病负担的近 70%。同时，重大慢性病导致很多家庭因病致贫返贫，也影响国民经济发展和国人健康期望寿命。更为严重的是，我国慢性病已开始侵袭四五十岁的中年人，并呈现出低龄化发展趋势，在中小学生中蔓延。

世界卫生组织统计，全球亚健康人群比例已超过 75%，中国已突破 10 亿人。70%的中国人有过劳死危险，在城市，工作时间延长 21%，收入提升仅为 5.2%；在农村，劳作时间延长 12%，收入提升为 14.6%。过度劳动已成为缩短寿命和引发慢性病的主要原因之一，严重危害民众的生存质量和健康能力，加重了家庭的经济负担。

国家卫生健康委发布的《中国慢性病报告》显示，目前，我国慢性病人口已超过 4 亿人，已超过流行性传染病人口，因慢性病死亡人口占总死亡人口的 86.6%。慢性病成为第一死亡原因，前 4 位分别是脑血管病、恶性肿瘤、呼吸系统疾病、心脏病，大约占到总死亡人数的 73%。国内超重人口是 3.05 亿人，肥胖人口是 1.2 亿人，高血压人口为 2.7 亿人，血脂异常人口为 1.6 亿人，糖尿病人口超过 1 亿人，并呈现低龄化趋势。长期形成的"重医疗，轻预防；重城市，轻农村；重大型医院，轻社区卫生"现象和人为制造的三级医院体系，使得医疗资源匹配差别过大，全科医生、高端医疗设备等软硬件资源配置和流向严重偏离，而且过于集中，导致大医院人满为患，社区医院无人问津。

当前我国就诊人数居高不下，官方统计显示，2016 年全国诊疗人次高达 79.3 亿人次，年平均增加 3%～4%；入院人数约为 2.3 亿人，年平均增加 8%左右。然而，在就诊人群中，约 60%是不需要或者不急于去医院就诊的。

应该清楚地意识到：突发病、重症患者与慢性病患者对医疗资源的需求是完全不同的。前者需要救治，而后者需要健康咨询与病情管理。患者心理急切、诉求过高，就诊环节过多、手续烦琐等是看病难、看病贵的主要成因。因此，分级诊疗、医药分离、医生多点执业、医保支付监管、医院职能转换成为医改的 5 大难题。

在面临问题与困难的同时，也存在较大的发展空间和机遇。面对经济发展大好机遇和老龄化严重形势带来的重大任务，有必要从现有实践经验基础出发，用完整的理念对我国养老服务体系建设重新进行理论定位。从功能上来看，我国要建设的养老服务体系不是单一的，而是复合的。概括起来，就是居家养老、社区帮老、科技助老等融合发展模式。

我国整个养老服务业长期处于边缘行业，其专业化和规范化程度一直处于较低水平。很多政策措施大多只针对扶持、推动，忽略了必要的行业规范和监管评估机制。老人们得不到应有的服务待遇，难于建立起基本的信任和信誉，减少了违法、违规的机会成本，不利于构建"公平对待、级别管理、奖罚分明、良性循环"立体化服务体系。为实现科学、合理、有效、务实的养老模式体系，民政部、国家发展改革委和老龄委联合启动的五省市试点工作，用全新的实践经验提供科学决策依据。但应该首先对养老服务体系建设理念，重新进行理论定位和体系完善。

二、养老产业创新发展趋势及问题

纵观养老产业发展趋势，养老产业及其相关产业将会继续保持较为高速的增长，同时，产业融合、产业形态交织，将会为未来 5～10 年养老产业发展提供强大动力。未来产业发展的 3 大趋势如下。

一是产品形态的多样化、多元化，传统的健康产业仅仅是给病患提供诊疗、护理等服务，而未来的养老产业不局限于此，有着更为广阔的发展空间。

二是新兴的产业形态正在不断变化，以养老、保健和中高端医疗器械等代表未来发展方向的业界形态在国内已初见雏形，并且聚集了足够强而大的产业技术力量和资本力量，是一个非常好的发展契机。

三是新一代技术的出现会推动国内大健康养老产业的快速转型和发展，升级产业及产品形态。新一代技术未来会成为大健康产业重要的动力，为战略发展提供有力保障，包括云计算、物联网、移动互联网等。很多医疗健康机构非常关心信息技术在医院管理和健康管理等方面的应用。互联网技术能提供智能安防，对医疗机构和健康机构重要区域实施监控自动化。

养老产业是未来最有前景的产业之一，但养老产业的发展并不仅仅是简单的修建养老机构场所，而是应当用新技术去构建虚拟技术，提升养老服务的专业化、远程化和信息化水平，提高老年人的健康水平和生活质量。穿戴技术的应用能提供品类更多的功能性产品，帮助老年人更好地融入社会生活，提高老年人的幸福感。穿戴技术产品能对预防和观察的对象进行实时、分布、移动式的监护，极大地提高数据和信息采集的效率和精度。生物医药产业是养老产业备受关注、投资最多的细分产业。通过云计算来集成不同地区的特定数据，并加以整合，运用大数据管理技术提高模型的效率，从而提高研发的速度，有助于生物医药产业的发展。

（一）养老产业步入黄金时代，并充满着市场机遇和诱惑

养老产业的快速发展，加之政策利好，使药店的发展空间很大，尤其是拥有"药店＋诊所""药店＋中医馆""药店＋养老院"等复合业态的连锁药店，其中有些先行者已经开始了对养老模式的探索。2015 年 11 月，国务院办公厅转发《关于推进医疗卫生与养老服务相结合的指导意见》（以下简称《意见》）的通知，一时间"医养结合"成为炙手可热的新名词。虽然《意见》中明确提出，各地政府要在养老机构的审批流程、用地规划、投融资财税、医保报销等多个方面给予保障，但承接养老项目的企业依然压力很大。例如，政府提供了场地，但并不是很适用于办养老机构，而且企业需要购置养老设备和设施等，政府的支持太少，企业的投入太大，以致社区养老服务中心基本处于亏损状态。但即便如此，民间并没有停止对养老项目的投入，未来将通过增设老年公寓和康复医院，使其与药店及医疗的联系更加紧密。据行业统计分析，未来 5 年内，人才培训、养老服务管理标准化、医养结合、养老产业金融等将成为政策扶持的重点。政府政策从鼓励和推动社会资本力量的全面参与，向引导和纠正社会资本的理性参与转移。经测算，在智慧医疗与健康养老产业领域将会呈现出 30 万

亿元的市场规模，其中硬件设施与产品将突破 10 万亿元，平台服务将突破 20 万亿元，可见，养老产业足以形成产业规模和市场诱惑。

从发展总趋势来说，我国养老产业具有广阔的市场发展前景，并正在成为全球最有希望和前途的朝阳行业。当然，我国的养老产业肯定是一种多元化的养老方式，也必然会产生多种多样的形式。例如，针对不同的年龄层次、不同的经济状况，选择旅游养老、养生养老、居家养老等各种不同形式。

（二）人工智能技术促进养老产业发展

基于我国养老产业的发展需求，人工智能技术的运用将推动养老产业快速提升。人工智能技术通过其高效、便捷等优势，创新服务模式，提高健康养老资源利用效率，降低广大人民群众的服务消费成本。人工智能技术在养老产业中将体现 3 大功能：一是设备、设施管理功能；二是慢性病健康监测与管理功能；三是情感陪护功能。而这 3 大功能恰恰是人工智能技术的优势所在。

1. 协同创新体现在产品上

3 大功能创新的协同与融合趋势将打破碎片化应用难点。层次化、结构化、模块化、系统化、集成化、智能化的产品技术创新，使得人工智能等共性技术的应用尤为重要。产品的模块化结构与智能化水平决定着产品的生命力，也为服务模式创新提供有效的支撑。

2. 平台架构模块化设计，避免系统功能与信息服务的孤岛化

商业化的应用模式创新才能实现可持续性。医疗资源下沉和信息化水平（如医院的功能性、开放性，诊断、治疗服务的信息化、智能化、网络化、个性化）都决定着平台能力和服务水平，结构化的人才管理和机制创新（如医生自主、人才管理和应用结构多元化）是服务要素整合的关键。

平台设计主要包含 3 大系统技术和功能的设计与开发：建立社区健康管理服务系统；建立智慧医疗检测健康与服务系统；建立政府监控管理服务系统，这 3 大系统形成智能家居、智慧社区、智能医院等协同一体化服务体系。医院通过新技术的运用，实现从看病到管病的职能转变，形成新的市场——全民健康管理市场。

3. 创新的持续性和迭代升级

一是推动智能健康产品创新。随着人工智能技术的不断深化，各种可穿戴设备、智能终端设备及家庭服务机器人不断涌现，形成未来潜力巨大的市场。

二是提高在线健康服务产业能力和专业化水平。通过人工智能提供多类型的个人健康管理公共服务平台，集合生命体征检测、医疗化验、医疗病历和用药记录等个人健康信息管理。

三是发展智慧化养老服务新模式。通过人工智能构建社区养老服务网络平台，以老年人个性化需求为导向，整合社会各类服务资源，为老年人提供包括紧急救援、家政服务、日常照顾、康复护理、家电维修、精神慰藉、法律维权和休闲娱乐等综合性的服务项目，建立智能化和多层次的居家养老服务体系，构建一个没有围墙的养老院。家庭智能控制终端产品实

物如图 5-14 所示。

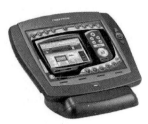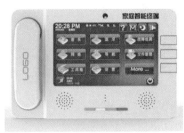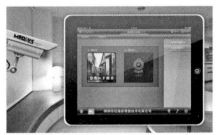

图 5-14　家庭智能控制终端产品实物图

（三）产业发展相关性问题

从美国的情况看，健康服务是美国第一大产业，2009 年就占美国国民生产总值的 17.6%。中国的健康服务业刚刚起步，仅占国内生产总值的 5%左右，属于朝阳产业，但在业内人士看来，产业提升存在较多制约性问题。一方面，政府政策导向需要进一步明确，在加快医疗、药品、器械、中医药等重点产业发展的同时，对质量的严控、对创新的鼓励扶持将加速相关企业的优胜劣汰，促进行业的分化整合，行业集中度将进一步提升。另一方面，产业发展还处于初期发展阶段，需要解决 4 个方面的问题：一是法律法规不健全，导致无法可依，无章可循；二是行政主体不到位，部门监管存在真空地带；三是传统观念影响群众科学地接受现代医疗保健产品和服务，市场理性意识有待强化；四是技术基础薄弱，创新能力和动力不强，个性化服务不足。

目前，涉及养老产业的企业，很少具备创新和服务能力，很多仅仅是停留在出售产品甚至概念的层面。因为起步太晚，目前发展还很低端，没有形成产业链，同时没有服务标准与体系、专业培训体系和专业管理公司。应出台并完善养老产业政策法规，完善社会组织建设，鼓励和支持行业协会制定和推行行规行约、技术标准、从业培训等，指导和规范产业发展，并明确产业扶持政策及财税、金融、土地、环保等方面的配套支持。

业内普遍认为，政策带来的利好将在未来几年凸显，而随着养老产业的爆发，构建科学的产业体系和产业结构布局迫在眉睫。在新一轮养老产业浪潮中，如何提供符合社会消费发展趋势、满足人群健康需求的产品或服务，是制药企业拓展大健康板块、寻找新增长点亟待思考的问题。

三、居家养老模式的技术支撑

中国人 65 岁，甚至大多数 70 岁的老人只要身体健康，不仅不需要年轻人照顾，相反还承担起照看孙子、家务等一系列的体力工作，堪称一个劳动力。因此，出现了身体健康的 70 岁以下老人不会去养老院养老的现象。需要到养老院养老的老人具有以下特征：子女不在身边的高龄老年人（空巢老人）；孤寡老人（没有子女）；老两口一方已故，身体有病的独居老人；子女没有时间照看、身体不健康、生活自理有一定困难的老年人。可见，选择去养老院养老的老人有一个基本条件就是身体不是太好，生活自理有一定困难。

进驻养老院的老人需求包括基本的居住条件，一日三餐基本营养，可进行生活照看和护理；制定慢性病的用药方案和督促服药等；定期疾病体检和制定治疗方案；老人在紧急情况下的住院治疗和生命抢救。养老院须具备的条件包括基本生活条件，以及医疗、护理和慢性病管理经验。传统的养老院只解决了老人吃住和生活上的照看，而没有解决老人慢性病和住院治疗的需求，而医疗服务恰恰是老人最需要的服务。

然而，人是社会性动物，少不了与周围人的互动，因此每个人都有社交的需求。退休以后的社会交往变少，再加上身体机能的衰退，老年人对亲情和友情的需求会变得更加强烈，因此更加需要来自家人、朋友及社会的关心、关爱和帮助。近年来，随着移动互联网技术的发展、社交网络的兴起和成熟，互联网与智能养老、智能家居深度融合，创造出了一些专门服务于老年人社交圈子的智能家居产品，帮助老年人形成包括亲友圈和朋友圈在内的社交圈子，如家庭陪伴机器人、亲友圈、虚拟社区等。

（一）人身安全监护模块

1. 远程安全监护

安全是老年人居家养老的首要需求，也是智慧养老信息平台服务部分的基础功能之一。将远程安全监护作为最底层的需求与平台模型最基础的部分，是因为相比于传统意义上的居家养老，智慧养老突出的特点在于借助信息科技的力量为养老服务提供支持；而生命安全是老人最重要的需求，老年人由于生理机能下降和反应能力慢等特点，成为意外事件的高危人群，因而对于老年人的安全监护是其首要需求。特别是对于子女不在身边的老人或者白天子女需要外出上班而无人看管的老人，发生意外时，无法得到及时的救助成为威胁老年人生命安全的巨大隐患。

远程安全监控系统基于宽带网络，高度集成了安防技术、视频技术、网络技术、计算机技术等，是一种质优价廉的中低端视频监控系统。用户可以利用手机和无处不在的互联网，随时随地浏览视频图像，同时，系统支持 Web 网站多平台接入、企业客户端和手机登录方式，拥有强大的视频浏览功能，能够实现用户图像分屏查看、历史视频查看、照片抓拍和云台控制等，是新一代的民用安防产品。

通过远程监控技术，可以监控独自在家的老年人的生活起居，有效规避老年人发生意外时无人知晓、不能得到及时救助的情况发生。如果铺设重力感应地板等智能家居材料，还可以监测到老年人摔倒等意外情况，及时发出报警信号或者通知老年人的子女。移动设备（如智能腕表等）配合无线互联网、GPS 定位、三轴加速度传感器、陀螺仪等技术，还可对老年人实行户外安全远程监控，防止老年人走丢。

智能拐杖在老年人的出行生活中是非常重要的工具。除了 LED 手电筒、收音机、即时通信系统等基本功能外，智能拐杖还应该具备加速度传感器、GPS 定位器等装置。当老人发生跌倒或者其他紧急情况时，智能拐杖能通过无线信号发射器及蜂鸣报警器等向外传达警报和位置信息，使老年人能够在最短时间内获得救援。

判断老年人是否摔倒是智能拐杖的关键。目前，大部分智能拐杖采用的方法是通过加速度传感器实时获取当前的静态重力值，微控制器通过特定的算法判断当天拐杖的倾斜角度，从两个方面来判断老年人是否摔倒。当拐杖倾斜角度大于一定的值时，先用蜂鸣器报警一分钟，若是误报警可以把特定的按键取消报警。如果一分钟内无人取消，则认为不是误报，微控制器通过实时接收当天模块 GPS 的定位信息，同时发送指令至通信网络模块 GSM，控制通信网络模块将定位模块 GPS 的经纬度发送到公共通信网络 GSM 终端以通知家人或相关人员前来救扶。

2. 居家安防

老年人经常会因为记性不好忘记关掉煤气、水、电等。这时智能家居系统就发挥了作用，相应的系统会发出警报提醒老人及时关闭，如果报警一段时间还是无人响应的话，系统会进行处理将其关闭，以确保老人的人身安全。遇到这些紧急的情况，通知家人可能来不及，因此，需要智能的居家安防系统来确保每一个用户生命财产的安全。

智慧家居报警系统由各种前端探测器和家庭报警主机组成。前端探测器可分为门磁、窗磁、煤气探测器、烟感探测器、红外探头、紧急按钮等。若有人非法入侵便会触发相应的探测器，家庭报警主机会立即将报警信号传送至小区管理中心或用户指定的电话上，以便保安人员迅速处理，同时小区管理中心的报警主机将会记录下这些信息，以备查阅。

从安防角度讲，居家安防系统可实现居家安防的报警点的等级布防，并采用逻辑判断，以避免系统误报警；也可采用遥控器或键盘对系统进行布防、撤防，一旦发生报警，系统自动确认报警信息、状态及位置，而且报警时能够自动强制占线。

居家安防系统具备以下 4 个功能。

（1）报警及联动功能

安装门磁、窗磁可防止非法入侵。小区警卫可通过安装在住户室内的报警控制器在小区管理中心得到信号，从而快速接警处理。同时，在室内发生报警时，系统向外发出报警信息的同时，报警联动控制可自动打开室内的照明装置、启动警号等。安装在室内的报警控制器具有紧急呼叫功能，小区管理中心可对住户的紧急求助信号做出回应和救助。

（2）报警管理显示功能

住户离开家时，可设定"防进入离家模式"即"防盗报警状态"，为有效防止非法入侵，小区物业中心的管理系统可实时接收报警信号，自动显示报警住户号和报警类型，并自动进行系统信息存档。

（3）设/撤防联动控制功能

主人外出前，在启动安全防范系统的同时，系统可以联动切断某些家用电器的电源。例如，关掉所有的灯光，切断电熨斗、电水壶、电视机等家用电器的插座电源等。待主人回家时可调整为正常，进入在家撤防模式，部分照明灯自动打开，门磁和窗磁离线，而室内烟感探测器和厨房的可燃气体探测器仍处在报警模式。

（4）预设报警功能

智慧安防系统可预设报警电话（如 120、119 等），进行不同情况下的报警，并与小区实现联网。另外，可通过预设发警报到住户的手机或指定电话上。

报警器在智能居家养老系统中发挥着重要的作用。当老年人在居住环境发生意外时，报警器就会产生危险信号，通过网络将信号发送给相关人员。其主要产品有红外线报警器、烟感报警器等。智能报警子系统如图 5-15 所示。下面对红外线报警器做一个简单的介绍。

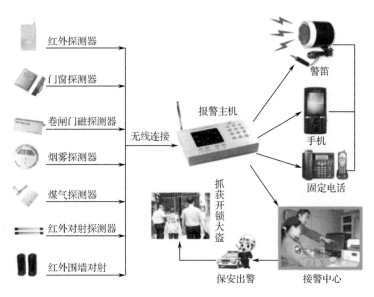

图 5-15　智能报警子系统

红外线报警器是一个体温感应仪，可以安装在洗手间或老人常去的地方，如果老人连续四五个小时没有在感应仪前通过，报警器就会自动报警。此时，服务中心可马上拨打老人家中电话，如果没人接听，可通知相关人员前往。

要了解什么是红外无线报警器，首先要了解什么是红外线。红外线是一种处在特殊频段的电磁光波。红外无线报警器就是利用红外线传感器的特定传感功能进行安防报警的一套设备。它的主要特点是隐蔽性好、传感速度快，同时无线安装节省了空间，也提升了美感。正是因为红外无线报警器有着这样的优点，所以现在很多安防系统都使用它作为报警器。

决定红外无线报警器性能最重要的一部分就是前端的探测部分，如果单侧部分的灵敏度不够，或者前端探测出现故障，那么整套报警器就形同虚设。另外，红外无线报警器的性能还取决于通信手段。红外无线报警器系统网络构建如图 5-16 所示。

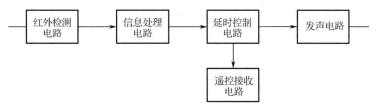

图 5-16　红外无线报警系统网络构建图

（二）物质保障与生活照料

除了生命安全，生活物资供应是老年人日常生活的另一个重要需求。老年人行动不便，常常需要他人提供日常的生活物资。为此，智慧养老平台可以与社区附近商家、超市等合作，为老年人提供平台订货、送货上门服务，让老年人享受到足不出户就能吃到新鲜蔬菜、喝到当日牛奶的服务。

由于身体机能的衰退，很多老年人不能很好地打理自己的住所，因此，家政服务也是老年人的一个需求。为此，智慧养老平台与家政公司合作，老年人可以在家预约家政服务，如保洁、水电维修、家庭装修等。服务人员上门提供生活帮助服务，服务的质量及服务人员的服务态度等都可以直接反馈到智慧养老平台的帮助中心，帮助中心的管理者根据反馈情况选择优质的家政公司形成长期固定的合作，给老年人提供更加优质的服务。

老年人的身体每况愈下，患有慢性病的老年人越来越多，因此，老年人离不开日常的护理。当老年人呼叫护理的时候，智慧养老平台会从社区医院等相关机构中筛选出合适的护理人员，为老年人提供全面的护理服务。特别是当老人紧急呼叫后，帮助中心的人员首先打开视频监控，判断老人需要何种紧急救助措施，然后迅速派单处理，及时有效地解决老年人的困难。

1. 智能家电

智能家电系统通过家庭控制终端和智能遥控器对家用电器进行控制，可控制家庭网络中的所有电器设备，包括白炽灯、日光灯、电动窗帘/卷帘、普通电器、大功率电器、红外电器（如电视、空调、DVD、音响等）。

2. 智能无线摄像头装置

智能无线摄像头装置是专门为空巢或独居老人而准备的智能养老设备，分为智能无线摄像头和手机两部分。智能无线摄像头可安装在家中，手机安装相关客户端后由老人子女携带，两个设备通过互联网实现对接。子女外出时，如果想了解老人在家中的情况，就可以通过手机看到老人在家活动的实时画面，也可以与其进行视频通话。

3. 情景模式

设置情景面板，可实现对全宅指定区域内灯光、空调/采暖系统、音视频系统、泳池设备等的控制。同时可设置多种场景（如灯光明暗组合、音频设备之间的组合），实现看电视、休息、聊天、就餐、外出等模式，根据用户的生活习惯进行后期设计。通过设置智慧背景音乐面板可开启和关闭背景音乐，在选择曲目和新闻广播的同时，具有呼叫家庭人员或呼叫保姆功能。

4. 智慧影音系统

全宅背景音乐共享使得每个房间都可以独立听音乐、切换超级享受。而全宅音视频共享系统则集全宅背景音乐系统与视频共享控制于一体，构建出一个时尚、全新的视听家庭影院系统，让家成为一个超级多媒体娱乐中心。安装系统后，音视频信号源就可供多个房间同时使用。背景音乐输送到的房间，均可自由选择音源及独立打开、关闭本房间的背景音乐，调整音量大小，并且互不干扰；视频输送到的房间，均可通过本房间的电视机自由查看不同的源视频信号。例如，家里的每一台电视均可查看门口摄像头的视频监控图像，家里只需购买一台DVD，每个房间的电视都可收看DVD的视频节目。

（三）提供专为老年人服务的社交网络

1. 老年社交网络

每个人都需要伴侣，老年人更加如此。子女已经成家离去，自己退休赋闲在家，如果不幸丧偶独居，老人心里最寂寞难耐。实际上，很多老人并不是想找人再结婚，而是需要有个同龄人聊聊天或者看看电影。他们的孤独感比我们社交生活丰富的年轻人大得多。

养老不仅仅是让老年人过着悠闲自如的生活，更重要的是要满足他们情感孤独产生的需求。如今的社交与婚恋网站大多是为年轻人设计，并没有专门为老年社交开辟一片园地，而他们恰恰是最渴望陪伴的人群。这就是美国老年社交网站 Stitch 的创办由来。目前，美国 65 岁以上的老人已经超过了 4000 万人，占总人口的 13%；其中，很多老人都不幸丧偶或是独居，他们都渴望着能有一个伴侣可以聊聊天、散散步、吃吃饭，共同走过生命最闲暇的日子。

2. 旅游休闲

目前，随着居家老年人数量增加对于新时代下养老观念的转变，旅游已成为"银发族"生活的重要方式之一。因此，居家养老平台可以与旅行社合作，针对老年市场的特殊性及老年人的消费特征开发一些丰富的养老旅游产品，丰富老年人的生活，提高老年人的生活品质。在设计老年人产品的时候需充分考虑老年人的身体状况及心理需求。

3. 创办老年大学

很多老人在退休后的一段时间，需要补充各种新的知识，以满足年轻时或工作上的知识不足，弥补知识断档的缺憾，希望老有所为，因此，老年大学具有重要的办学意义。一方面，老年大学有利于老年人社会交往的扩大与集体生活的重建。老年人同样需要社会交往，老年大学可以使兴趣相投的老年人得以聚集起来，构建一个同龄群体，扩大老年人的社会交往，这对于老年人的继续社会化具有重要的作用。另一方面，老年大学还有利于家庭的融洽与社区的和谐，以及国家人力资源的持续供给。于是，居家养老平台可以与老年大学合作，提供老年大学远程教育的接口，使得老年人可以足不出户地在家学习。

（四）居家养老健康医疗方法

进入老龄阶段以后，反映人体健康状况的各项生理指标都开始偏离正常水平，机体自身对致病因子的抵抗能力和免疫能力随之减弱，整个机体存在极大的不稳定性。因此，相对于年轻人，老年人易于患病，且更不容易康复。于是，建立在物联网、可穿戴设备基础之上的居家养老智能服务，首先就要对老年人的各项生理指标进行实时采集、监测与分析，建立每个老年人的健康档案，便于老年人进行自我健康管理，以及更加准确、及时地对疾病进行诊断与治疗。因此，根据老年人的身体状况，老年人的智能健康医疗服务又可分为自我健康管理及智能治疗与康复，而这两部分实现的前提就是对老年人身体状况的智能检测。

1. 健康智能检测

前面章节详细地介绍了对老年人各项生理指标的实时检测方法。随着物联网、传感等技术的发展，市场上涌现出了大量新型的智能检测设备，以实现对人体各项生理数据的采集。这些设备可以通过传感器采集人体的生理数据（如血糖、血压、心率、血氧含量、体温、呼吸频率等），并将数据无线传输至中央处理器（如小型手持式无线装置等，可在发生异常时发出警告信号），中央处理器再将数据发送至医疗中心，以便医生进行全面、专业、及时的分析和治疗。

然而，目前大部分智能检测产品使用过于复杂，操作性不强。此外，市场上各种设备还存在其他问题。例如，产品设计固定单一，无法满足个性化需求；佩戴舒适性较低；价格高，适合中青年而不适合老年人；不够智能，需要不断切换模式等。这些因素都导致了大部分智能产品无法在老年人群中普及。

因此，智能设备生产商在设计和生产智能设备时，需要充分考虑到老年人的身体状况、思维方式、使用习惯等，尽量增加产品的可操作性、可视性及可读性等，这样才能加速智能产品在老年人群中的推广程度。

2. 自我健康管理

"上医治未病"，随着生活水平的提高，越来越多的人们开始关注身体健康与疾病预防。通过物联网、传感器、大数据、人工智能等信息技术与产品，智慧医疗能够为人们提供更好的医疗保健、健康管理服务等手段，使人们自主、有效地预测和预防疾病的发生，实现"我的健康我知道，我的健康我管理"。同时，预防疾病的成本要比治疗的成本小得多，同时也能缓解我国医疗资源的压力。

建立院内治疗与院外数据监测管理相结合原则，才能形成全程健康监测与管理结构（如图 5-17 所示）。

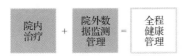

图 5-17　全程健康监测与管理结构示意图

自我健康管理强调自治，重点在于健康数据采集，对这些数据进行处理和分析，让老年人能够及时了解自己的身体状况，并对自己的健康进行有效管理，这种模式适用于有完全自理能力、关注自身健康的老年人。由于人体体温、气味、皮肤温度、脑电、心电（心率及心率变异性）、血氧饱和度、皮电、指尖血流量、指尖脉搏、呼吸率等其他对外辐射的各类生理学指标，以及这些指标的变化值都分别表达着人体正常与非正常、健康与病态程度的不同特征，因此，我们可以通过可穿戴设备、传感器等智能终端设备对老年人进行生命体征信息的实时采集、跟踪与监控，智慧养老平台可以 24 小时在线实时监测每个老年人包括心跳、血糖、血压、血氧、胆固醇含量、脂肪含量、蛋白质含量等在内的老人体征信息数据，所测数据直接传送到社区服务中心的老人健康档案，同时根据各类病理现象的模型设计，通过个体个性化、差异化数据的修正因子测算，形成每个老年人的健康报告，并告知他们自己的身体状况及生活饮食方面需要注意的地方等。同时，老年人的健康报告也可以发送给子女等亲属的手机里，让他们也了解老人的身体状况并予以关心照料，慰藉子女的孝子情怀。

3. 智能治疗与康复

除了疾病的预防与预测，对老年人疾病的及时有效的治疗也是智慧养老的重点。当老年人的健康档案出现数据异常时，智慧医疗系统可以启动远程医疗，必要时上门进行医疗服务或者送患病老年人到医院进行治疗。智能医疗服务与自我健康管理的区别在于，后者不仅有健康指标的采集功能，而且需要医护人员参与到老年人的疾病治疗上。在老年人出现重大健康问题之前，往往有体征数据的变化，通过对老年人的健康档案与电子病历进行分析，可以提前诊断与治疗，提高康复率的同时也减低了医疗成本。美国的实践表明，居家智能网络可以在老年人重大健康问题出现之前 10～14 天内监测到异常变化。英国有关数据表明，早诊断与早干预可以节省大量医疗费用。

每个老年人身体状况不同，因此平台中每个老年人的体征数据都不尽相同。智慧养老平台需要根据每个老年人的健康档案中的数据，建立机器学习的智能模型，对老年人群的身体状况进行分类，这样就可以为每位老年人提供更加个性化的健康医疗服务。医护人员也可以根据老年人的健康档案，更加及时并准确地对病情进行诊断与治疗。同时，这些数据可以作为科研的一手材料提供给医院及其他相关的研究机构，也丰富了相关疾病的医疗数据。基于数据挖掘与大数据相关的方法，研究机构可以发现更多该疾病的相关体征变量，建立起它们之间的相关模型，从而有利于该类疾病的预测与防治。越多数据意味着越多的样本，这也就增加了数据模型的准确性，提供了模型的预测性，形成了一个良性循环。

再者，互联网等技术的应用使得看病过程中一些非核心的环节能够在网络中完成，如排队挂号等；同时，传感器等智能设备的使用，使得医院能够随时随地监测到老年人的身体各项指标，缩减了医院对病人身体的检查环节。因此，老年人在医院看病的流程得到很大程度的优化，使得医院能够集中精力在其核心业务上，也就大大提升了病人看病的效率。

值得一提的是，社区医院与中心医院将在整个智慧医疗服务平台中扮演着不同的角色，这也正是我国分级诊疗制度的核心内容。

经过智能诊断后发现只是普通病症（如感冒等），患病的老年人没有必要到中心医院就诊，此时社区医院需要承担起这些病人的医治，如果必要，还需到老年人家里为患病老年人提供服务，包括健康体检、预防保健、疾病治疗、心理咨询、营养及运动指导等。

一些地属偏远地区（如农村）的老年人，去中心医院就诊非常不方便，如果情况紧急，社会医院还需要为患者提供远程治疗及远程智能监护服务。特别是当老年人生命体征发生突然的重要改变时，智慧医疗系统会自动发出报警，提示有紧急突发事件。此时，由于社会医院与患者所处位置较近，可以让社区医护人员迅速赶往事发现场，有利于对老年人的及时救治。电子病历的建立与共享使得社区居民的有关健康信息可以通过无线网络等方式快速传送至中心医院，而后可开启远程医疗系统，使远隔千里的专家可以讨论病情、查看结果，甚至可以遥控手术。

对于那些处于康复期的老年人，社区医院可以提供医护场所与医护人员，使得老年患病者能够在自己熟悉的环境中进行康复治疗。同时，对于那些患有慢性病的老年人，社区医院也需要承担康复及护理的工作。因此，可以看出，社区医院的建立不仅保证了老年人看病的需求与效率，同时也缓解了中心医院的看病压力，提升了整个医疗系统的效率。

（五）居家养老主要产品类型

1. 可穿戴产品

不同人群适应化的可穿戴产品可对老年人生理参数指标进行数据采集。通过无线连接，可穿戴产品为家庭医生和社区医疗机构提供参考数据。

（1）皮肤温度计如图 5-18 所示，它是一种光胶导热材料，直接贴在四肢上，通过材料的导热性可以检测体温、认知状况和身体导热性（可以推导出含水状况），更好地跟踪老年人的生命体征变化。植入式微型血糖仪如图 5-19 所示。通过一根针，将传感器安置在病人腿上、腹部或胳膊皮下，35 个月内无须取下，每隔 8 分钟间歇式检测一次血糖、血蛋白、胆固醇等指标；还可通过蓝牙连接到配套 App，方便糖尿病或其他慢性病老年人通过手机查看各种指标，可量化地分析、判断动态指标变化数值。

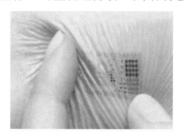
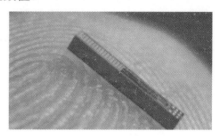

图 5-18　皮肤温度计　　　　　　　　　图 5-19　植入式微型血糖仪

（2）老年人牙齿脱落，换牙时可镶嵌智能牙齿（如图 5-20），内置口腔传感器，能获取肠胃、口腔咀嚼能力、饮食状态等行为并通过 WiFi 传输给牙医，准确率达 94%。

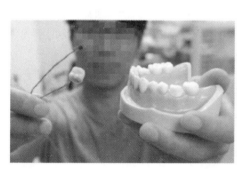
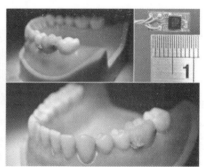

图 5-20　智能牙齿

（3）其他可穿戴设备

人体医护和健康监测、医疗保健专用各类可穿戴设备是最适合老年人的医疗高科技产品。小到眼镜、手环，大到衬衫、床垫，都可跟踪跑步数据与所处位置，判定跌倒伤害程度，报告糖尿病患者的血糖水平，监测住院病人的心率等参数指标，是智慧养老的最佳产品。生活实用型可穿戴设备如图 5-21 所示。

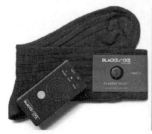
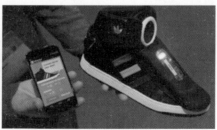
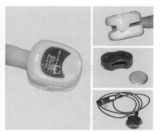

图 5-21　生活实用型可穿戴设备

2. 智能护理床

目前，市场上的智能护理床（如图 5-22），其功能大致可以分为以下 4 类。

（1）安全保障功能。智能护理床的首要功能是保障老年人基本的人身安全，包括应对突发的病情、防止不正确的使用和一些应急措施等。其功能包括离床检测、防滑等。

（2）辅助治疗功能。为了方便进行治疗、基础检查或者辅助康复，智能护理床的功能设计一般以床体的变形作为实现手段，如迅速将床放平以方便进行心肺复苏；也有改变床的部分材料以达到目的，如床上胸透。其功能主要包括体位选择、辅助复健等。

（3）人体舒适度优化功能。对于长期卧床的老人来说，一天大部分甚至全部的时间都在床上度过，长期保持一样的姿势。如果智能护理床设计的不够人性化会带来身体上的不适，所以，智能护理床的舒适程度对老人的生活质量有着极大的影响，为了提高舒适度，智能护理床被赋予了长度调节、压力重分配等功能。

（4）人机交互与通信功能。为了更好地与医疗机构取得联系，实现健康管理和疾病预警，有效地减轻护理人员的工作强度和难度，多功能护理床在智能运送、人机交互等方面都做出了一定的改进与优化。

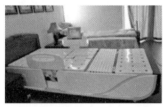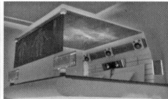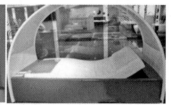

图 5-22　智能护理床产品图

3. 家庭智能健康体检终端系统

该系统由身高及体重测量仪、体检座椅和数据显示屏组成。老人只需用身份证进行简单注册，就可以完成建档并开始检查。该系统可测量血压、血氧、体温、身高、体重、血糖等生理参数，且参数马上就可以在数据显示屏上显示，如果测量参数在正常参数范围之外，显示屏将做出提醒。同时，这些参数还将通过 WiFi 或 4G/5G 网络上传至医疗云端服务器，多次体检后，老人及其子女利用电脑或手机登录云服务系统，就可查询老人长期的生理趋势数据等。此外，老人的健康参数还通过医疗云端服务器传至多家医院，医疗专家将为老人提供远程健康指导及会诊服务。

家庭智能健康体检终端是多样化和复合型的。例如，智能马桶里面装了 76 支传感器，然后加上私有云的存储和人工智能的算法。可以采集人体的 13 项生理参数指标，通过人工智能的算法，就可以对一个人，特别是糖尿病或者消化道系统疾病等慢性病患者实现全天候的检测管理。

4. 养老机器人

随着人工智能的应用，养老机器人的功能会越来越完善，将涉及养老服务的各个方面。在不久的将来，相信养老机器人会代替人工劳动力成为提供养老服务的主力，成为家庭养老的好帮手。养老机器人可以体现家庭智能终端的三大功能。一是体现厨房等设备设施功能。

二是慢性病监测与管理功能，通过给养老机器人安装非接触式的各种传感器和利用人工智能算法，就可以实现个性化生理参数指标的管控与检测，并可以将结果实时传送至平台，提供健康管理功能和服务。三是情感陪护功能，陪护老人从事各种娱乐活动，如唱歌、下棋、聊天、讲故事、播送各种信息等，现在很多儿童娱乐机器人已经能做到了，养老机器人也慢慢能做到。居家养老中的"科技助老"至关重要，需要通过感知技术、家庭智能终端和人工智能技术的协同，以解决老年人的各种需求。目前，养老机器人普遍运用内传感器和外传感器，使感知技术与不同的场景算法和应用相结合。在未来，居家养老和社区帮老通过这种技术就可以检测慢性病。

例如，张大爷在晚上睡觉的时候，可通过"智能床"采集整夜身体的生理参数指标变化值，并与长期形成的正常指标进行比对和分析，寻找异常指标及其原因，并给出相应的化解指标偏离的方案和相应措施。多指标异常可直接通知平台或私人签约医师进行应急处理，实现真正意义上的家庭养老和慢性病管理。因为人类的血糖值、血脂值、血压值、血氧值、脉相、心跳、体温都有其健康指标且具有特殊含义，是实时动态变化的，瞬间值都不能代表什么，瞬间异常值也很难准确描述健康或病理状态，只有长期动态值或变化趋势才是有健康特征的。也就是说，这些数据的变化趋势和二阶导数是很有价值的，只要常态化检测生理健康指标数据，再通过医学专家系统模型，结合数据模型算法来拟合健康数据指标或者个性化的病理参数指标，才能判断和监控张大爷的慢性病或健康状态。经过常态化的数据监控与分析，才能把张大爷的健康监管起来。

当然，居家养老中的情感陪护功能也必不可少，张大爷的情感孤独可通过强大的平台、人工智能终端产品及养老机器人得到有效的缓解，对于张大爷的慢性病指标和心理健康指标的持续改进有积极意义。

第六章　慢性病检测与健康管理

慢性病（全称慢性非传染性疾病）是一组发病潜伏期长、不能自愈且很难治愈的非传染性疾病，主要包括心脑血管疾病、恶性肿瘤、糖尿病和慢性呼吸系统疾病等，已成为严危害人类健康和社会经济发展的主要公共卫生问题。对于人类来说，死亡是不可避免的。追求健康等于延续生命周期，只有拥有健康的身体才能充分享受活着的每时每刻，因此，如何保持健全的身体机能、避免伤害和痛苦、减少病痛缠身，是每个正常人不得不思考的问题。慢性病发病因素复杂、病程长、相互作用与相互影响较大，往往需要长期的治疗和关怀，甚至是终身治疗。慢性病的发病程度没有具体规律和明确的定式，不分贫富、地域、年龄、性别，在任何地方和年龄等都有呈现。但慢性病发病有其明显的特征和诱发因素，可以通过统计规律加以解释和表述，环境因素、遗传与生活习性对其产生具有明显作用是可以明确的，某些疾病倾向或集中在某些地区频发。结肠癌的高发病区是否也是糖尿病的高发病区，如果这点能够证实的话，那么可找出并认为糖尿病和结肠癌具有相同或相似的病因。

慢性病不仅是个人健康问题，而且对一个国家，甚至是人类的总体健康水平影响显著，对社会资源在其中的投入产生巨大压力，更对于人们心理和精神恐惧等产生深度影响，导致人们改变行为，因而慢性病预防和控制（也称防控）研究显得尤为重要，也引起各国、各界的高度重视。慢性病防控是应用基础医学、临床医学、预防医学等多学科知识和技能，通过疾病监测，掌握慢性病的流行趋势和死亡规律，确定发生的高危人群及患者，采取有针对性的干预措施，控制危险因素流行发展，是公共卫生实践过程的重点问题。慢性病首先要解决的是全面、系统、科学、深入地了解和探索，通过统计学、遗传学、临床试验、病理分析等多种渠道和方法，进行反复研究，探索、寻找和挖掘其外在因素和内在规律，以避免盲目治疗和延误病情发展。随着慢性病防控工作的开展和研究的深入，越来越多的学科知识和技能被应用于防控中。慢性病防控应贯穿每个人一生的防控策略和措施，已经被国内外专家学者所关注，期望更多的人能意识到，慢性病疾病负担持续上升对公共卫生事业发展所带来的挑战越来越大。

第一节　慢性病与健康

人类步入 21 世纪后，物质生活的改变使人均寿命有了质的提高，人们开始重视健康和健康问题。然而经济发展和生活改变，也带来了很多不利于健康的负面因素，气候变化和污染加重人类健康隐患，给人类健康增加了很多不确定因素，蒙上了挥之不去阴影。在世界范围内，每年约 200 万人死于空气污染。水资源污染和空气污染的后果将会在未来 10 年间越来越明显地显现出来。一方面，污染会使得人们更加注重疾病防治，增加全社会的医疗健康支出，增加由各种污染带来的疾病治疗成本和投入。另一方面，污染又降低了人类寿命和生活品质，增加了人们抗击病魔带来的痛苦。

一、慢性病的概念

慢性病全称是慢性非传染性疾病，不是特指某种疾病，而是对一类起病隐匿、病程长且病情迁延不愈、缺乏确切的传染性生物病因证据、病因复杂且有些尚未完全被确认的疾病的概括性总称。慢性病的成因与各种因素有关，可能是地理位置，也可能是环境因素，还可能是生物因素。但是，无论发现或出现的病因是什么，都是通过生理过程产生的。把慢性病分别列出来，对发病率进行比较，得到了两组结果：一种是在经济比较发达的地区集中多发的疾病，称为富贵病；另一种是在农村地区集中多发的疾病，称为贫困病。

（一）定义

慢性病主要指以心脑血管疾病、糖尿病、恶性肿瘤、慢性阻塞性肺部疾病、精神异常和精神病等为代表的一组疾病，其危害主要是造成脑、心、肾等重要脏器的损害，易造成伤残，影响劳动能力和生活质量，导致性功能受到损害。也会使人们身体结构及功能改变，无法彻底治愈，需要长期治疗、护理及特殊康复训练。目前，慢性病已成为危害人民健康和生命的主要因素之一，且医疗费用极其昂贵，增加了社会和家庭的经济负担。

慢性病起病隐匿、潜伏期长，易出现并发症。其危险因素主要是个体行为因素（包括遗传因素和精神因素）和环境因素。遗传因素主要与遗传基因变异有关。精神因素主要受到不良生活习惯、抽烟、酗酒、压力、经济诱惑和社会环境等形成的精神紧张、情绪激动及各种应激状态影响。环境因素包括年龄、体重超重与肥胖、长期过量饮食、运动量不足、营养失衡、吸烟与饮酒、病毒感染、自身免疫、化学毒物接触等。

（二）心理特点

健康人精力集中于工作或学习，心理活动经常指向外界客观事物。人患病后，注意力转向自身，感觉异常敏锐，甚至都能听到自己心跳、呼吸、胃肠蠕动的声音，心中总想着自己的病情，而对其他事物很少关心，这容易被误解为自私或冷漠。慢性病患者常见的心理特点主要有以下 4 种。

1. 心境不佳

生病属于负面刺激，势必影响患者情绪，形成不良的心境。患者容易看什么都不顺眼，好生闲气，好发脾气，给人以不近人情的感觉。病情越重，病程越长，这种异常情绪反应越严重。这种消极情绪不仅容易被人误解，使人不愿意接近，而且还不利于病体康复。

2. 被动依赖

由于不断受到亲人的关怀与照顾，患者会变得被动、依赖性增强，本来自己可以做的事情也不愿意动手；情感变得脆弱，甚至幼稚，像个孩子似的，总希望亲友多照顾、多探视、多关心自己。

3. 多疑、神经过敏

患者往往会变得神经过敏，疑虑重重，听人低声谈话，就以为是谈自己的病，对医护人员和亲友的好言相劝也常半信半疑，甚至无端怀疑医护人员给自己开错了药、打错了针。这种异常心理不仅会对医患关系起破坏作用，也不利于患者安心养病。

4. 紧张、焦虑、恐怖

许多患者入院后会感到紧张，特别是看到周围的患者死亡时，会产生恐惧心理，怕疼痛、怕开刀、怕变残、怕死亡。这种心理对康复极为不利，会削弱患者的主观能动性，使机体免疫力降低。医护人员及家属应多安慰、多鼓励、多做思想工作，使者振作精神，正确对待疾病。

二、几种典型的慢性病

随着人们生活方式的改变，处于亚健康状态的人口较多，各种非传染性疾病不断出现。据世界卫生组织近年公布的一项全球性调查结果表明，全世界符合真正健康标准的人口仅占总人口的 5%，医院诊断患各种疾病的人口占总人口的 20%，其余 75%的人处于亚健康状态，各种病理层出不穷。

（一）糖尿病

糖尿病是最常见的慢性病之一。随着人们生活水平的提高、人口老龄化及肥胖发生率的增加，糖尿病的发病率呈逐年上升趋势。糖尿病在中国的发病率达 9.7%，据统计，全球糖尿病患者近 40 年内增加了 3 倍，其中大多数在发展中国家。在 18 岁以上人群中，1980年，糖尿病患者为 1.08 亿人；2017 年，这一数字增加至 4.25 亿人，占全球总人口的 5.6%。2012 年，糖尿病导致 150 万人死亡。与高血糖相关的心血管和其他疾病死亡人数达 220万。预测到 2030 年，糖尿病将成为第七大致死病因。中国已确诊糖尿病患者达 1.2 亿人，并以每年 300 万人的速度递增。

据统计，没有任何国家显示糖尿病患者比例降低，其患者比例在中等和低收入国家中上升更为迅速。在世界卫生组织划分的西太平洋地区，糖尿病患者人数最多，估计达到 1.31亿；东南亚地区次之，为 9600 万。上述两个地区糖尿病人群比例分别占 8.4%和 8.6%。东地中海地区糖尿病人群占比最高，达到 13.7%；西北欧地区比例最低，其中女性低于 4%，男性约为 5%。欧洲地区糖尿病患者为 6400 万人，比例为 7.3%；美洲地区为 6200 万人，比例为 8.3%。糖尿病严重影响社会经济，全球用于应对糖尿病的年成本超过 8270 亿美元；至2030 年，预计全球经济将因糖尿病损失高达 1.7 万亿美元，其中发达国家和发展中国家约各占一半。

糖尿病是由遗传因素和环境因素相互作用而引起的常见病，若得不到有效的治疗，胰岛素绝对或相对分泌不足及靶组织细胞对胰岛素敏感性降低，引起蛋白质、脂肪、水和电解质等一系列代谢紊乱综合征，导致身体多系统损害。临床出现"三多一少"症状，即多尿、多饮、多食、消瘦等表现。除 1 型糖尿病起病较急外，2 型糖尿病一般起病徐缓，难以估计时日。后者早期轻症常无症状，但重症及有并发症者则症状明显且较典型。糖尿病病程漫长，无症状期难以估计，常历时数年至数 10 年不等。有些患者始终无症状，直至脑血管或心脏等严重并发症而在临终前不久才被发现有糖尿病基础。久病者常可发现因失水、营养障碍、继发感染、心血管、神经、肾脏、眼部、肌肉、关节等并发症而出现各种体征。例如，肝脏可肿大，尤多见于 1 型糖尿病患者，适当治疗后可恢复。

近年来，中国糖尿病发病率迅速增长。然而，糖尿病知识普及仍然不够，公众认知误区还有不少。以下是根据已有科学结论整理的 3 个常见的认知误区。

（1）糖尿病"不是严重疾病"无须干预。有些人认为糖尿病只是一种普通的慢性病，不必重视。中国研究人员 2013 年在《美国医学会杂志》上发表的一项研究显示，依调查结果推算，中国约 70%的糖尿病患者不知道自己已患此病，而接受治疗的成人糖尿病患者中，血糖控制率不到 40%，公众对糖尿病缺乏重视。事实上，如不加干预，糖尿病会导致失明和截肢等严重后果，患者发生冠心病、脑卒中、尿毒症的危险性高出普通人数倍。

（2）"吃出来的病"真能"吃回去"。有宣传把糖尿病称为"吃出来的病"，并认为单靠控制饮食就能"不治自愈"，甚至宣扬某种食品的"食疗功效"，号称能"根除"。糖尿病主要有两种形式：1 型糖尿病和 2 型糖尿病。前者特征是缺乏胰岛素分泌能力，无法预防；后者更常见，是由于自身无法有效利用胰岛素造成的，可通过控制饮食、适量运动达到一定预防效果；两者目前均不能根治。在 2 型糖尿病治疗方面，改掉不健康的生活方式有利于治疗，但定期检测血糖、进行必要的药物控制同样重要。迷信"食疗"、宣扬"根治"都是伪科学。

（3）对"糖"要避之千里。在控制饮食方面，最常见的误区就是糖尿病患者应该远离任何形式的糖。因此有所谓"健康食谱"称，糖尿病患者不能吃主食、肉和水果。从科学角度讲，糖尿病饮食重在平衡，各营养素之间要保持一定比例。例如，碳水化合物不按 50%～60%的比例摄入，可能导致脂肪的过度分解，出现酮症，甚至发生酸中毒。因此，患者主食量一般不宜少于 150～200g。同样的道理，肉食摄入过少也会带来健康问题，如使机体蛋白质不足，从而导致患者抵抗力降低。至于水果，其甜味主要由果糖决定，但果糖的代谢不需要胰岛素。如果餐后血糖低于10，可以摄入一些水果，吃水果的最佳时间是两餐之间。

（二）高血压病

高血压病是以体循环动脉血压高于正常范围为主要临床表现的一种独立疾病，其发病的主要原因与高级神经活动障碍有关。高血压病的早期症状为头晕、头痛、心悸、失眠、紧张烦躁、疲乏等，后续可逐渐累及心、脑、肾器官，严重时可并发高血压性心脏病、肾功能衰竭、脑血管意外等病变。高血压病影响工作和生活，高血压病又是冠心病、脑血管病最重要的危险因素。心肌梗死病人中 50%是高血压病患者，脑卒中病人中 76%的人有高血压病史。因此，高血压病的危险性在于突然死亡或致残。高血压患者要学会生活调养和早期治疗，以控制病情的发展。

高血压病有原发性和继发性两种。原发性高血压多发生在中年以上的人，以脑力劳动者居多；继发性高血压是其他疾病的一种症状，如肾脏、脑、血管及内分泌疾病可引起血压升高。由于高血压病持续时间过长，容易引起冠状动脉硬化性心脏病，故高血压病与冠心病有密切关系，二者在食品选择方面有共同的要求。当全身感觉麻木或一侧肢体活动发生障碍，以及心慌、气短、胸闷，甚至不能平躺时，要及时测量血压，因为很可能发生了高血压危象。高血压病是当今世界引人瞩目的流行病，而且越是工业发达的国家患病率越高。我国的高血压患病率已由解放初期的 6% 上升到 10% 左右。高血压病与生活方式密切相关。

日常生活中有哪些是危险因素，哪些人容易患高血压病？

（1）肥胖的人容易患高血压病。人体肥胖主要由于全身皮下脂肪增多，导致体重增加、血容量也增加，加大心脏负担和血管阻力，因而肥胖的人易患高血压病。

（2）喜欢吃咸的人容易患高血压病。食盐含有钠，吃得咸，摄入的钠就多，钠把身体内的水分牵制住，使血的容量增大，从而造成高血压病。

（3）饮酒多的人容易患高血压病。喝白酒每天超过二两，久而久之，酒精在体内损害动脉血管，使动脉硬化、血压升高，如果同时又吸烟则加重血压的升高。

（4）精神长期紧张和性子急的人容易患高血压病。长期的不良刺激，如精神紧张、情绪激动、焦虑过度、噪声等，加上体内生理调节不平衡，大脑皮层高级神经功能失调，容易引发高血压病。瘦人虽不像胖人血容量大，但还可因其他因素造成高血压，因此瘦人万万不可忽视自己的血压。

（5）因遗传因素引发的高血压病约占 30%。有高血压病家族史的人，又有不良嗜好和不良的刺激，常容易发生高血压病。但如果养成良好的生活习惯，如少吃盐、不吸烟、不饮酒、不肥胖，同样可以不得高血压病。

（6）老年人容易患高血压病。随着年龄增加，血管弹性差，小动脉阻力增加，因而血压随之增高。持久的高血压会使动脉壁损伤和变化而加重动脉硬化，二者互为因果关系，故老年人容易发生高血压病。高血压病人的药物治疗十分重要，病人要遵照医生指导用药，不可自行滥用药，以免发生不测。治疗时间越早越好，在临界高血压值时，就应该开始治疗。

高血压患者须坚持每天用药，即使病情好转，仍应服维持量。睡前不要服降压药，防止入睡后血压下降、脑供血量减少、速度减慢，容易形成脑血栓。在服用降压药期间，慎用麻黄素、止咳定喘丸、川贝精片等药物。同时，人参含有抑制体内脂肪分解物质应慎用。

高血压患者的调养十分重要，在用药治疗的同时，辅以生活、环境、精神等方面治疗。注意饮食，低盐（每日 5 克）、低动物脂肪。由于体内脂肪过多，压迫心肌，会增加心脏负担。所以，高血压病患者、冠心病患者，首先要节制饮食，以素食为主，才能有效控制体重。体重减轻了，血压也会降低。选择低热量食品，多吃低脂肪食品，尽量食用植物油。因为植物油含不饱和脂肪酸，血浆中的胆固醇就会下降，可减少高血压病、冠心病发作频率。动物脂肪、肝、脑、心、肾、黄油、骨髓、鱼子、乳脂等食品，胆固醇含量高，宜少吃或不吃。适当运动，量力而行，可选择运动量轻、时间长些的"耐力性"项目锻炼身体。生活规律，保证充足睡眠（7～8 小时），劳逸结合。不急不躁，控制情绪，喜乐有度。消瘦的高血压病、冠心病患者，要吃鱼、瘦肉、豆及豆制品，以增加体内蛋白质。豆制品中含有谷固醇，可以抑制小肠吸收胆固醇，维生素 C 也可降低血浆中的胆固醇含量。故高血压病、冠心病患者要多吃新鲜蔬菜和富含维生素 C 的水果（如酸味水果）。同时，要控制食盐量。因为钠盐可引起人体小动脉痉挛，使血压升高；且钠盐还会吸收水分，使体内积聚过多的水分，增加心脏负担。所以，要少吃咸（腌）菜、泡盐蛋等食品。高血压、冠心病人一定要忌酒、戒烟、不喝浓茶，以免加重病情。

高血压患者在生活中要注意的问题包括多吃些芹菜、韭菜、白菜、菠菜等纤维素多的蔬菜，以保持大便通畅；洗澡不要用热水或冷水，以减少血压骤然变化，以洗温水澡适宜；性生活适度，青壮年患者应尽量控制或减少，老年患者应避免，以防发生意外。

（三）冠心病

冠心病是一种最常见的心脏病，是由冠状动脉器质性（动脉粥样硬化或动力性血管痉挛）狭窄或阻塞引起的心肌缺血缺氧（心绞痛）或心肌坏死（心肌梗塞）的心脏病，亦称缺血性心脏病。冠心病的发生与冠状动脉粥样硬化狭窄的程度和支数有密切关系，同时可能诱发高血压病、糖尿病等疾病，过度肥胖、不良生活习惯等是诱发该病的主要因素。冠心病是全球死亡率最高的疾病之一，世界卫生组织报告显示，中国的冠心病死亡人数已列世界第二位。控制冠心病的关键在于预防。虽然冠心病是中老年人的常见病和多发病，但其动脉粥样硬化的病理基础却始发于少儿期，这其间的几十年为预防工作提供了极为宝贵的机会。一级预防，防止冠状动脉粥样硬化的发生，消灭冠心病于萌芽状态；二级预防，提高全社区冠心病的早期检出率，加强治疗，防止病变发展并争取其逆转；三级预防，及时控制并发症，提高患者的生存质量，延长病人寿命。

预防冠心病的措施包括改变饮食习惯，不吸烟；食用少量的牛油、奶油及各种油腻食物；吃大量水果及蔬菜，但饮食要维持平衡均匀；减少盐的摄入量，摄食盐量低可以降低血压，并且减少发展为冠状动脉病的危险；经常运动，有证据显示，每周做两三次剧烈运动，可减少得心脏疾病的危险；疏解精神压力，寻求各种途径来调解生活上的压力。40 年前，美国冠心病的发病率和死亡率曾一度上升很快，自 20 世纪 60 年代以后，冠心病的发病率和残废率却大幅下降。究其原因，多数学者认为，这主要归功于生活方式的改善，即减少胆固醇的摄入和控制吸烟等，从而降低了发生冠心病的危险因素。但在我国，由于膳食结构的不合理、吸烟等易患因素的影响，冠心病的发病率和残废率呈逐年上升的趋势。大量流行病学调查资料表明，饮食习惯与冠心病之间有密切关系，平素食高胆固醇食物的人，冠心病的发病率明显升高。

在气候寒冷的天气或冬春季节，冠心病、心绞痛和心肌梗死的发病率就会增加。3 个与冠心病有关的天气因素为气温、日变差（相邻两日的日平均气温之差）和平均风速。持续低温、阴雨和大风天气时，冠心病患者容易发病。此外，在年平均气压高低不同时期亦有显著差别，以气压低时发病高。在寒冷、潮湿和大风天气，冠心病发病率高是因为寒冷刺激，特别是迎风疾走，易使交感神经兴奋，使心率加快，血压升高，体循环血管收缩，外周阻力增加，心肌耗氧量增多，同时，也可诱发冠状动脉痉挛，使管腔持续闭塞，或挤压斑块使内膜损伤，血小板聚集，血栓形成使管腔急性堵塞，也可导致急性心肌梗死。因此，在高发季节里，冠心病患者应注意御寒保暖，减少户外活动，以防疾病发生。冠心病突发状态描述如图 6-1 所示。

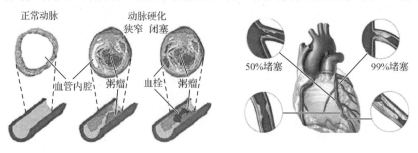

图 6-1　冠心病突发状态描述图

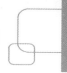

（四）恶性肿瘤

恶性肿瘤俗称"癌症"，在医学上"癌"是指起源于上皮组织的恶性肿瘤，是最常见的一类。相对应的是起源于间叶组织的恶性肿瘤，统称为肉瘤。有少数恶性肿瘤不按上述原则命名，如肾母细胞瘤、恶性畸胎瘤等。一般所说的"癌症"泛指所有恶性肿瘤。肿瘤是机体在各种致瘤因素作用下，局部组织的细胞在基因层面失去正常调控，导致异常增生与分化而形成的新生物。新生物一旦形成，不因病因消除而停止生长，其生长不受正常机体生理调节，而是破坏正常组织与器官，这一点在恶性肿瘤上体现得尤其明显。与良性肿瘤相比，恶性肿瘤生长速度快，呈浸润性生长，易发生出血、坏死、溃疡等，并常有远处转移，造成人体消瘦、无力、贫血、食欲不振、发热及严重脏器功能受损等，最终造成患者死亡。

多年研究实验和临床观察发现，环境与行为对恶性肿瘤的发生有重要影响。据估计，约80%以上的恶性肿瘤与环境因素有关。各种环境和遗传因素可能以协同或序贯的方式引起细胞非致死性的 DNA 损害，从而激活原癌基因或灭活肿瘤的抑制基因，加上凋亡调节基因和DNA 修复基因的改变，使细胞发生转化。被转化的细胞可先呈多克隆性增生，经过一个漫长的多阶段演进过程，其中某个克隆相对无限制扩增，通过附加突变，选择性形成不同特点的亚克隆，从而获得浸润和转移能力，形成恶性肿瘤。因此，肿瘤从本质上来说是一种基因病，其影响因素及预防方式如下。

1. 外界因素

外界因素包括化学因素、物理因素和生物因素。化学因素如烷化剂、多环芳香烃类化合物、氨基偶氮类、亚硝胺类、真菌毒素和植物毒素等，可诱发肺癌、皮肤癌、膀胱癌、肝癌、食管癌和胃癌等。物理因素中的电离辐射（如 X 射线）可引起皮肤癌、白血病等，紫外线可引起皮肤癌，石棉纤维与肺癌有关，滑石粉与胃癌有关，烧伤深瘢痕和皮肤慢性溃疡均可诱发癌变等。生物因素主要为病毒，其中 1/3 为 DNA 病毒，2/3 为 RNA 病毒。DNA 病毒中的 EB 病毒与鼻咽癌、伯基特淋巴瘤有关，人类乳头状病毒与宫颈癌有关，乙型肝炎病毒与肝癌有关。RNA 病毒中的 T 细胞白血病/淋巴瘤病毒与 T 细胞白血病/淋巴瘤有关。此外，幽门螺杆菌感染与胃癌的发生也有关系。

2. 内在因素

内在因素包括遗传因素、免疫因素和内分泌因素。真正直接遗传的肿瘤只是少数不常见的肿瘤，遗传因素在大多数肿瘤发生中的作用是增加了机体发生肿瘤的倾向性和对致癌因子的易感性，如结肠息肉病、乳腺癌、胃癌等。在免疫因素中，先天性或后天性免疫缺陷易发生恶性肿瘤，如丙种蛋白缺乏症患者易患白血病和淋巴造血系统肿瘤，肾移植后长期应用免疫抑制剂的患者，肿瘤发生率较高，但大多数恶性肿瘤发生于免疫机能正常的人群，主要原因在于肿瘤能逃脱免疫系统的监视并破坏机体免疫系统，其机制尚不完全清楚。在内分泌因素中，雌激素和催乳素与乳腺癌有关，生长激素可以刺激癌的发展。

3. 预防

国际抗癌联盟认为，1/3 的癌症可以预防，1/3 的癌症如能早期诊断可以治愈，1/3 的癌症可减轻痛苦，延长生命。据此，提出了恶性肿瘤的三级预防概念。一级预防是消除或减少可能致癌的因素，防止癌症的发生。约 80%的癌症与环境和生活习惯有关，改善生活习惯，如戒烟、注意环境保护较为重要。近年来的免疫预防和化学预防均属于一级预防，如乙型肝炎疫苗的大规模接种，选择性环氧化酶 2（COX-2）抑制剂对结直肠腺瘤进行化学预防等。二级预防是指癌症一旦发生，如何在早期阶段发现并予以及时治疗。对高发区和高危人群定期检查，一方面发现癌前病变并及时治疗，另一方面发现较早期恶性肿瘤并治疗，可获得较好的治疗效果。三级预防是治疗后康复，提高生存质量，减轻痛苦，延长生命，包括各种姑息治疗和对症治疗。对癌症的治疗，世界卫生组织提出三级止痛方案，基本原则为由非吗啡类药物过渡到吗啡类药物；由小剂量开始，根据止痛效果逐步增加剂量；以口服为主，无效时直肠给药，最后注射给药；定期给药。

（五）肥胖症

根据世界卫生组织的相关报道，1980 年以来，世界肥胖人数快速、持续地增加，全球肥胖流行率在 1980—2014 年翻了一倍以上。肥胖症者大多为慢性病患者，而且兼有多种其他慢性病。身体质量指数升高是罹患慢性病的重大风险因素，甚至成为引发其他慢性病的主要来源。随着身体质量指数的升高，慢性病的患病风险也随之提高。儿童期肥胖会使成年期肥胖、早逝和残疾出现的概率更大。而且，除了未来风险升高之外，肥胖儿童还会引发呼吸困难、骨折风险升高、高血压/心血管疾病的早期征兆、胰岛素耐受及心理负面影响等。

在全世界，与超重和肥胖相关的死亡人数远远大于因体重不足而引起的死亡人数。有关超重和肥胖的事实，世界卫生组织所做的一些全球估计数字如下。

2014 年，在 18 岁以上成年人中，有 39%的人超重，超过 19 亿人（男性 38%，女性 40%）。其中 13%的人为肥胖，超过 6 亿人。估计有 4100 万 5 岁以下儿童超重或肥胖。在世界多数人口所居住的国家中，死于超重和肥胖的人数大于死于体重不足的人数。一度被视为是高收入国家的问题，如今在低收入和中等收入国家，尤其是在城市环境中呈上升发展的趋势。在非洲，儿童超重或肥胖的人数几乎增长了一倍，从 1990 年的 540 万增加到 2014 年的 1060 万。2014 年，在 5 岁以下超重或肥胖的儿童中，近半数生活在亚洲。全球除了撒哈拉以南的非洲和亚洲部分地区以外，其他每一个地区的肥胖人数均多于体重不足的人数。目前，许多低收入和中等收入国家正面临"双重疾病负担"。这些国家在继续应对传染病和营养不良等问题的同时，也正在经历肥胖和超重等慢性病高危因素的迅速增长，尤其是在城市环境中。在同一国家、同一社区，甚至同一家庭内，营养不良和肥胖共存的情况并不罕见。低收入和中等收入国家的儿童更容易出现产前、婴儿及幼儿营养不足。同时这些儿童还暴露在高脂、高糖、高盐、能量密度高及微量营养素不足的食品环境中，这些食品往往更廉价，而营养素质量也更低。在营养不良的问题尚未解决的情况下，如此饮食模式加之更低水平的身体活动导致了肥胖儿童数量的急剧上升。

第二节　慢性病分布状况

从世界卫生组织（WHO）公布的数据来看，世界主要的慢性病是癌症、心血管系统疾病、慢性呼吸道疾病、糖尿病、孕期和围产期疾病、营养不良、意外伤害导致的慢性病（残疾）及其他类型慢性病（包括泌尿系统疾病、消化系统疾病、皮肤病和过敏等）。在发达国家和许多发展中国家中，慢性病已成为最常见的死因。因此，慢性病将成为世界范围内的主要卫生问题。全球慢性病导致每年 3800 万人死亡，占总死亡人数的 60%，其中心血管、恶性肿瘤、慢性呼吸系统和糖尿病 4 类疾病约占慢性病总死亡人数的 82%。其中，每年约 2800 万人慢性病死亡又发生在低收入和中等收入国家（包括中国），占全球慢性病死亡人数的 3/4 以上，约为 80%。

一、慢性病区域分布统计与趋势分析

从世界地区统计来看，非洲、地中海东部及东南亚地区的主要慢性病威胁是孕期和围产期疾病及营养不良，分别占 70%、38%、35%，其次是心血管疾病、癌症等。而美洲、欧洲和西太平洋地区的孕期和围产期疾病及营养不良死亡率相对较少，困扰这些地区的主要是心血管系统疾病、癌症等"富人病"。

（一）世界主要国家慢性病的死亡情况

8 个国家主要慢性病数据如表 6-1 所示。可以看出，英国和加拿大心血管系统疾病和癌症总计死亡率占所有死亡一半以上，而孕期和围产期疾病及营养不良的死亡率相对要小；高收入国家这种慢性病死亡数的构成比低收入国家（如坦桑尼亚和尼日利亚）的构成比恰好相反，在后两个国家中，心血管系统疾病和癌症之和不到总死亡人数的 15%，而孕期和围产期疾病及营养不良造成的死亡人数却占到了总死亡人数的近 70%；相比中高收入国家（如俄罗斯、巴西）及中低收入国家（如中国、印度），这 4 个国家的主要慢性病死因是心血管系统疾病、癌症、慢性呼吸道疾病、孕期和围产期疾病及营养不良。

表 6-1　8 个国家主要慢性病数据统计表

国家	心血管系统疾病死亡率占比/%	癌症死亡率占比/%	慢性呼吸道疾病死亡率占比/%	糖尿病死亡率占比/%	孕期和围产期疾病及营养不良死亡率占比/%	意外伤害死亡率占比/%	其他慢性疾病死亡率占比/%
英国	38	25	7	1	12	3	14
加拿大	34	29	6	3	5	6	17
俄罗斯	60	12	2	1	5	14	6
巴西	32	15	8	5	17	11	12
中国	33	20	17	1	10	11	8
印度	28	8	7	2	36	11	8

国家	心血管系统疾病死亡率占比/%	癌症死亡率占比/%	慢性呼吸道疾病死亡率占比/%	糖尿病死亡率占比/%	孕期和围产期疾病及营养不良死亡率占比/%	意外伤害死亡率占比/%	其他慢性疾病死亡率占比/%
坦桑尼亚	9	4	2	1	74	6	4
尼日利亚	11	4	3	1	69	7	5

根据表 6-2 8 个国家慢性病死亡人口统计情况还可看出，英国和加拿大慢性病死亡人数占总死亡人数的比例比中国、印度、坦桑尼亚和尼日利亚都要高，英国、加拿大、俄罗斯、巴西、中国和印度都超过了 50%，前 3 个国家甚至达到了 80%。慢性病在各国的死亡原因中都占有很高的比例，虽然坦桑尼亚和尼日利亚与其他国家相比要低，但其影响也不容忽视。

表 6-2 8 个国家慢性病死亡人口统计表

国　　家	慢性病死亡人数/人	总死亡人数/人	慢性病死亡人数构成比/%
英国	480000	578000	83.04
加拿大	207000	231000	89.61
俄罗斯	1956000	2424000	80.69
巴西	928000	1289000	71.80
中国	7471000	9427000	79.25
印度	5466000	10362000	52.75
坦桑尼亚	107000	571000	18.74
尼日利亚	478000	2014000	23.73

（二）世界各地区主要慢性病的死亡情况

世界各地区慢性病死亡人数占世界总死亡人数的 60.76%，可见慢性病已成为人类死亡的主要原因。从慢性病死亡人数在各地区的构成比看，欧洲、美洲及西太平洋地区构成比都在 77% 以上，平均达到了 80%，可见慢性病在该 3 个地区的死亡率较其他地区更高。

（三）世界各收入层次国家慢性病的死亡情况

世界各高收入国家和低收入国家因慢性病导致的死亡构成比情况恰好相反。在高收入国家主要是心血管系统疾病和癌症，而在低收入国家主要是孕期和围产期疾病及营养不良这种因贫困导致的慢性病。对正处于发展中的中高收入国家和中低收入国家来说，心血管系统疾病、癌症、慢性呼吸道疾病、孕期和围产期疾病及营养不良导致的死亡构成比几乎相等。世界各高、低收入国家慢性病数据统计如表 6-3 所示。

表 6-3 世界各高、低收入国家慢性病数据统计

收入水平	心血管系统疾病死亡率占比/%	癌症死亡率占比/%	慢性呼吸道疾病死亡率占比/%	糖尿病死亡率占比/%	孕期和围产期疾病及营养不良死亡率占比/%	意外伤害死亡率占比/%	其他慢性疾病死亡率占比/%
高收入	38	26	6	3	7	6	14
中高收入	36	17	11	5	14	5	12
中低收入	37	16	11	2	14	11	9
低收入	23	7	5	1	48	9	7

根据世界各国分类，结合 WHO 给出的相应各国家人口总数可看出，低收入国家的慢性病死亡率是最高的，高于世界平均水平的 0.55%；高收入国家、中高收入国家及中低收入国家的慢性病死亡率都在 70%以上，平均达到了 79.54%。在低收入国家中，慢性病死亡率也达到了 42.75%。因此，慢性病致死不容忽视。世界各高、低收入国家慢性病死亡情况统计如表 6-4 所示。

表 6-4　世界各高、低收入国家慢性病死亡情况统计

收入水平	慢性病死亡人数/人	总死亡人数/人	人口总数/人	慢性病死亡率/%	慢性病死亡人数构成比/%
高收入国家	7127000	8140000	1007753000	0.71	87.56
中高收入国家	2731000	3570000	818610000	0.33	76.59
中低收入国家	13233000	17749000	3395995000	0.39	74.56
低收入国家	12314000	28807000	1205626000	1.02	42.75
总计	35405000	58266000	6430984000	0.55	60.76

二、慢性病死亡状况分析

2014 年 5 月 15 日，WHO 公布的《2014 年世界卫生统计》显示，世界各地的人均寿命在增长。全球平均来看，2012 年后出生的女性预期寿命约为 73 岁，男性约为 68 岁。比 1990 年出生人群的平均寿命延长了 6 年。低收入国家提升更大，从 1990 年到 2012 年平均预期寿命延长了 9 年。延长最多的 6 个国家是利比里亚（延长 20 年，从 1990 年 42 岁到 2012 年的 62 岁），其次是埃塞俄比亚（从 45 岁到 64 岁）、马尔代夫（从 58 岁到 77 岁）、柬埔寨（从 54 岁到 72 岁）、东帝汶（从 50 岁到 66 岁）和卢旺达（从 48 岁到 65 岁）。"全球寿命改善的重要原因是 5 岁以前死亡儿童的数量有所减少"，但贫富悬殊依然很大，高收入国家的人活得更长概率依然要大于低收入国家。导致过早死亡而缩减寿命的前 3 个病因是冠心病、下呼吸道感染（如肺炎）和中风。死亡原因和年龄趋势发生重大变化的 22 个国家全在非洲，70%或更多寿命缩减仍是由于传染病和相关疾病。同时，在 47 个国家（大多数为高收入国家）寿命缩减中，90%的原因是慢性病和损伤。在 100 多个国家中，慢性病和损伤致死的比例正在快速增加，而且低龄化趋势明显。全世界 5 岁以下超重或肥胖的儿童中有 1000 万在非洲区域且正在快速上升。儿童的第一死亡原因是早产，占 17.3%；第二大死亡原因是肺炎，占 15.2%。1995—2012 年，有 5600 万人成功治疗了结核病，挽救了 2200 万条生命。2012 年，全球约有 45 万人染上耐多药结核病。

慢性病是全球主要死因，每年因慢性病死亡的人数比因其他所有病致死人数的总和还多。慢性病患者人数增长迅速且分布不均，约 1/4 的死亡发生在 60 岁以前。慢性病在很大程度上由 4 种行为风险因素造成，即烟草、不健康饮食、运动不足和酒精过度。反过来，这些风险因素又会对这些国家经济发展造成影响，进入恶性循环。因此，如果不能积极应对慢性病流行的状况，因病致贫、返贫现象就会出现，影响全球减贫目标。因此，改善卫生保健、早期发现和及时治疗是降低慢性病影响的有效措施。然而，许多情况下，低收入和中等收入国家因资金短缺、技术受限与药物短缺而缺乏对慢性病患者的适当医护。一旦发现往往是进入疾病晚期，又需要昂贵的治疗。过去 30 年来，人们对慢性病病因、预防和治疗已经

有了深入了解，许多高收入国家在降低病死率方面取得了重大成果，全球关注也在不断增强。

死亡率和发病率数据表明，在资源匮乏地区，慢性病的影响正在不断增加并且影响力巨大。预计到 2030 年，低收入国家和中低收入国家的癌症增长比率分别为 82%和 70%，高于中高收入国家 58%和高收入国家 40%的水平。

第三节　中国慢性病状况分析

随着社会经济发展，人们生活节奏加快，加上气候的变化、生活环境的污染及人口老龄化加剧等因素的影响。中国各种慢性病也大幅度增加。中国与世界各国一样将面对慢性病负担比率增高的问题，已进入慢性病的高负担期。根据国家卫生健康委、国家发展改革委等部门的统计数据，目前，中国明确诊断的慢性病患者超过 2.6 亿人，每 5 个人当中就有 1 人是慢性病患者，并以每年 30%的速度迅速上升，困扰着我国数亿人口。按照世界卫生组织的标准分析估算，目前，我国慢性病人口已接近 4 亿，多数患者患有 2～3 种以上的慢性病。其中高血压患者超过 2 亿人，每年增加 1000 万人；糖尿病患者 9240 万人，有 1 亿 4 千万人的血糖还在增高；心脑血管疾病超过 2 亿人，占我国每年总死亡人数 1/3。在每年中国的死亡人数当中，因慢性病死亡的比例占到了 85%。慢性病导致的疾病负担已接近总负担的 70%，是因病致贫、返贫的重要原因，且具有患病人数多、医疗成本高、患病时间长、服务需求大的特点。影响慢性病的主要因素是工业化、城镇化和老龄化。这意味着一方面我们在努力地改善着自身的生活，另一方面全民族在用不好的生活方式"慢性自杀"，承受着因慢性病而带来的痛苦。这种现象若不及时进行有效地控制，将会带来严重的社会经济问题。

一、慢性病基本状况

慢性病已经成为中国的头号健康威胁，患病率急速上升。在每年约 1030 万各种死亡总量中慢性病超过 85%。此外，慢性病在疾病负担中所占的比重为 68.6%。2012 年，全国居民慢性病死亡率为 533/10 万，占总死亡人数的 86.6%。心脑血管病、癌症和慢性呼吸系统疾病为主要死因，占总死亡人数的 79.4%，其中心脑血管病的死亡率为 271.8/10 万，癌症的死亡率为 144.3/10 万（前 5 位分别是肺癌、肝癌、胃癌、食道癌和结直肠癌），慢性呼吸系统疾病的死亡率为 68/10 万。全国慢性病主要是心血管疾病、糖尿病、慢性阻塞性肺病和肺癌。

（一）高血压患病率有较大幅度升高

在我国 18 岁及以上居民中，高血压患病率为 18.8%，估计全国患病人数超过 1.6 亿。与 1991 年相比，患病率上升 31%，患病人数增加 7000 多万人。农村患病率上升迅速，城乡差距已不明显。在大城市、中小城市、一至四类农村中，高血压患病率依次为 20.4%、18.8%、21.0%、19.0%、20.2%和 12.6%。患病人群知晓率为 30.2%，治疗率为 24.7%，控制率为 6.1%；这些数字较 1991 年的 26.6%、12.2%和 2.9%相比有所提高，但仍处于较差水准。

（二）糖尿病患病率增加

目前，我国糖尿病患病人数约为 1.2 亿。城市患病率明显高于农村，一类农村明显高于四类农村。与 1996 年糖尿病抽样调查资料相比，大城市 20 岁以上糖尿病患病率由 4.6%上升到 6.4%，中小城市由 3.4%上升到 3.9%。

（三）超重和肥胖患病率呈明显上升趋势

我国成人超重率为 22.8%，肥胖率为 7.1%，估计人数分别为 2 亿人和 6000 多万人。大城市的成人超重率与肥胖率分别高达 30.0%和 12.3%，儿童肥胖率已达 8.1%，应引起高度重视。与 1992 年全国营养调查相比，成人超重率上升 39%，肥胖率上升 97%，由于超重基数大，预计今后肥胖患病率将会有较大幅度增长。

（四）2016 年度城乡居民特殊慢性病病种

据相关数据统计，我国城乡居民主要慢性病分为下列 10 种类型。
（1）脑血管意外后遗症。
（2）糖尿病（具有相应合并症）。
（3）肝硬化（失代偿期）。
（4）各种恶性肿瘤。
（5）尿毒症。
（6）血管支架植入术后（1 年内实施手术）。
（7）大器官移植术后。
（8）系统性红斑狼疮。
（9）血管搭桥术后（1 年内实施手术）。
（10）儿童白血病（14 周岁以下）。

二、中国慢性病发展与其他各国慢性病发展比较

世界卫生组织（WHO）和世界银行提出了一种测量疾病（伤残）导致的失能和过早死亡的方法，用于评价疾病（伤残）对一个国家（地区）社会经济发展的危害程度。传统的疾病危害程度的评价指标主要是死亡、死亡年龄和费用，如年龄、死亡率、期望寿命、医疗费用支出等。中国主要慢性病的死亡率和健康寿命损失，与英国、美国、加拿大、日本、韩国、印度 6 个国家比较，为各级医疗卫生机构、健康管理机构进行慢性病预防控制和健康教育的情况结果如下。

（一）慢性病死亡率与健康寿命损失

中国慢性病死亡每年约 737.6 万人，占全部死亡人数的 79.4%；慢性病的健康寿命损失 1.41 年，占全部健康寿命损失的 70.3%，远远高于印度（43.0%），低于部分发达国家（韩国 81.4%、英国 83.7%、日本 84.3%、美国 86.9%、加拿大 89.3%）。

（二）慢性病与国际比较

中国慢性病年龄标准化死亡率为 627/10 万，仅次于印度（714/10 万），高于其他国家，大约是日本的 2 倍；低于世界平均水平（692/10 万）。年龄标准化健康寿命损失为 10829 年/10 万人，低于印度（13819 年/10 万人），高于其他国家，但低于世界平均水平（12623 年/10 万人）。

（三）主要慢性病的死亡率

中国死亡率较高的慢性病依次为心血管疾病（280/10 万）、恶性肿瘤（143/10 万）、呼吸系统疾病（136/10 万）、消化系统疾病（25/10 万）、神经精神疾病（11/10 万），其中，呼吸系统疾病高于其他 6 个国家。

（四）主要慢性病的健康寿命损失

中国健康寿命损失较高的慢性病依次为神经精神疾病（2774 年/10 万人）、心血管疾病（1948 年/10 万人）、感官疾病（1538 年/10 万人）、恶性肿瘤（1461 年/10 万人）、呼吸系统疾病（1203 年/10 万人）、消化系统疾病（495 年/10 万人）。其中恶性肿瘤高于除韩国外的其他 5 个国家，与韩国（1459 年/10 万人）基本持平。与死亡率顺位相比，神经精神疾病排序第一，远远超过心血管疾病、恶性肿瘤和呼吸系统疾病，说明神经精神疾病虽然死亡率不高，但健康寿命损失大大高于其他慢性病。

（五）主要恶性肿瘤的死亡率与健康寿命损失

中国死亡率较高的恶性肿瘤依次为气管/支气管/肺部癌症（31/10 万）、胃癌（29/10 万）、肝癌（24/10 万）、食道癌（21/10 万）、结肠癌/直肠癌（9/10 万）、乳腺癌（5/10 万）、胰腺癌（4/10 万）、淋巴瘤/多发性骨髓瘤（2/10 万）。其中，胃癌、食道癌高于除韩国外的其他 5 个国家，肝癌低于韩国（26/10 万）。

中国健康寿命损失较高的恶性肿瘤依次为气管/支气管/肺部癌症（274 年/10 万人）、肝癌（271 年/10 万人）、胃癌（265 年/10 万人）、食道癌（184 年/10 万人）、白血病（93 年/10 万人）、结肠癌/直肠癌（81 年/10 万人）、乳腺癌（68 年/10 万人）、淋巴瘤/多发性骨髓瘤（32 年/10 万人）。其中，胃癌、食道癌、白血病高于其他 6 个国家，肝癌低于韩国（278 年/10 万人）。

（六）心脑血管疾病的死亡率与健康寿命损失

中国脑血管疾病和心血管疾病的死亡率分别为 157/10 万和 97/10 万，健康寿命损失分别为 1072 年/10 万人和 674 年/10 万人。脑血管疾病死亡率与健康寿命损失高于比较组中其他国家，心血管疾病低于印度（837/10 万、2301 年/10 万人）。

（七）肝硬化、消化性溃疡的死亡率与健康寿命损失

中国肝硬化和消化性溃疡的死亡率分别为 10/10 万和 4/10 万，健康寿命损失分别为 136 年/10 万人和 63 年/10 万人，肝硬化死亡率与健康寿命损失低于韩国、印度，高于其他国

家；消化性溃疡死亡率与健康寿命损失低于印度，高于其他国家。GBD 处于世界平均水平（死亡率为 9.8/10 万，健康寿命损失为 158 年/10 万人）。

（八）糖尿病的死亡率与健康寿命损失

中国糖尿病的死亡率为 12/10 万，健康寿命损失为 232 年/10 万人，低于韩国（30.7/10 万、465 年/10 万人），高于比较组中的其他国家。

（九）慢性阻塞性肺疾病的死亡率与健康寿命损失

中国慢性阻塞性肺疾病的死亡率为 125/10 万，高于比较组中其他国家；中国慢性阻塞性肺疾病的健康寿命损失为 860 年/10 万人，高于比较组中其他国家，与印度（860 年/10 万人）相同。

三、几类慢性病的疾病负担情况

慢性病给国家及个人造成沉重经济负担，这种负担本应避免。例如，2010—2040 年，如果每年能将心血管疾病的死亡率降低 1%，其产生的经济价值相当于 2010 年国内经济生产总值的 68%，高达 10.7 万亿美金（按购买力平价计）。相反，若不及时有效管控慢性病，势必将加剧人口老龄化、劳动力降低的经济社会影响。

（一）我国恶性肿瘤的疾病负担

肺癌（气管/支气管癌）、胃癌、肝癌、食道癌是我国死亡率和疾病负担最高的恶性肿瘤，其中食道癌的疾病负担为 184 年/10 万人，大约是世界平均水平（29 年/10 万人）的 6 倍。食管癌是我国部分农村地区恶性肿瘤的首要死亡原因。我国部分省市恶性肿瘤死亡率高于全国平均水平（143/10 万），如沈阳市（175/10 万）、甘肃省（163/10 万），山东省（152/10 万）、河南省（144/10 万）。

（二）我国心脑血管疾病的疾病负担

死亡率前 3 位的慢性病依次为心脑血管疾病、恶性肿瘤和呼吸系统疾病，疾病负担最大的前 3 位的慢性病依次为神经精神疾病、心脑血管疾病、感官疾病。无论死亡率还是疾病负担，心脑血管疾病是我国所有慢性病中危害程度最大的疾病，其中我国脑血管疾病的死亡率（156/10 万）和疾病负担（1072 年/10 万人）高于相关国家，高于世界平均水平（死亡率为 103/10 万，健康寿命损失为 842 年/10 万人），在世界各国中位列第 24 位和第 70 位。脑血管疾病全国每年新发病例约 250 万，死亡人数超过 150 万，残疾率高达 75%，已成为严重影响我国国计民生的重要公共卫生问题。

（三）我国糖尿病的疾病负担

我国糖尿病的年龄标准化健康寿命损失虽然低于世界平均水平（451 年/10 万），但患病率从 1980 年的 0.67% 攀升到 2016 年的 11.6%，是糖尿病患病人数全球增长最快的国家之一。

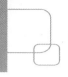

（四）我国呼吸系统疾病的疾病负担

在慢性病第 3 位死因呼吸系统疾病中，我国的慢性阻塞性肺疾病（COPD）的死亡率和疾病负担均高于其他国家，健康寿命损失高达 860 年/10 万人，大约是世界平均水平（315 年/10 万人）的 2 倍，在世界各国中位列第 7 位。我国现有 2500 万人罹患此病，在 40 岁以上人群中，COPD 总患病率为 8.2%。

我国每年因 COPD 死亡的人数为 100 万，致残人数达 500 万～1000 万。农村居民的 COPD 患病率显著高于城镇居民，75 岁以上人群该病的死亡率高达 1903/10 万。因此，控烟、开展 COPD 防治的健康教育是健康管理工作中的重要部分。

四、慢性病发展趋势与分析

中国在未来 20 年里，40 岁以上的人群中，慢性病患者人数将增长两倍，甚至三倍。慢性病的快速增长主要集中在未来 10 年。糖尿病患者将成为上述 4 种疾病中患者人数最多的群体。而肺癌患者人数将增加 5 倍。慢性病患者人数预测（40 岁以上人群）如表 6-5 所示。

表 6-5　慢性病患者人数预测（40 岁以上人群）[1]

预测慢性病患者人数/人	2010 年	2020 年	2030 年
心梗	8101001	16081550	22630244
中风	8235812	21356978	31773456
慢阻肺	25658483	42527240	55174104
肺癌	1412492	4621900	7391326
糖尿病	36156177	52118810	64288828
总数	79563965	136706478	181257958

（一）慢性病患者比例增长

到 2030 年，预计患 4 种慢性病（心梗、中风、糖尿病和慢阻肺）的人数将增长近 50%。在所有慢性病中，心脑血管疾病（心梗和中风）的比重将超过 50%。中风对个体的健康和生活造成的危害最大。由这些主要慢性病导致的死亡造成的负担将增长 80%以上。此外，约有一半慢性病发生在 65 岁以下的人群。意味着在未来数年，慢性病导致的健康损失、伤残将显著增加，医疗卫生系统的负担将日趋严重。

（二）慢性病死亡率高于其他国家

在中国，慢性病造成的死亡率很高。中国中风的死亡率是日本、美国和法国的 4～6 倍。慢阻肺的死亡率为 130.5/10 万，为日本的 30 倍左右。癌症的死亡率也略高于其他可比国家。此外，糖尿病的死亡率也高于日本和英国。慢性病死亡率国际比较如图 6-2 所示。

---

1 资料来源：中国营养与卫生调查（2007 年）

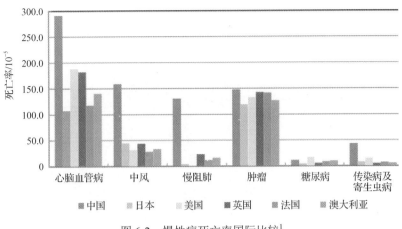

图 6-2　慢性病死亡率国际比较[1]

（三）慢性病的主要社会经济决定因素、健康危险及其结果

据估计，现阶段中国至少有 5.8 亿人具有一种或以上与慢性病有关的危险因素，其中 70%～85%发生在 65 岁以下的人群。如果不加以控制，到 2030 年，生活方式和营养危险因素将使慢性病负担增长 50%。图 6-3 是慢性病危险因素的估计人数。

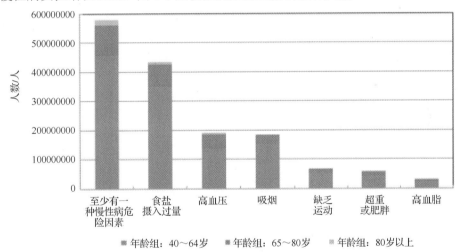

图 6-3　慢性病危险因素的估计人数

未来老龄化问题对慢性病患者人数的影响如图 6-4 所示。到 2030 年，老龄化问题将使慢性病负担增加 40%。老龄化人口增加和劳动力人口（15～64 岁）减少，将使国家在努力满足老年公民的需求上，特别是长期甚至终身患有慢性病人的需求方面，面临沉重的经济负担和社会压力。

（四）慢性病带来的新问题

在中国，社会经济等方面较为弱势的人群受到慢性病的冲击更大。主要原因有以下 3 点。

---

1 资料来源：世界卫生组织（2004 年）

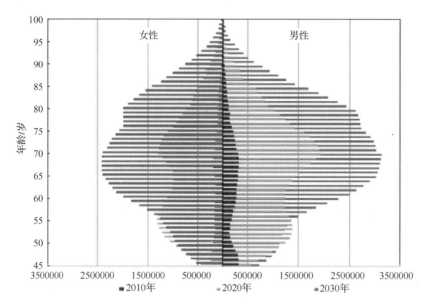

图 6-4　未来老龄化问题对慢性病患者人数的影响

（1）慢性病和部分危险因素（如高血压）往往在贫困人群中更常见。

（2）贫困人群患慢性病后往往缺乏或难以获得优质的医疗服务。

（3）慢性病对贫困患者收入和家庭影响更大。慢性病是医疗服务自付费用居高不下的因素之一，自费又加剧了低收入人群的经济负担。低收入人群大病支出发生的概率更高。即使在城市，也有 37.6%的低收入患者存在应住院而未住院的情况，因为他们中的绝大多数（89.1%）都面临着经济困难。调查表明，农村慢性病患者中因经济困难而放弃治疗的比例是城市的两倍多。低收入人群的就医行为如表 6-6 所示。

表 6-6　低收入人群的就医行为[1]

获得住院治疗	国家平均水平		低收入人群	
	城市	农村	城市	农村
慢性病流行率	28.3%	17.1%	27.2%	23.1%
年均住院率	7.1%	6.8%	5.8%	5.9%
应住院未住院人群比重	26.0%	24.7%	37.6%	34.6%
表示经济困难是未住院主要原因的患者比重	67.5%	71.4%	89.1%	81.5%
大病支出发生率	—	—	5.9%	10.2%

（五）慢性病的经济影响

慢性病带来的总体经济损失可能非常巨大。世界银行的一项最新分析呼吁，政府关注有效的慢性病防控政策可能带来的潜在收益。

（1）微观经济层面。成人健康状况的改善会使工作小时数增加 16%，个人收入提高 20%。因此，应对慢性病是有价值的健康投资，是生产力潜力投资。

（2）宏观经济层面。从 2010 年起的未来 30 年内，如果每年使心脑血管病死亡率降低

---

1 资料来源：卫生部，第四次国家卫生服务调查（2008 年）

1%，其总体净经济效益就会相当于 2010 年中国实际 GDP 的 68%或 10.7 万亿美金（按购买力平价指数计）。

（3）健康赋予价值层面。如果每年能够使心脑血管病死亡率降低 1%，就相当于每年创造 GDP 15%的经济收益，而如果下降 3%，则每年创造 GDP 34%的经济收益。

到 2030 年，人口迅速老龄化和低生育率将会使总体劳动力下降 3～4 个百分点。慢性病加剧可导致劳动力进一步短缺，将来 50%以上的慢性病负担都集中在经济活跃的劳动力人口，延后退休、提高劳动技能仅能在短期内产生效果。

（六）有效应对慢性病是当务之急

慢性病的特点及其防治需求如表 6-7 所示。

表 6-7　慢性病的特点及其防治需求

慢性病的特点	慢性病防治需求
病因：行为危险因素、污染、病毒感染等	行为干预
持续时间：长期存在、反复急性发作	● 长期持续的治疗，特别是在初级卫生保健层面 ● 提前积极规划治疗方案 ● 培训患者如何设定目标、解决问题、自我管理、积极参与决策和治疗规划等。因病情加重或个人关注重点发生变化时，服务内容都要做相应调整 ● 医生与患者定期沟通
几种慢性病并存：常见	● 多学科团队 ● 服务提供方进行协调
能力丧失或病残：常见	● 患者本人及其家庭成员参与 ● 其他形式的社会服务

中国的医疗卫生体系尚不能有效满足人民群众的需求。调查结果表明，55%以上的县无慢性病防治的专业机构；约 15%的县无慢性病防治的专职工作人员；就工作而言，只有不到 45%的县级疾控中心开展了慢性病监测。有效控制医疗卫生费用和支出是一项世界性难题。例如，过去 10 年中，经合发组织成员国的医疗卫生支出实际增长了 50%。2000—2009 年，中国医疗卫生费用增长了 3 倍，增速最快的年涨幅分别在 16%和 20%以上。预计未来 5 年内，医疗卫生总费用可能会进一步增长 70%。医疗卫生费用激增不仅给政府预算带来压力，而且加剧老百姓，特别是农村贫困人群的负担，增加弱势人群由于大额医疗费用而导致的因病返贫的风险。

第四节　慢性病的生理参数指标对比与数据分析模型

中国正在跑步进入老龄化社会，而 80%以上的老年人都不同程度地存在着血管神经性功能的病变，这可能会引发起数种疾病并发，包括冠心病、高血压、糖尿病、脑卒中、睡眠相关疾病等。而从人体的系统整体观点出发，这些慢性病之间都存在着很强的相关性，互为因果性关联。若能采集慢性病引发的相关数据，找出病变与慢性病相关联的关键数据和关系模型，就能准确、有效地进行干预治疗，为改善病情发展趋势、减少痛苦与恢复周期、降低治疗成本提供科学引导和实践依据。

慢性病数据往往需要通过大规模、广范围的抽样采集来获取相关数据，其周期长、耗费大，难以频繁进行。这就很难准确地建立数据模型，通过建模的手段对慢性病未来的发展趋势进行预估分析。目前，用于疾病预测的方法主要有趋势外推法、回归拟合法等。前者包括假设疾病患病率不变的外推法、线性函数与算术级数法、指数函数与几何级数法，以及时间序列分析模型等；而后者主要以多元回归模型、线性函数模型和指数函数模型为代表。此外，起源于黑箱理论的 BP（Back Propagation）神经网络模型、与控制论相关的 GM（1,1）灰色模型和随机过程理论提出的马尔可夫状态转移模型也被用于疾病的预测，但它们在慢性病的中长期预测（≥10 年）中都存在着各自的弊端。时间序列分析模型、BP 神经网络模型等方法依赖于大量、密集的样本数据，需要对疾病随时间的变化情况有全面的了解。而多元回归模型、马尔可夫状态转移模型则须考虑相关危险因素对疾病的影响，因此要在建立模型之前收集诸多变量，了解它们对疾病的影响效果及其自身的发展趋势。外推法依赖于过强的假设，一旦患病率有所波动，就会引起较大程度的误差。线性函数与算术级数法、指数函数与几何级数法的表达形式类似，它们虽然不要求提供大量既往数据资料，但当疾病的患病率持续走高的时候，模型的趋势将始终上升，直至突破 100%，并不适用于长期预测。

一、慢性病的综合参数判断与基本特征

人体蛋白质、脂肪、碳水化合物等物质发生代谢紊乱的病理状态，是一组复杂的代谢紊乱症，是导致糖尿病、心脑血管疾病的危险因素。代谢综合征的病因包括遗传因素和不良生活方式，其中不良生活方式被认为是最重要因素，包括高热量/高脂肪饮食、暴饮暴食、大量吃零食、吸烟、酗酒、熬夜及少运动等。

（一）主要特点

（1）多种代谢紊乱集于一身，包括肥胖、高血糖、高血压、血脂异常、高血黏、高尿酸、高脂肪肝发生率和高胰岛素血症，这些代谢紊乱是心脑血管病变及糖尿病的病理基础。可见糖尿病不是孤立的病，而是代谢综合征的组成部分。

（2）有共同的病理基础。目前，多认为慢性病的共同原因就是肥胖，尤其是中心性肥胖所造成的胰岛素抵抗和高胰岛素血症。

（3）可造成多种疾病增加，如高血压、冠心病、脑卒中甚至某些癌症（包括与性激素有关的乳腺癌、子宫内膜癌、前列腺癌，以及消化系统的胰腺癌、肝胆癌、结肠癌等）。

（4）有共同的预防及治疗措施，防治住一种代谢紊乱，就有利于其他代谢紊乱的防治。

（二）诊断标准

成人满足以下 5 项中的 3 项即可诊断为代谢综合征。

（1）腰围：男性≥90cm，女性≥85cm。

（2）BP≥130/85mmHg 或有高血压病史。

（3）TG≥1.7mmol/L。

（4）HDL-c<1.04mmol/L。

（5）空腹血糖≥6.1mmol/L、餐后 2h 血糖≥7.8mmol/L，或有糖尿病史。

（三）临床表现

代谢综合征悄然发病，早期症状轻微且不典型，这种潜伏的危害一旦爆发，后果将非常严重。医学专家经过长期的研究探索，发现了代谢综合征常见的发病顺序，即腹型肥胖→血脂异常→高血压→高血脂→高血糖→心脑血管疾病等。代谢综合征临床表现可分 3 个阶段。

（1）早期表现：腹型肥胖及血脂异常或高血压。

（2）中期表现：糖尿病、冠心病。患者出现胸闷、心悸、易饥、多饮、多尿、消瘦、脱发、记忆力下降、手足麻木、四肢冰冷及性功能减退等症状。

（3）晚期表现：出现心绞痛、偏瘫、浮肿、晕厥、猝死等症状。

（四）根源

代谢综合征除了包括大腰围、高血压、血脂异常、高血糖之外，还包括高血凝、高尿酸症及高胰岛素血症。其中内脏脂肪增多，大腰围是"根"，其余都属于"代谢综合征之树"的"枝丫"。如果单砍"枝丫"，去解决一个一个的"高"，那只是治"标"，只有解决了大腰围，才能"斩草除根"。

（五）预防

预防代谢综合征应做到以下几点。一个信念：与肥胖决裂；二个要素：不多吃 1 口，不少走 1 步；三个不沾：不吸烟，不酗酒，不熬夜；四个检查：定期检查血压、血糖、血脂、血液粘稠度；五六个月：减肥不求速成，每月减 1～2kg，五六个月就见成效；七八分饱：饮食上要"总量控制、结构调整、吃序颠倒"，即每餐只吃七八分饱，素食为主，营养均衡。进餐时先吃菜，快饱时再吃主食及肉蛋类。对于代谢综合征的防治要做到"四个早"：早检查、早诊断、早预防、早治疗。代谢综合征患者在生活中要避免以下几点：一是过劳，即工作过重，时间过长，相当于汽车超载；二是过急，即工作生活压力大，心急气躁，相当于汽车超速；三是过累，即长期睡眠缺乏，疲劳不堪，相当于司机疲劳驾驶。

打个比方，试想一辆汽车既超载、超速又疲劳驾驶，发生事故的概率必然大幅升高。现实生活中，许多成功人士因长时间负担过重、压力过大而英年早逝，给家庭和社会造成巨大损失。所以代谢综合征患者应做到努力工作和享受生活相平衡，这样才能提高生活质量，延年益寿。

二、慢性病的相关性分析

慢性病之间具有很强的互相关联性，它们互相作用、互相影响、互为因果关系。大部分慢性病都以人体衰老及自主神经系统受到损伤为标志，进而使得整个身体内环境异常、内分泌失常、代谢紊乱，最终表现为这几大慢性病。针对这几大类全球典型的慢性病，根本的治疗解决方案就是在医生的指导监督下，改变不良的生活方式，同时配合适当的药物。慢性病需要"慢"治，这期间医生对患者的生理指标的长期综合监测观察显得尤为重要，它可以有效地评估医生对患者的治疗效果，同时及时地修正治疗方案，通过长期互动和跟踪而形成治疗正反馈。适用于此类临床监测需要有专用的医用监测设备，其应具有以下 4 个特征。

（1）在基本不影响患者日常生活条件下，可以方便医生对患者进行长期动态监测，以符合慢性病长期缓慢变化的特点。

（2）需要同时能够监测多种电生理参数，以满足医生对慢性病的相关性分析。

（3）医生可以方便地患者进行通信互动，以获取患者的生命体征数据。

（4）医生工作站具有强大的综合性专家分析系统，以辅助医生对病人数据进行专业化分析。而传统的床旁监护仪及心电 Holter 等设备显然不能满足此类监测的临床需求，因此临床有强烈的需求能够产生一种适用于慢性病综合性动态监测的仪器解决方案。图 6-5 是全球最主要的慢性病之间相关性的示意图。

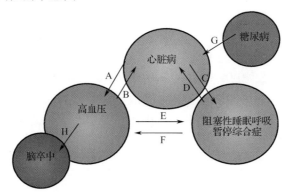

图 6-5　全球最主要的慢性病之间相关性的示意图

A：全球有 60%～70%的冠心病患者都有高血压。

B：高血压是冠心病的独立危险因子，高血压患者患冠心病的危险性是血压正常者的 2～5 倍，未治疗的高血压患者有 50%死于冠心病；49%心肌梗死病例都是由高血压引起的。高血压与心血管事件呈对数线性正相关，收缩压每增加 20mmHg 或舒张压每增加 10mmHg，患上冠心病的危险性增加 1 倍；反之，适度降压则可有效控制冠心病风险。

C：冠心病人群中有 35%～39%伴有阻塞性睡眠呼吸暂停综合征（OSAHS）。

D：OSAHS 是冠心病的独立危险因子，患有 OSAHS 的人得冠心病的危险将会提升 5 倍，有 85%的心脏缺血发生在夜间睡眠呼吸暂停时，严重睡眠呼吸暂停时，室性异位搏动的发生率高达 57%～74%。对 OSAHS 的有效治疗可以使患上冠心病的危险降低大约 2/3。

E：高血压病患者中有 20%～48%合并有 OSAHS。

F：OSAHS 是高血压病的独立危险因子，OSAHS 是继发性高血压主要病因之一，60%～90%的 OSAHS 病人患有高血压，睡眠呼吸暂停指数（AHI）每增加 10，高血压患病率增加 4.2%。持续正压通气（CPAP）是治疗 OSAHS 患者高血压的有效方法，可显著降低昼夜血压，是非药物治疗的安全方法。

G：糖尿病患者出现心血管性死亡的风险=心肌梗死患者出现心血管性死亡的风险，糖尿病患者心血管死亡的风险显著大于血糖正常的人群，即相当一部分糖尿病人群会因心血管疾病而死亡。

H：高血压是脑卒中最为重要与独立的危险因素，脑卒中是高血压最主要的致残后果，70%～80%的脑卒中患者都有高血压病史。脑卒中与收缩压和舒张压呈正相关，高血压使患上脑卒中的危险增加 2～4 倍，而收缩压每降 9mmHg，舒张压每降 5mmHg，可以降低脑卒中患病风险 35%。

三、慢性病数据分析模型

人体各种生理现象与特征参数具有可读性。人体体温、气味、皮肤温度、脑电、心电（心率及心率变异性）、血氧饱和度、皮电、指尖血流量、指尖脉搏、呼吸率、其他对外辐射的各类生理学指标，以及这些指标的变化值都分别表达着人体正常与非正常、健康与病态程度的不同特征。

（一）人体生理参数指标解读

人体生理参数指标是实时存在的，参数指标的变化，代表着身体状态的信息，只要找到相对应的模型，就能解读健康对应状态关系。生理参数采集和运用过程路线图和健康状态与疾病来临前的先兆信号分析依据如图 6-6 和表 6-8 所示。特别是对于慢性病患者而言更是如此，慢性病状态信息对应慢性病变化和趋势更有科学意义和现实作用。

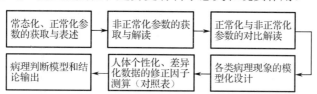

图 6-6　生理参数采集和运用过程路线图（流程图）

表 6-8　健康状态与疾病来临前的先兆信号分析依据

症 状 反 应	疑 似 病 症	检测生理参数
头晕、头昏	颈椎骨增生或血黏度高	脑电、体温、血压、脉相
心慌、饥饿感	糖尿病	体温、血压、脉相、心电
清晨浮肿	肾病或心脏病	气味、体温、脉相
棕色尿液	肝脏问题	气味、体温、脉相
口臭	胃、肝脏问题或牙周病	气味、体温
口中有氨味	肾脏问题	—
眼睑苍白	缺铁性贫血	—
眼角灰环	心脏问题	—
脸色潮红	心脏病或高血压病	—
手掌泛红	肝脏问题	—
手掌潮湿	甲状腺异常	—

症 状 反 应	疑 似 病 症	检测生理参数
背痛	脊椎或内脏病	—
单纯头晕	甲状腺异常	—
洗澡时头发容易脱落	荷尔蒙分泌异常	—
恶心想吐	怀孕或慢性胃炎	—
舌白毛茸状	免疫系统失调或某种癌变	—
眼睛痛	青光眼	—
手发抖	甲亢或帕金森病	—
吃油腻食物后上腹疼痛，放射到右肩背部	肝胆疾病	—
食欲亢进体重却减轻	甲状腺机能亢进症	—
没食欲、见油腻恶心、易疲劳	肝炎	—
饭后总是出现反酸、腹胀或腹痛等症状	积食、消化不良	—
爬楼梯时心慌、胸闷	心脏功能弱	—
指尖比指节更粗大	肺部疾病	—
指甲生长缓慢，没有光泽且变黄变厚	淋巴系统	—
皮肤出现非摩擦红斑	肝病	—
打鼾	鼻子或呼吸道异常	—
必须高枕头才能入睡	心脏功能弱	—
经常因脚抽筋而惊醒	缺钙或动脉硬化	—

（二）Logistic 函数模型在预测慢性病患病率中的应用

由于慢性病的流行与经济增长和人口老龄化相关，同时也随年限的增长具有一定趋势，因此分别以年份、人均 GDP 的对数和老龄化率（65 岁以上人群所占比例）作为自变量，以患病率作为因变量，并参照其他国家或地区的疾病流行状况选取模型的上限。通过比较各模型的拟合效果、理论依据和临床意义等，评价其精确性和可靠性。采用 Logistic 函数模型进行预测，在经历过一段时间的快速上升后逐渐趋于平缓，最终无限接近但永不超越一个界值 k。

建立 Logistic 函数模型的表达式为

$$y = \frac{k}{1 + e^{ax+b}} \tag{6-1}$$

式中，a，b 为待定参数，k 是预估的患病率上限。

分别以年份、人均 GDP 的对数、老龄化率（65 岁以上人群所占比例）作为自变量 x，相应时点的患病率作为因变量 y，进行回归分析。由于难以确定上界，考虑了所有可能的情况（17.65%～100%），并通过循环筛查出各模型拟合效果最好的一种。但是经过运算发现，当自变量为"年份"时，决定系数 R^2 随着值的增加逐渐增大，当上限取到 100% 时，拟合效果最好；而当自变量取人均 GDP 的对数或老龄化率时，R^2 单调递减，三者给出的最优界值均不符合长期的疾病发展规律。再进一步观察可知，不同 k 值对应的 R^2 非常接近，也就是说，上限的选择可能会更多地依赖于临床判断而非数学理论。

（三）慢性病大数据风险模型

健康评估起源于临床护理，最初是对疾病损害程度的判断工具，逐渐演化为临床决策和预测的有力助手，其基本方法是问卷量表、体检问卷、临床指数公式、评分表和评估模型，采集数据的来源是体检数据和各大医院的医疗病例记录。针对某种慢性病的评估模型能够在一定可靠度下对人群的发病风险程度进行划分。

为实现上述目的，采取基于医疗大数据挖掘的慢性病风险模型的构建方法，分为以下 4 个步骤。

（1）确定慢性病的若干个危险因素，获得参与调查的人群含有危险因素及是否患有慢性病的医疗统计数据。

（2）对慢性病的若干个危险因素进行任意组合可获得 n 种危险因素组合，其中，n 为正整数。

（3）设置最小支持度和最小置信度，在 n 种危险因素组合中选择出支持度和置信度在最小支持度和最小置信度以上的危险因素组合。

（4）通过危险因素组合构建慢性病风险模型，其为慢性病与每种危险因素同时出现的概率，具体是指每种危险因素在支持度和置信度高于最小支持度和最小置信度的危险因素组合中出现的概率。每个危险因素组合在医疗统计数据中的支持度为既包含危险因素组合又包含慢性病的数据在临床统计数据中的概率。每个危险因素组合在临床统计数据中的置信度为既包含危险因素组合又包含慢性病的数据在包含危险因素组合的数据中的概率。

步骤（4）中，所述每种危险因素在支持度和置信度高于最小支持度和最小置信度的危险因素组合中出现的概率 P_i 为：

$$P_i = n_i / N \tag{6-2}$$

式中，P_i 为第 i 种危险因素在支持度和置信度高于最小支持度和最小置信度的危险因素组合中出现的概率；n_i 为第 i 种危险因素在支持度和置信度高于最小支持度和最小置信度的危险因素组合中出现的次数；N 为支持度和置信度高于最小支持度和最小置信度的危险因素组合数。

由此可见，建立一种风险分析模型，对于推进我国慢性病高危人群筛查及干预工作、探索其有效的防治途径与策略至关重要，可有效地提高我国居民发病危险因素知晓率和控制率，降低慢性病的发生率、复发率、死亡率和致残率，从而减较慢性病给社会和家庭带来的经济负担和疾病负担，提高国民健康水平。

第五节　慢性病监测与管理

随着社会变革、生活水平提高，人们对于健康的需求不断提高，"医治未病"的理念已逐渐被人们接受。针对自身的健康进行管理、定期体检已成为越来越多人的选择。健康管理是指在个体或者群体的层面上对人体健康状况进行全面，系统、综合的监测、分析、评估，提供咨询指导，并对影响健康的危险因素进行干预。具体做法是有针对性、分层次地对个体或者群体给予健康信息，以便促使他们采取行动改善健康。健康管理包含 5 个部分，分别是健康管理体检、身体健康评估、个人健康状况管理咨询、个人健康状况管理后续服务、特定的健康及疾病管理服务。外国学者认为，慢性病患者的健康管理需要完成疾病治疗管理，在慢性病健康管理过程中产生新的角色及在工作、家庭和朋友中新的定位，还有正确面对疾病所致的情绪这三方面的任务。健康管理的核心是通过监测、分析、评估，利用有限的卫生资源来达到实现健康状况需求的目的，提高人群的健康水平，提高生活质量，健康管理已成为一门全新的学科和朝阳产业。

慢性病管理的真正意义在于慢性病防治关口前移，同时做好高危人群的管理。通过预防、治疗和管理的有效衔接，能改善患者的健康状况，减少早死和伤残，能最大程度地提高慢性病的防控效果。慢性病的防治结合是降低并发症的发生、减少患者的痛苦、改善疾病的预后、提高患者生活质量的有效办法，然而，大多患者重视的还仅仅是疾病的治疗，忽视了慢性病危险因素预防的重要性。

一、健康管理理念

现在的医学模式为"生物—心理—社会医学"模式，慢性病的健康管理就是以此模式作为指导理论，通过为健康人群、慢性病高危人群、慢性病患者提供系统、全面、连续、主动、综合的健康管理措施，最终确保能够达到促进人群健康、延缓慢性病发病进程、减少慢性病的并发症、降低慢性病所致的伤残率，从而延长人均寿命、提高生活质量，同时减少医疗医药费用的科学健康管理模式。

（一）国外情况

国外一直积极探索和完善健康管理的模式，相比国内有着长远的发展。在发达国家中，健康管理已经有了相对成熟的模式，主要包括健康生活方式的管理、健康需求管理、疾病防治管理、灾难性病伤管理、残疾管理及综合的人群健康管理 6 种管理模式，健康管理理念在国外已经相对比较成熟。

1. 美国的健康管理

健康管理的概念起源于美国。美国医保体系采用以商业医疗保险为主、公共医疗保险为辅的模式。随着慢性病带来巨额的医药费用急速增长，医疗保险体系不堪重负，故需要积极寻找有效的机制来控制医疗成本的上涨。在这种背景下，慢性病管理应运而生并蓬勃发展起来，形成了一套较为成熟而独特的市场策略。美国疾病预防控制中心下设慢性病预防和健康促进中心，负责指导全国慢性病防控工作的开展。作为联邦制国家，美国的各州县都设有卫生署或卫生局，负责当地的慢性病防控工作。在慢性病防控项目的实施中，社区卫生服务机构发挥着重要作用，因为大多数防控项目是基于社区开展的。在美国，慢性病管理主要有两种模式，一种是基于初级医疗保健系统，将其整合到政府或者健康管理组织的管理计划中；另一种是将其作为一种外包服务，进行市场商业化运作。慢性病管理服务的提供方包括保险公司、健康维护组织、优先医疗服务提供者组织、责任医疗组织、大型医疗集团、社区服务组织及第三方疾病管理公司等。这些第三方管理机构的参与有助于控制在医疗服务提供方和支付方分离的情况下，由于信息不对称衍生的"道德风险"和"逆向选择"等弊端。

美国 30 年的实践证明，健康管理是提高国民健康水平的最为经济、有效的措施。美国政府认为健康管理是关系国家经济、政治和社会稳定的大事，因此积极制定健康管理计划，发布并实施针对全民的"健康人民 2010"及"健康人民 2020"计划。美国从上到下、从政府到社区、从商业保险到医疗保险、从健康管理组织到公司职员、从患者到健康人群，人人都参与健康管理，平均每 10 个美国人中就有 7 个人享有健康管理服务。美国非常重视健康管理和生产效率管理的关系，认为控制医疗费用可以通过提高服务质量和生产效率实现。在美国，主要由健康维护组织承担着全民的健康管理，实践证明，健康管理可以有效地降低慢性病的发病率、减少医疗费用支出及提高卫生保健服务质量和效率等。此外，通过社区动员、改善社区居民的健康生活方式，降低影响健康的危险因素，最终达到促进健康的目的。

2. 德国模式

德国实行社会医疗保险模式，覆盖率高达 90%。为了提高医疗质量，促进慢性病患者获取服务的连续性，德国引入了疾病管理计划（DMP），旨在通过连续、综合的干预和管理措施，更好地向慢性病患者提供医疗服务。目前，德国已宣布针对糖尿病、乳腺癌、哮喘慢性阻塞性肺疾病和冠心病 4 种疾病实施 DMP。

联邦卫生部是德国政府管理卫生事务的最高行政机构，管理并协调全国慢性病防控工作的开展。罗伯特·科赫研究所是国家级公共卫生机构，其职能与我国疾病预防与控制中心的职能类似，在联邦卫生部的监督和指导下研究慢性病的发展趋势，并为慢性病防控工作的开展提供技术支持。在德国，慢性病管理工作主要由社区承担，社区卫生服务机构不仅提供慢性病诊疗服务，而且提供预防保健服务。慢性病社区门诊服务主要由全科医师诊所负责，严格的医学教育体系保证了全科医师提供慢性病治疗和预防服务的质量，因此，社区居民对全科医师信任度高且依从性好，从而有利于慢性病的早发现和早治疗。

3. 其他国家模式

法国在社会医疗保险改革法案中明确增加了慢性病管理的相关内容，包括提高慢性病防治质量、减少不必要的检查和治疗、实时监测数据、促进医师继续教育、强化全科医师在卫生服务体系中的作用、制定并细化慢性病费用减免比例等。

芬兰从 20 世纪 70 年代开始重视人群的健康管理工作，在社区卫生服务中心层面积极摸索和完善新型的健康管理模式，并希望通过改变影响健康的不良生活方式，从源头上控制甚至消减引起疾病发生的危险因素。

日本提供专业的人体健康状况管理服务的营养师数量已经超过了 60 万人，此外，由政府和民间的健康管理组织机构合作共同为本国的居民提供健康管理服务，甚至是在册的外国人也能在日本享受到这种服务。

英国采用全民医疗服务制度（NHS，National Health Service），启动了多个慢性病管理项目（如支持慢性病患者计划等），并随时检验疾病管理模式的有效性，探讨如何在 NHS 的框架下更好地整合医疗资源。

此外，瑞士、澳大利亚、荷兰、新加坡等国也由政府牵头启动了慢性病管理的试点项目。

（二）各国经验总结

1. 在政策层面明确优先干预的病种

在有限资源下实施干预来同时控制所有慢性病是不太现实的。各国政府需要根据自身情况，确定优先干预的病种，并给予政策支持。这就意味着当前一些针对其他疾病或病种受资源影响而无法实施，从而集中更多资源投入优先干预的病种。通常确定病种的主要因素是看其是否符合成本效益规律，同时也会参考其他因素，如公平性、因灾难性疾病导致的贫困及所需的资金投入等。建立公平、合理、透明的病种评估体系对于确保病种的正确选择和资源的有效利用至关重要。美国心脏协会（AHA）认为，心脑血管疾病和脑卒中患者从理论上讲是最适合进行疾病管理的。

2. 在社区层面采用规范化的临床诊疗路径

实践经验表明，基于社区进行慢性病管理是一种较为有效的方式。一方面，慢性病发病隐蔽、病程迁延及需要长期治疗的特点决定了慢性病管理必须依靠社区卫生服务团队，从控制危险因素水平、早诊早治和患者的规范化管理等环节入手。另一方面，国外普遍实行社区首诊制，家庭全科医师充当居民健康的"守门人"，通过与居民签约，建立较为紧密、清晰的服务关系，从而为签约服务对象提供全程的健康管理。在过去 30 多年中，发达国家不断加强对全科医师的规范化培训力度，使其按照成熟的慢性病防治指南和临床路径要求，积极开展患者的早期诊断和治疗，并且针对危险因素对患者定期进行健康教育和随访。社区全科医师对居民健康状况掌握较为全面，并且在接受专科医疗服务时需由社区全科医师转诊。

3. 在卫生服务体系层面设计合理的转诊系统

合理的转诊系统设计对于发挥各级医疗机构优势、合理配置卫生资源、降低医疗费用、减轻患者负担有着重要的意义。社区距离居民住所近，是慢性病管理的主要场所。全科医师对社区居民基本健康状况的掌握相对全面，服务可及性强。综合性（或专科）医院拥有先进的医疗设备和优秀的专业技术人才，在慢性病的诊断、治疗上有着绝对优势。将双方的专业优势与服务便利性相结合，是转诊系统建立的主要目的。例如，英国有着严格的转诊制度体系，居民在患病时需首先由全科医师诊治，并根据病情逐级转诊，病情得到控制后再转回全科医师处进行后续治疗。

4. 在医患互动层面提供患者自我管理支持

大多数慢性病具有病程长、与患者个人观念和生活行为习惯息息相关的特点，因此，在慢性病预防、治疗和康复的过程中，除了医护人员提供的医疗服务外，患者的自主参与和自我管理就显得尤为重要。成功的疾病管理需要患者在其中扮演积极的角色来改善疾病治疗与自我管理脱节的现象。健康教育是增强医患互动、提高患者自我管理能力的重要手段之一。通过健康教育不仅可使患者认识自身疾病，自觉改变不良的生活方式，而且可使健康和高风险人群减少危险因素的暴露。例如，加拿大连续 10 年实施了高血压教育计划，大大提高了高血压的临床管理水平，降低了心血管疾病的发生风险。

国外的慢性病管理模式大多数具备以下 6 个特点。

（1）社区管理机构组建相对系统和规范，要求必须具有严格的管理制度和措施，整体上逐步形成"医院-社区-家庭"三位一体的网络系统。

（2）培训体系完善和认证制度严格，只有通过社区全科医生培训并经过严格的认证制度，才能够获得健康管理资质，从而确保医护人员具有较高水平的专业技术能力。

（3）多元化服务模式，社区服务形式和项目丰富。

（4）全民积极参与。

（5）政府机构高度重视，并在政策和财力上给予大力的支持。

（6）获得医疗保险机构、社会团体等相关机构的大力支持。

（三）国内进展情况

中国在慢性病健康管理方面的理论和实践研究起步较晚，相比国外还有很长的一段路要走。截至目前，还没有形成统一的、权威的健康管理理论体系，更缺乏相应的健康管理国家标准、评价体系及健康管理专业人才。我国在 2005 年设立了健康管理师职业，并在 2006 年成立了健康管理师专家委员会，形成相对规范的理论体系、规章制度，从而规范健康管理师队伍人员水平及能力的建设。

常见慢性病的健康管理模式进行归纳为以下 3 个步骤。首先，收集基本的健康信息。其次，对基本资料进行整理、分析、评估，发现主要的危险因素，进行危险度分层，或进行心血管疾病综合风险预测与评估。最后，根据分析结果，进行健康干预、开展生活方式指导并进行评估。上海市长桥社区卫生服务中心 3 年来通过对慢性病患者联动式综合管理，其血压的控制率由 73.69%提高到 89.93%，血糖控制率由 45.45%提高到 83.62%。通过不断摸索实践，在社区对高血压、糖尿病等慢性病患者实施"知己健康管理"，充分发挥社区的预防和干预作用，真正做到疾病的三级预防，做好居民慢性病健康管理的"守门人"。明确管理模式应该遵循以健康为中心的服务理念，需要建立并完善社区卫生组织，在社区层面实施"医院-社区牵手防制慢性病行动"，积极开展健康教育与健康促进，以绩效考核的方式来推动社区慢性病健康管理工作的实施，从而在整体上推进和提高社区卫生服务的质量、效率和水平。北京小汤山疗养院采用中医体质评估指导、中医养生调理、辨证施膳等中西医结合治疗、健康管理与健康疗养相结合的干预模式对慢性病人进行分级管理。此外，适量运动可以有效延缓慢性病的发病、降低其患病率，因此，可以考虑在慢性病健康管理的实施中将适量运动列为健康管理的基础和重要环节。

目前，我国的慢性病健康管理理论体系和实践模式还有待进一步发展和完善。现在初步建立并已经投入使用的健康管理软件主要有两类。其中一类软件仅用于医院或者社区，主要是以居民大众健康体检为主要目的的体检类管理软件系统。还有一类软件是健康风险评估系统，该系统主要依据个体体检结果构建风险评估模型，最终形成个体健康报告与相关的健康指导。

（四）国内局限性

我国的慢性病健康管理服务没有形成具有特色的健康管理运营模式，绝大多数都是直接参照国外模式，没有进行本质的改变。中国的健康管理服务模式还需要不断地完善并使其标准、规范。健康管理在中国尚为雏形阶段，目前主要是在社区针对糖尿病、高血压等常见慢性病的患者开展自我管理。

社区卫生服务是被 WHO 公认并推荐的控制慢性病发生、发展的有效举措，然而社区卫生服务中心针对居民健康管理方面并没有发挥太大的作用。这可能不仅仅是因为居民的健康观念、生活方式、就医选择影响健康管理的开展，还主要由以下原因所致。我国的社区卫生服务体系还不完善，不符合市场机制的要求，缺乏绩效机制，政府资金投入不足，发展受限，服务方式还没有适应现代医学模式的转变。我国社区慢性病健康管理中存在的问题还有：社区居民健康档案普遍缺乏信息化管理，健康教育缺乏科学管理，慢性病的家庭随访工作开展情况参差不齐，医患双方管理中的关系错位。

目前，我国虽然有慢性病相应的预防医学诊疗规范，并推出了一些预防医学诊疗服务适宜技术，但是在慢性病健康管理方面，与发达国家相比确实还存在不小的距离，还有很长的一段路要走。我国现在开展的慢性病健康管理还只是进行检查，而未进行干预；或者只是侧重健康检查，而不重视发现健康问题后开展的干预情况；更严重的是存在着健康检查与健康管理干预相脱离的现象。慢性病健康管理能够有效地对慢性病患者或者高危人群开展干预，大大降低干预成本，具有无法估量的潜在价值，可以在临床、经济甚至人文方面产生积极的效果。因此，我国的慢性病健康管理应在借鉴国外慢性病健康管理有益经验（如健康危险程度分层、慢性病高危患者护理管理、电话随访系统及健康管理网络信息系统等）的基础上，不断提高我国健康管理师的能力和水平，完善人才培养体系和运营模式。

（五）给我国发展的启示

我国的慢性病防治工作历经了从试点到局部区域综合干预，再到全国居民基本公共卫生服务，从只干预高血压患者到社区全人群及多种慢性病的综合管理，从以科研、项目为手段的示范研究到以政府为主导的多部门合作的过程。尽管我国在慢性病的控制方面已有改善，然而就社区层面来说仍显薄弱。社区医疗资源的相对缺乏，医务人员业务能力、居民自我健康意识的相对欠缺，都制约了社区慢性病的规范化管理工作。其中，社区医务人员慢性病防治知识缺乏是一个不容忽视的问题。因此，有必要尽快开展针对社区医务人员的慢性病防治知识培训，推动社区慢性病规范化管理。

随着人口老龄化进程的不断加快，慢性病已经成为威胁健康的主要因素，连续、有效、长期的慢性病监管显得尤为重要。而我国慢性病患者数量庞大、医疗资源有限，如何保证慢性病的管理质量成为目前公共卫生工作的巨大挑战。为迎接这一挑战，建立政府主导、多部门合作、全社会参与的工作机制，明确各参与主体职责，指导各方分工协作，通过多途径切入，开展慢性病管理工作至关重要。通过对全人群的健康教育、对高危人群的健康体检和疾病筛查、对患病人群的个体化治疗和定期随访，争取早日形成健康人群不发病或晚发病、高危人群早诊治、患病人群好治疗的局面。

二、慢性病管理模式及存在的问题

慢性病管理模式是将健康管理理念应用到慢性病预防和控制中的一种综合的、一体化的保健体系，是指组织与慢性病相关的医护人员，向慢性病患者提供全面、主动、连续的管理，以达到促进健康、延缓慢性病病程、预防慢性病并发症、降低病残率和病死率、提高生活质量并降低医疗费用的科学管理模式。其特点是以人群为基础，以"生物-心理-社会医学"模式为出发点，把消除危险因素作为管理的首要任务，同时重视疾病的临床治疗、康复锻炼、并发症的预防及治疗，全面评估患者存在的健康问题，全方位、多视角为慢性病患者提供卫生服务。

（一）慢性病管理的对象

单纯对慢性病患者的管理并不能达到慢性病管理的目标，应当延伸到对慢性病高危人群的管理，甚至应扩展到对慢性病患者心理变化的管理。另外，人是社会环境的产物，其饮食习惯、行为方式、心理等均与所处的社会环境有关，改变人的行为方式亦需要社会环境的支持，所以，慢性病管理工作中不能忽视社会环境对慢性病患者及高危人群的影响。慢性病管理的对象分为以下 3 个方面。

（1）慢性病患者及慢性病高危人群的疾病危险因素、病程、合并症、并发症等。

（2）慢性病患者对其自身疾病的认识程度，患者在患病后的心理变化及生活、行为方式。

（3）慢性病患者所处社会环境，如生活环境、工作环境、群体环境、社区卫生服务中心环境和所处的社会地位等。

（二）3 种通用的慢性病管理模型

一些发达国家一直在研究、总结慢性病防治及管理的模型，经过多国学者的深入研究，开发出针对慢性病管理的多种模型，以下 3 种慢性病管理模型在世界各国得到广泛地认可和应用。

1. 慢性病管理模型

美国是最早研究及初步应用慢性病管理模型（CCM，Chronic Care Model）的国家，动员政府、医护人员、患者均参与到管理活动当中，政府在政策上予以支持，把慢性病管理工作作为公共卫生服务重点投入的项目。CCM 覆盖性广，调动了个人、集体、社会的积极性，增强了全民健康意识，强调医疗资源的优化配置，满足了慢性病患者的健康需求，从根本上延缓并发症的发生、发展，降低了医疗费用，提高了美国整体的健康水平。尽管这样，美国的慢性病管理仍存在一定的缺陷，由于缺乏经验和总结，并不能扭转慢性病"三高三低"的态势。据统计，在美国成年人中，慢性病患者比例高达 50%，其导致的死亡占总死亡人数的 70%，所产生医疗费用占美国总医疗费用的 86%。近年来，随着信息技术的快速发展，美国学者开始重视医疗信息化建设，将信息技术应用到慢性病管理领域，在 CCM 基础上构建出慢性病远程管理模式，其主要是应用以家庭为基础的无线设备和应用程序，将网络技术应用到慢性病管理的领域，建立慢性病患者专项档案，实时监测慢性病患者的相关指标，并上传患者院外的用药、治疗情况及病情控制情况，根据慢性病病况进行分级管理，一旦出现异常数据，经过专业培训的慢性病医生会及时联系患者、调整治疗方案。同时医护人员会为患者提供关于慢性病管理方面的相关知识，适时提醒慢性病患者加强自我管理。CCM同时帮助临床医生对慢性病患者进行个体化、系统化的干预，实现慢性病全程动态管理，有效建立信息化、个性化、系统化、管控同步化的慢性病管理模式，并实现慢性病患者的个体化家庭自我管理，合理利用医疗资源，显著改善了卫生保健的现状。通过远程网络的系统管理，使得慢性病患者的生活及行为方式得到极大地改善，慢性病的发病率、病死率、致残率明显降低，从而达到促进健康、提高生活质量的目的。

2. 慢性病自我管理计划模型

20 世纪 70 年代开始，慢性病自我管理计划模型在芬兰出现，其通过改善人群的生活、行为方式，发挥基层及社区卫生服务中心的预防功能，从根本上消除危险因素。该模型的特点是与基层、社区团结合作，强调改变环境及社会规范，构建适当的流行病学和行为学研究框架，对慢性病患者行为进行良好的监测和干预，并定期由国家公共卫生学院进行慢性病健康管理项目评估。鼓励基层及社区居民全面积极参与到管理活动中来，把基层、社区及其范围内居民作为管理单元，并争取政府协助，确定管理单元中的健康问题及需求，动员管理单元的资源，使得管理单元的问题得到有步骤、有计划地预防和解决，培养慢性病患者自主监测、互相监测的意识，显著提高慢性病的管理水平，促进管理单元医疗水平的发展。该模型不仅改善了人群健康状况，极大地提高了其生命质量，而且还显著降低了医疗费用，得到了 WHO 的高度赞赏，并建议向全世界各国推广。

慢性病自我管理计划模型于 20 世纪 90 年代由美国斯坦福大学患者教育研究中心学者 Kate Lorig 提出，随后在澳洲、欧洲、亚洲各国得到广泛应用。该计划在政府政策支持的基础上，重点干预和管理慢性病患者饮食、行为习惯、服药依从性、锻炼强度、疲劳程度、心理变化、疾病病程等因素，并整理、分析、评估与疾病相关的基本资料，通过不断地健康教育与健康促进，使慢性病患者获得健康知识，制定慢性病管理的行为规范，建立健康的生活方式，逐步实现自我管理的目标，控制慢性病的发生、发展，延缓慢性病并发症的发展，使得慢性病患者的生活质量得到极大地提高。疾病是随时变化的，而治疗又因个体的差异而不同，该计划强调慢性病患者与慢性病管理者之间的沟通，使患者主动参与健康管理，显著提高了慢性病患者的自我管理水平，从源头上降低了慢性病的发病率，从而建立系统化、同步化的慢性病管理模式。

3. 慢性病创新护理模型

2002 年，WHO 提出慢性病创新护理模型（ICCC），相比而言，ICCC 更适合中低等收入国家。强调政府及政策参与、支持及卫生系统内外相关部门的协作、协调筹资，增加慢性病管理的经费来源，规范培养慢性病管理的全科医生。开展签约服务，主要以慢性病管理为切入点，以慢性病患者为重点签约对象，并辐射至其家庭成员，以社区为单元对签约慢性病患者及家庭成员提供基本诊疗服务、相关随访、健康教育等，将慢性病随访、健康教育、康复指导等基本公共卫生服务落到实处，调动慢性病患者积极性，加强自主监测意识，熟知自身慢性病病程、可能出现的并发症及管理策略，同时开展慢性病患者健康分享会，加强慢性病患者间互帮互动及经验分享，提高患者的自我管理能力。另外，通过不同级别的医疗卫生机构间的分工合作，建立双向转诊平台，转诊同时将慢性病患者相关信息转诊，节省患者等待时间，保障慢性病管理的连续性及协调性。这种模式以预防为重点，为慢性病患者提供一体化、综合化的管理，增强自主管理意识及自我管理技能，从根本上实现初级卫生保健工作的目标。

（三）发达国家做好慢性病管理具体的 7 种主流模式

1. 慢性病照护模式

1998 年，美国学者 Wagner 提出了慢性病照护模式。该模式在患者、医务工作者和医疗政策共同干预的基础上提出了慢性病管理的组织模式。该模式有利于医生、护士、药师等团队成员相互协作，制定慢性病管理计划，帮助患者发挥自我管理的作用，提高慢性病照护的水平。慢性病照护模式如图 6-7 所示。

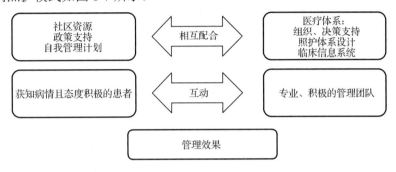

图 6-7　慢性病照护模式

2. 同伴支持管理模式

该模式以慢性病患者组成的小组、团体或俱乐部等为主体，通过其他医护人员、医疗体制、信息系统等对这些团体进行辅助，支持他们进行科学高效的慢性病管理。同伴支持模式的主要流程主要流程见图 6-8。

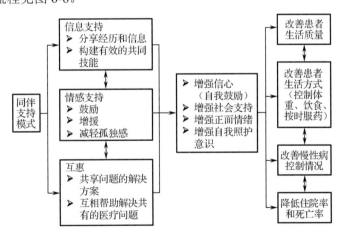

图 6-8　同伴支持模式的主要流程

该模式是否能够有效地进行取决于以下多种因素，包括同伴（病友）受到正式训练的程度和类型、患者是否支持医护团队成员或志愿者的工作、患者是否配合规定的随访时间、服务类型和照护程度、管理方式（如面对面接触或电话联系）。所以该模式常需要与其他模式相互配合、相互支持，才能使其更加专业、有效地进行。

3. 专业人员指导的团体交流管理模式

由专业人员组织患有相同慢性病或面临相同慢性病自我管理问题的患者组成小组，引导小组成员之间进行交流，并为他们提供照护和指导。这样的组织形式使患者从有相同经历的同伴那里得到精神支持，患者之间相互学习，并且以他人的成功经验作为模板以实现更好的自我管理。该模式能够很好地节约时间成本和医疗成本，加强慢性病管理和患者自我管理。该模式由以下 3 个要素组成。

（1）计划和医生访视方案的制定。

（2）以提高自我管理能力为主要目标。

（3）与同患病友或面临相同医疗问题的同伴互动，从而获得支持，并对其他人提供帮助。健康照护组织根据患者的慢性病史组织成小组。成员相对固定，在老成员离开时，可将新成员编入小组，重新设定照护目标。健康照护组织可选用多种模式进行访视指导，如与医疗机构合作、在小组中设置专业人员定期参与交流等。

4. 自我管理能力训练计划

旨在训练患者并为患者提供相关信息，帮助患者提高生活能力，帮助患者确立生活目标并了解所患疾病。这些技能包括处理压力、管理和监控疾病的症状、完成一切必要的生物医学任务、配合卫生保健人员的工作。若同病患者是自我管理计划的重要领导者或指导者，他们会成为其他参与者最好的榜样。很多管理计划采用由病友取代专业医护人员来对患者进行自我管理的技能培训。有时，这种模式只针对特殊的病种，但更多的时候，该模式提供了更多的信息，提高了患者的自我管理能力。

5. 同伴辅导

"教练"或"导师"与慢性病患者一对一的见面，聆听患者需求并与患者讨论病情，为患者提供帮助。这种模式在癌症、中风、慢性肾病和接受器官移植的患者中非常有效。这个引导者可以是有相同经历并成功应对的患者，也可以是有经验的专业的医护人员或社会工作者。与其他模式相比，这种模式更加随意灵活。

6. 慢性病管理系统

慢性病管理系统是英国等欧洲国家对慢性病管理的主要方式，由社区、卫生保健系统、自我管理支持、工作流程设计、政策支持、医疗信息系统等要素组成。该模式可以改变照护目的和目标人群用于各种慢性病的管理，以达到更好的健康照护、改善患者健康状况、节约医疗成本的目的。其中，社区在促进健康和预防疾病中的作用被尤为强调。

7. 社区工作管理模式

以上各种模式都可以在社区实施，在慢性病管理中，社区工作的主要功能有以下 5 个方面。

（1）通过病例管理、整合医疗资源，对患者进行电话随访、记录患者医疗经历和为患者提供疾病相关信息等方式为患者提供支持。

（2）对患者进行自我照护教育并帮助他们学习掌握自我照护技能。

（3）配合专业医护人员为患者提供医学服务和专业的照护。

（4）成为医疗机构和慢性病患者间的桥梁。

（5）通过聆听患者的经历和与患者交谈的方式，对患者提供社会支持。

除此之外，社区的慢性病管理功能还体现在以下方面：引领友爱互助的社区风气，减少或消除社会歧视；挖掘和培养志愿服务资源；推动卫生福利制度的完善；实施各种社区卫生服务项目；慢性病项目管理；慢性病相关政策的制定、评价和执行等。目前，慢性病防治已经成为社区卫生服务中的主要公共卫生职能，社区健康管理是慢性病控制的有效手段。其主要管理措施为以社区诊断为依据，以建立健康档案和周期性随访为核心，动态地掌握社区居民健康状况，控制危险因素，早诊早治。

（四）我国慢性病健康管理中存在的问题

我国实施健康管理的单位多为社区卫生服务机构，其经费大多依靠政府财政补给，但由于资金问题，部分社区服务机构设施简陋，影响了业务顺利开展。我国在慢性病健康管理中主要存在以下 5 个问题。

1. 服务形式单一，手段落后

主要表现在服务内容和形式比较单一，多以常见病的初步诊断、治疗为主，甚至个别地方还停留在卫生所、医务室的传统模式上，不能针对慢性病的特点提供特色化优质服务来满足群众需要。

2. 专业人员缺乏

目前，关于医学健康管理人才较少，不能满足社会需要。

3. 缺乏基础学术理论与技术研究

慢性病病程长、病情易发生变化，须终生不间断地进行治疗，而新药、新技术和新设备多数价格昂贵，若只重视药物治疗，忽略了综合防治，会导致花费在慢性病治疗方面的费用庞大，没有达到预期的控制效果。

4. 缺乏规范运营

多数的慢性病患者不愿意在社区健康管理中心就医，而是喜欢在大医院接受专科治疗，这就使得慢性病的治疗费用一直居高不下。同时由于医院对慢性病的治疗没有考虑慢性病自身的特点，没有系统的健康管理观念，缺少相关的干预措施，导致对慢性病的发生、发展的控制效果并不理想。

5. 政府配套体系未能及时跟上

我国慢性病健康管理研究才刚刚起步，尚未形成一门学科。服务机构已有百家，多数集中在社区服务中心，但是健康管理的专业人才在国内却寥寥无几，这就造成了多数机构仅能提供健康管理的某一个环节中的某项服务，此类机构都不能做到真正意义上的健康管理。首先由医疗机构利用科学的健康评估体系，评估出个体患慢性病的相关危险性因素，之后由具有医疗健康专业知识的管理者制定不同个体的健康管理计划，采取不同方式进行一对一个性化专业系统健康干预，以达到降低个体患慢性病风险概率，改善人群健康状态，将成为我国慢性病健康管理的发展趋势。

三、慢性病管理的步骤、检测手段与方法

慢性病管理工作首先是对慢性病患者个体或群体的健康进行全面的监测、分析、评估，提供健康咨询和指导及对健康危险进行干预，形成从"完全健康—死亡"全程化、标准化、定量化、个体化和系统化的服务。其形式主要包括健康教育、定期的检查、评估和健康专业咨询等。其目的是做到提前预防，及时指导就医治疗，避免拖延病情，或者得到治疗后的身体恢复和保养。可使患者身体状况得到改善，节约治疗经费，又可节省社会上大量的医疗资源，为个体和群体（包括政府）提供有针对性的科学健康信息，并创造条件采取行动来改善健康的数据化依据。

（一）慢性病管理的 4 个步骤

对包括糖尿病在内的各种慢性病实施健康管理，通常要经过以下 4 个步骤。

1. 健康调查、监测

健康管理与普通体检的区别是健康管理能够更多地体现出一种全面性和延续性。健康管理要定期搜集体检者的健康信息，主要包括个人的生物学指标、个人医学、行为习惯及生活方式、心理因素、社会环境因素、医疗服务水平等诸多方面。健康管理实施的方式有体格检测，还有使用健康评价问卷等。这样做就是为了能尽早发现体检者身体内的异常情况，能尽早发现引起糖尿病等慢性病的潜在风险和相关的风险因素。

2. 健康评估

包括糖尿病在内的任何一种慢性病在出现临床症状之前，都会出现一些特有的生理及病理变化，这些细小变化会在生物学标记物上体现。例如，糖尿病的血糖化验指标虽然均在正常范围内，但是经过连续观察指标的变化趋势，就有可能早期发现患糖尿病的危险性及相关的危险因素，并通过采取预防性的干预措施进行控制。这就是健康评估要做的工作，不仅可以回答个体健康或不健康，还可以回答个体的健康程度、糖尿病等慢性病的风险及其风险性的大小。

3. 健康干预

通过调查及评估，一旦发现有人出现慢性病，就要实施健康干预。健康干预的形式和单位可以是多种的，如包含私人医生、社区保健中心、各种综合或专科医院、健康教育与咨询机构等各种服务单位和机构均可在健康管理中心的统一协调下统一制订、实施定期检查计划，通过行为矫正、生活干预等来帮助民众维护个人健康。

4．干预措施

慢性病主要的干预措施有以下 6 个方面。

（1）调节饮食：根据体重、体力活动及血糖、血压情况设计个性化饮食方案。

（2）量化运动：根据患者实际情况，选择合适的运动方式，一般选择步行等有氧运动，运动强度一般为中等。

（3）纠正不良生活方式：如劝患者戒烟戒酒等。

（4）平衡心理：根据患者的心理状况评估结果，实施正确的心理护理，调整患者的心态，使其建立战胜疾病的信心。

（5）健康教育：对患者进行糖尿病的相关知识教育，使其增强自我管理观念，促进健康。

（6）并发症干预：对患者的其他并发症实施正确的干预。经过健康管理干预后，查看、评估控制结果。

（二）慢性病的检测手段与方法

广义的慢性病包括精神疾病、自身免疫疾病、血液病、代谢疾病等。由于心血管疾病、肿瘤、糖尿病和肺部疾病患者数量众多，是最常见慢性病。患者是慢性病管理的核心对象，慢性病管理的策略及原则是改变患者不健康的生活习惯，增加科学用药的依从性。

世界各国采用传统远程医疗发展模式有以下 4 种。

（1）远程心电监护从有线电话传输，转入无线手机和网络传输。

（2）远程心脏监护技术从远程心电监护发展到远程血压、远程血糖、远程血氧、远程睡眠、远程呼吸等的监护。

（3）监护对象从大医院应用，扩展到社区基层医疗机构。

（4）从心脏监护到保健预防行为，深入家庭和个人的健康保健。

目前，国内 24 小时内运营的远程心电监护中心分为企业自办、附属医疗机构、医疗机构和厂商联合建立 3 种类型。每种类型都在局部地区有一定规模，但没有统一标准，无法共享专家系统资源，无法形成规模优势，盈利能力欠佳。

1．新兴移动医疗带来的慢性病管理机遇

随着 4G/5G 网络和智能终端的普及、手机传感技术的升级、移动医疗应用开发成本的不断降低、云计算基础设施的完善、医疗机构信息化基础设施的完善，移动医疗发展的核心要素已经逐步成熟。

移动医疗（Mobile Health）是通过使用移动通信技术提供医疗服务，包括远程医疗、预约平台、医院信息移动化解决方案等。远程预约、远程医疗、慢性病监控、大数据综合解决方案等改变了现有的医疗健康服务模式。未来慢性病的患者将不仅仅接受药物治疗，同时接受包括远程监测、远程治疗方案调整、生活方式管理、可穿戴式给药在内的整体的疾病管理方案的治疗。

美国 Epocrates、CardioNet、WellDoc、ZocDoc、Vocera 等公司已在移动医疗领域做出了成功的典范。在中国，春雨天下、丁香园等公司也开始了移动医疗行业的探索。随着可穿戴

式技术的崛起，移动医疗的软件和硬件结合将带来市场的爆发式增长。

患者是慢性病管理的核心对象，因此移动医疗的策略就是"改变不健康的生活习惯，增加科学用药的依从性"。慢性病管理流程和小学生教育很类似，都需要家人监督，需要不断奖励与督促，通过建立正向反馈、定期活动，提升依从性。培养患者的自我管理习惯，从而提高患者的依从性、自我效能，矫正患者的行为、改善患者情绪。

2. 可穿戴医疗设备在慢性病监测方面具有重要作用

硬件价格的大幅降低让设计制造生物智能装备更加简单。传统医疗是反馈式的，关注疾病治疗，而创新医疗保健则是前瞻性的，通过各种各样体表或体内传感器对人体健康给予时刻监测，后续发展潜力巨大。

在传统情况下，用户在医院问诊时间非常短暂，医生在确诊过程中，也需要一些患者的健康数据与状态的描述，这就让移动互联网和大数据的优势展现出来。

在大数据环境下，智慧医疗可以简单、低成本地获得个人健康数据，形成医生掌握患者信息的直接来源。让治病过程更加高效、准确，也为医患交流提供更多可能。同时，数据的采集也逐渐形成个人健康数据的整合，让用户本身对自身健康有更深的认识，对于疾病的预防也会产生非常好的效果。

可穿戴医疗设备可以通过传感器采集人体的生理数据（如血糖、血压、心率、血氧含量、体温、呼吸频率等），并将数据无线传输至中央处理器（如小型手持式无线装置等，可在发生异常时发出警告信号），中央处理器再将数据发送至医疗中心，以便医生进行全面、专业、及时的分析和治疗。

可穿戴医疗设备虽然有消费电子属性，但医疗器械特征明显，对产品的稳定性和可靠性要求很高。目前，在生产可穿戴医疗设备硬件的国内企业中，必定有一部分通过并购进入壁垒高的产业链后端（即中后台的 App 和大数据分析产业）。

对于可穿戴/移动医疗生产商而言，仅仅向患者销售设备是不够的，更重要的是通过医疗监测的大数据探索新的商业模式。目前，可穿戴/移动医疗在美国已经发展出不同的商业模式，通过向医院、医生、药企、保险公司收费实现盈利。例如，WellDoc 作为专注于糖尿病管理的移动医疗公司，通过向保险公司收费实现盈利，已有两家医疗保险公司表示愿意为用户支付超过 100 美元/月的"糖尿病管家系统"费用；CardioNet 作为远程心脏监测服务提供商，通过向保险公司和科研机构收费实现盈利，除服务于患者外，监测数据还可以提供给科研机构用于研发。

3. 移动医疗软硬件结合

移动医疗是医疗健康产业一个技术分支，同属一个产业生态圈，不能脱离成为单独的行业，也不会颠覆原有的健康行业，而必然是和传统产业密切结合，相互融合、互相促进。在此技术背景支撑下，可创新出丰富多彩的服务模式与类型，形成多样化、层级化的市场氛围和空间。面对移动医疗的机遇，传统医疗信息化服务商则要么收购 App 公司，要么自己研发App，将其作为系统服务的延伸，将信息采集和数据分析服务更多地植入"移动化"元素，强化自身竞争优势，以期拿到更多的政府补贴。App 各种变化的背后，最核心的原因是"数据"。App 变"软"，是充分利用 App 方便的数据展示能力和 HIS 系统深入的数据分析能力；

App 变"硬",则是充分利用 App 便捷的数据管理能力和传感器实时的数据采集能力。

监测数据还可以提供给科研机构用于研发。将形成的基础大数据根据结构性进行分析,创建健康管理数据模型,可提供给科研机构用于药品和医疗器械的研发,主要客户包括药企、医疗器械公司、研发外包公司、高校研究机构,主要服务包括临床实验管理、设备租赁、数据监测、数据处理等。

四、慢性病检测与管理的几种类型与模式

国内正处于慢性病检测与管理的摸索阶段,现阶段并没有理想的、具有示范推广价值的运行模式。

(一)医院服务费+用户服务费+设备销售模式

"1+N 模式",即"1 家医院网络保健中心+N 家健康小屋"模式。该模式以大型医院为基础,利用远程健康监护技术,在医院内建立专门开展远程健康监测、全科医生服务的"网络保健中心",并在院外其辐射范围建立多个健康服务终端(如"健康小屋"),通过远程监控技术,为慢性病人群、亚健康人群、老龄化人群等提供健康管理服务。

1. "健康小屋"的主要功能包括以下两个方面

(1)自助检测。"健康小屋"配有各种健康采集器,居民可随时进行血压、血糖、体脂、体重、心电、精神压力等健康监测,监测数据通过"云技术"发送到医院的"网络保健中心",形成电子健康档案,当发现异常时,"网络保健中心"会向医生报告,由后台的医生为患者提供就诊意见。

(2)健康评估与干预。在"健康小屋",居民可登录个人健康空间,利用疾病自我诊断、健康自测、生活方式评估、疾病风险评估等各种健康评估工具进行评估。系统根据评估结果会生成健康干预方案,包括慢性病管理方案、个性化运动方案、生活方式干预方案、个性化饮食方案、压力管理方案等。

2. "网络保健中心"根据监测数据形成电子健康档案,当发现异常时,"网络保健中心"会向医生报告,由后台的医生为患者提供就诊意见;同时"网络保健中心"可根据医生意见设置一套算法,筛选需优先进行治疗的患者,以实现自动分诊目的。

该领域通过向医院和用户收取服务费和销售医疗器械盈利。其收入主要来自 3 个方面。

(1)向医院收取服务费。帮助医院建立数据中心,按照会员数量向医院收取会员服务费,全国 300 余家医院已成为会员,包括深圳市人民医院、北京大学深圳医院、北京大学首钢医院、南昌大学第一附属医学院、贵州省的 302 医院等。

(2)向非合作医院的用户收取服务费。如果不是合作医院的用户,可以缴纳一定的费用(200 元/年)成为系统会员,可以不限次数进行检测。

(3)向用户销售监测设备。"健康小屋"向用户销售便携医疗设备,包括便携式血糖仪和血压计等,可供用户随时随地进行监测。

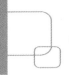

（二）可穿戴健康设备创新应用模式

依托可穿戴装置硬件当作平台入口，把日常体验数据作为健康大数据，给用户提供个性化的医疗服务，这是对传统产品和医疗方式的颠覆和改变。在硬件端、应用程序（App）和云端持续加大研发投入，形成了血压、血糖、体重、血氧、运动健身等领域产品，主要包括血压测量、血糖测试产品和其他高附加值的家用健康产品。

（三）依托医院资源拓展移动医疗业务

例如，与三甲医院签订长期设备租赁与专业服务合同，公司负责购买设备、为诊疗中心提供优化治疗方案、与其他诊疗中心医生会诊、临床研究等专业服务。每年按照合同规定的利润比例与医院分成。其业务功能包括以下 6 个方面。

（1）远程会诊平台。远程会诊平台是以三甲医院为核心，连接基层医院的远程会诊系统，可以实现远程会诊、远程预约、远程监护、远程手术指导和远程信息共享等远程医学活动。利用大城市三甲医院对小城市医疗点进行远程医疗。

（2）远程培训平台。主要提供学术讲座、会议直播、进修远程讲座、专题讲座、人才研修班、疑难病例讨论转播、查房转播和手术示教等服务。

（3）疼痛诊疗远程协作网。开展疼痛科远程会诊，支持科室建设，促进协作交流。

（4）特色专科推广平台。依托医院专家资源，重点开展特色专科课程、病例讨论。课程主要以直播形式为主，支持交互讨论和课件下载。为广大参与医院提供直观、便捷的交流形式。

（5）掌上移动 App。主要定位是诊后的问诊咨询服务。最大的特点是患者跟医生已经有过在医院的诊疗接触。对医生而言，可以管理诊后患者，跟踪其病情变化。对患者而言，问诊过的医生能够针对病情提供更好建议。

（6）整合线上线下资源。对远程医疗、网络医疗、移动应用等起到支撑作用，实体医疗资源将会运用远程医疗、肿瘤等专病网、电子病历等移动互联网和互联网进行整合。患者通过移动端及互联网上传的所有病历资料，将与实体诊疗中心的资料一起，汇集到电子病历数据库，为后续的大数据分析和相关服务提供基础，该大数据结果具备巨大的商业价值。

五、慢性病管理特征及目标

纵观历史，我们生活方式发生了翻天覆地的变化。仔细观察不难发现，生活方式变了，贫困时期的饮食习惯一成不变地来到了物质丰裕的现代，导致高血压、糖尿病、慢性肾脏病等患者的数量越来越多，且并非治疗一次就能痊愈，它们都是一辈子的病。经过很多年的发展，从主流医学角度来看，治愈类似疾患是不太可能的。但是控制它、将它扼杀在摇篮中，使其不发展、不恶化是解决忧患的最好选择，即使是慢性病患者，仍然能够活到 90 岁以上，病情并没有什么影响，这种情况是能够做到的。所以说，疾病的主战场已经发生了变化，从"急性病诊疗"到"慢性病管理"产生了形态的变化，人们的认识和认知度必须提高，理念必须跟着转变。通过体制创新、体系建设和管理服务，最终实现并形成"我的健康我知道，我的健康我管理"是解决老龄化问题和进行慢性病管理，以及实现公共卫生建设与服务的终极目标。

（一）上医治未病，中医治欲病，下医治已病

现如今，人们总在谈论"治未病"、健康管理。其实，我们的祖先早就已经告诉过我们："上医治未病，中医治欲病，下医治已病"。社区医院的防治工作，实际上是冲在了第一线，是真正的"上医"。

1. "六位一体"的管理方式

如果一个人的身心不好，心理焦虑、抑郁，那么他不可能拥有健康的体魄，所以要有心理的干预，病人需要有一个"教堂"。此外，每个人需要有健康的饮食，也就说是"食堂"。除了心理与饮食，还有运动——管住嘴，迈开腿，也就是"健身房"。还需要一个家庭来稳定自己的生活习惯，相互照顾起居饮食。此外，还需要一份工作。所以总体来说，健康管理要有这 5 个观念，即"教堂""食堂""健身房""工作坊"与家庭。除此之外，疾病管理最基本的要素，就是一家医院——现在再回想一下张悟本。他的绿豆汤理论，很多人深信不疑，这是为什么？张悟本仅仅是在强调"食堂"的重要性，却有那么多人相信他，正是因为公立医院无法解决患者的顽疾——血糖没有降下来，血压也没有控制住，所以试图通过"绿豆"来解决。为什么李一道长那么红？因为他强调一个类似于"教堂"的理念。但是大家也看到了，张悟本、李一道长已经被"打倒"。为什么被"打倒"？因为他们的理论无法解决实际问题，他们仅仅突出强调了"食堂"或"教堂"的作用，却脱离了最基本的"医院"。

所以说，慢性病管理体系需要"六位一体"。一定要有一家医院，脱离了医院，健康管理很难实施。全国有很多健康管理类公司和机构一直在进行健康管理师培训与健康管理业务，但成功案例极少，就是因为缺乏与医院的合作协同。

慢性病管理体系需要些什么？首先需要专业的医生，医生要具备最起码的专业知识；还要有一个承担责任制的护士；此外，更要拥有一个多学科的团队，所谓的多学科并不是说单纯的心血管医生、肾脏科医生，而是指医生、护士、营养师、理疗师等建立在上述"六位一体"概念下的多学科团队。特别是在基层的慢性病管理中，医生与护士最基本的特征是每个人都是健康管理师，在此基础上，每个人又要具备自己的特长。所以，医生首先是要成为健康管理师。护士是在健康管理师基础上做护士，营养师也是一样。与此同时，患者也要参与到治疗过程当中来。在慢性病管理的过程当中，一定要做到把患者和家属培养成自我照顾的"医生"和"护士"。慢性病不是医生能够治愈的，医生只能帮助患者控制病情，传授管理慢性病的简单知识。学习和掌握医疗知识并不意味着要学习高血压是如何形成的、会导致怎样的并发症，而是需要记住，盐是高血压的源头。假如你控制住了食盐摄入量，绝大多数的血压都能够控制住。只有病人，才能够当自己最好的医生。

目前，国际上还没有一个真正意义上很有效的慢性病管理项目。在加拿大或英国，社区医生体制和社区医疗体系非常完善，但高血压、糖尿病的控制依然很糟糕。怎么控制这些慢性病？高血压、糖尿病、慢性肾脏病等病情控制，其实都是一个道理，我们把它定义为生活方式疾病。这些疾病的发生可能跟生活方式有关系也可能没有关系，但是病情恶化却与生活方式密切相关。对于糖尿病而言，用再好的药，若病人胡吃海喝不能控制饮食，也很难控制血糖和血压。所以慢性病都是由生活方式不当引发的疾病。我们的祖先其实早就告诫我们，

"急则治其标，缓则治其本"。阑尾炎来了，割掉阑尾就行了，但慢性病的"本"在生活方式。治"本"一定要改变生活方式。生活方式真的就那么容易改变吗？现在国际上有两种截然不同的倾向，很多人说，社会已经变化成这样子了，让我们回到原来的生活方式，是没有希望的。很多患者，理解医生对他的告诫与嘱咐，也愿意这样去做，但是让他们控制盐、酒的摄入量，实在太难了。

在这个时候，身为医护人员必须坚信以下 3 个理念。第一，相信天底下任何一个人都向往更美好的生活，没有人希望明天比今天差。所谓"破罐子破摔"，是因为那些病人看不到治愈的希望，不知道明天早上是否能醒过来，所以胡吃海喝，活一天算一天。所以我们需要有个"教堂"——给病人一个"你的前途在那里"的信念，告诉他们并让他们相信，前途是光明的，道路是曲折的，医护人员会伴随你、教你如何走过。第二，任何一个人都能成功，一定要相信自己。第三，任何一位病人的失败肯定有其原因，不是因为病人不懂知识，其实是不懂技巧。例如，控盐，很多食物内含盐量病人根本就不知道。另外的原因是缺乏动力。在我们的医疗体系中，给予技巧与鼓励，不是我们医护人员能够做到的——不是说给病人讲课、写书就可以，这些都是必要但却是无效的。健康教育不是这样做的。在慢性病的病人教育中，还要有一名好"教练"——每个病人需要有一个教练，教育、教练和鼓励三方整合。没有改变不了的病人，每人都想"好"，都想要成功。

2. 健康掌握在自己手中

健康问题首先是理念问题。慢性病管理需要一次革命，需要改变医生、护士和病人的理念，共同参与到疾病的预防、控制中来。当然，理念并不单单是病人的理念，也包括医护人员的理念。医护人员要做的不仅仅是治疗，更重要的是预防。例如，患者到医院诊疗，大夫很少讲疾病如何预防。长此以往，病人就会认为治疗是医护人员的事，得了病就必须找医生，其实患者更要清楚的是，慢性病是自己的事，要将健康掌握在自己的手中。把康复依托给别人，让别人掌握自己的健康，那么永远不会真正康复。慢性病管理的核心理念就是把病人培养成自我管理的医生和护士，形成"我的健康我知道，我的健康我管理"的基础思想和行为意识。当所有人都主动地参与到慢性病管理中来；所有人就能想的一样、说的一样，慢性病管理就会成功，慢性病才可能得到真正的控制。

健康是赢在理念上，然而往往是输在细节上。健康重在观念。百病皆生于气。气大伤身，气滞损命。要想获得健康，不得病，少得病，管好病，就必须管好自己的情绪。做法是一倾诉、二回避、三运动、四娱乐、五想得开、六自我适应、七换位思考、八放得下、九提高境界。改变不良生活习惯和健康观念。深知自己、关心自己，从生活小事做起，从现在开始。我们每个人都渴望健康，也不缺乏理念，在理论上都知道该如何执行和操作，但难于实现常态化。细节做到了，自然就能有效地主宰自己的健康。

（二）慢性病管理与智慧医疗的关联性

传统的慢性病管理基于面对面交流或者电话沟通。美国医疗保险企业常常有庞大的呼叫中心，通过护士及疾病管理程序（Algorithm）来管理数量庞大的慢性病病人，成本不菲。而移动互联网则为慢性病管理带来了新的可能。通过移动互联网技术，可穿戴设备、医疗大数据平台等新载体可随时记录、分析个人的健康数据，帮助预防慢性病的发生；还可以使医疗服务更加便捷，如通过手机实时互联及移动高清视频可以获得清晰、快速的医生远程指导，利于慢性病的治疗。目前，美国的 WellDoc 糖尿病管家系统已通过 FDA 审批，而且在临床实验中证实了其效用和经济学价值。糖尿病患者使用 WellDoc 糖尿病管家系统的 12 个月内可以使急诊和住院概率降低 58%，且患者反馈非常好，100%的患者认为此系统可以帮助他们更好地监测血糖。另外，心脏监测服务提供商 CardioNet 的主要产品移动心脏门诊遥测（MCOT，Mobile Cardiac Outpatient Telemetry）已成功诊断了超过 20 万名患者，并帮助 41%的患者发现了以前并未诊断出的严重心脏问题。由此可见，在慢性病管理领域，移动医疗大有可为，前景广阔。

当前智慧医疗项目大致可分为两类：提供硬件入口和软件入口，其中不免存在一定的局限性问题。

（1）硬件入口的优点：有自己的硬件接入数据；产品或相关耗材可收费，现金流好；通过硬件延伸相关服务，有想象空间。

（2）硬件入口的缺点：重资产，为服务硬件所需的售前、售后的人力成本高；硬件推广成本高，竞争激烈；从长远看，服务必然是核心与重点，硬件只是服务的附属。

（3）软件入口优点：轻资产，切合互联网精神；灵活，可以任意搭配硬件；软实力与平台效应一旦形成，想象空间极大。

（4）软件入口的缺点：数据来源有待解决；软件功能类似，难以形成特色；前期无明确的收入来源。

（三）智慧医疗应用特征

目前，智慧医疗用于各种慢性病管理方法及特征包括以下 3 个方面。第一，移动医疗的最佳使用场景是在基础医疗机构、诊所、社区及家庭，而不是在大型公立医院。中国的公立医院体系有大量疑难、复杂的病症需要去处理，追求的是以专家为核心医疗的团队，各种各样的可穿戴设备在公立医院看来还属于入门级产品，他们对于回答糖尿病方面的问题、血糖干预方面的问题太少。在中国，基础医疗保险只覆盖在医院里的诊断和治疗，离开医院的慢性病管理保险是不支付的，这也造成公立医院没有兴趣提供慢性病管理。另外，公立医院只需要国家资源的支持、配合。第二，移动医疗技术包括可穿戴设备，更适用于慢性病患者和特殊人群，不适合全身插满管子的疑难重症患者。重症患者应该得到更复杂、更精细化的治疗，而不只是戴个手表、戴个血压计、测个血糖这么简单，所以移动医疗技术更适合病情趋于稳定的患者。第三，模式是有效的"数据+互动"。具有临床价值的数据应该是医生能够读懂，而且能作出临床判断的数据，如心电图。智能设备的数据不仅需要实时，而且需要持续。实时有临床意义的数据，对家庭的帮助及对医生的帮助非常大，医生可以就此作出真正的诊断；连续数据的采集特别需要建立可穿戴设备及可植入设备，这些设备可以持续不断地监控我们身体的变化，并把这些数据实时传输给医务人员。除了设备之间的连接外，最主要的是服务的连接。例如，保险、硬件设备，未来可能还包括制药企业，甚至还包括健身房，这些机构可以在系统层面、平台层面进行连接，为患者提供更加精细化、更加全面的健康管理和慢性病管理服务，所以连接是未来的趋势。

光有数据是不够的，还需要有互动。互动是一种服务，是我们根据数据的变化为患者提供个性化的指导和建议，同时承担患者教育，以及咨询与服务功能。

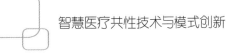

国际上也是这样的趋势："数据+互动"，但国外做得更精细化一些，而中国目前仍处于探索阶段。有了数据，有了互动，看起来是比较有前景的，"数据+互动"模式可能只在某些慢性病里面有效或者是效果更明显，像心衰这种非常复杂、风险因素非常高的病，未必适合远程管理。慢性病管理的传统手段依然有效，不光需要科学，还需要人文关怀、支持和理解，所以我们学到的第一点是工匠精神，第二点是对患者的关爱应超出单纯的技术层面。

同时应当看到，在移动慢性病管理方面，我们还面临几个巨大挑战。对于移动医疗这一新的服务形式和可穿戴设备体验，教育和影响用户（包括患者及医护人员）的行为，并保持用户的长期参与度，是尚待解决的问题。首先，由于大多数慢性病患者年龄偏大，对新兴技术接受度相对较低，需要充分考虑中老年人群使用的便捷性。其次，如何解决医生参与管理的动力问题也是不小的挑战。三甲医院的医生有能力和受患者信任，但没有时间；基层医生有时间，但患者信任度相对较低。如果选择三甲医院医生来参与管理，可能需要医生助理的帮助。另外，相较于疾病的诊断治疗，慢性病管理并非患者的刚需，为此下载和安装一个新的应用，其实门槛并不低。对于这个挑战，可以考虑初期在患者端使用微信公众号。同时在疾病选择上，可以考虑从儿科或者中青年常见的慢性病开始，如哮喘。在患者对慢性病管理效果和用户体验满意度的基础上，逐步向慢性病管理 App 过渡。

（四）慢性病管理社区化体系建设

在慢性病管理中，3 个要素是全科医生团队专业化管理、志愿者团队参与、患者自我管理，内容是社区医生开展慢性病高危人群筛选、生活方式干预、定时随访与监测，组织健康知识讲座，对慢性病患者实行规范化、系统化和信息化的管理。如何落实好慢性病管理，社区医生着实动过一番脑筋，有"积分卡""体检票""手机 App"，以及各种"俱乐部"、患者现身说法等，这些方法的确在慢性病管理中发挥了积极的作用，也形成了多种有效模式。结合智能化社区建设，发挥社区助医护理功能与助老养老作用，建立以社区为主导的慢性病社区化管理生态体系，是平台功能和服务模式新的尝试。

1. 采用主动的社区公共卫生服务方式

在社区慢性病的管理上，改变社区公共卫生服务方式，变被动型服务为主动型服务，提倡以重点的预防为主，进行有效的防治结合，做好慢性病的早预防、早发现工作，从而尽早对慢性病进行检查、治疗与管理，变社区的被动型服务为主动型服务，有效地控制慢性病给个人带来的健康危害、给家庭带来的治疗压力、给社会带来严重影响。通过主动的社会公共卫生服务，从社区居民的健康需求着手，以人性化、亲情化为服务切入点，更好地为社区居民提高卫生指导服务。具体来说，可以在社区内部普及社区医疗服务卡，将社区医生的专业与电话信息制成卡片便于居民随时咨询，同时建立良好的上门诊断服务，定期对社区居民的卫生健康状况进行检查，从而有效加强慢性病的防治工作。

2. 加强社区慢性病管理的信息化建设

慢性病是一种长期性的反复多发疾病，加强社区慢性病管理的信息化建设，建立病人的电子信息档案，能够有效地对病人资料进行病理、病发、诊治过程的跟踪管理，提高社区慢性病管理的工作效率和工作质量。此外加强社区慢性病管理的信息化建设，在联网后还能够最快地实现病人病历资料的信息共享，有效地减缓社会医疗机构对慢性病患者的服务压力。

3. 帮助患者树立积极的慢性病应对心态，提高患者的自我管理能力

在社区慢性病管理的过程中，帮助患者树立积极的慢性病应对心态，提高患者慢性病的自我管理能力，对患者慢性病的快速康复具有重要的积极作用。俗话说久病成良医，尤其是长期反复的慢性病，其根治过程循环往复，帮助患者树立积极的慢性病应对心态，能够帮助患者及家庭在患者的日常生活中注意其饮食结构，在发病时做好良好的应对工作，在治疗时做好积极的配合工作。社区公共医疗机构还可以通过激发病人对健康的自我责任、鼓励病人之间互相支持等帮助患者树立积极的慢性病应对心态，同时在慢性病的具体治疗过程中，对患者及其家属进行良好的慢性病知识与治理技巧引导，提高患者慢性病的自我管理能力，树立正确健康的生活习惯和积极的心态，为病人更好的康复做好心理上和管理上的重要铺垫。

总之，对社区慢性病管理的研究与探讨工作具有有效的延续性，虽然目前我国的社区慢性病管理还存在诸多不足，但是我们相信，以社区为主体的社区公共卫生机构将在基层为提高社区居民的健康意识、树立居民良好的健康生活习惯，以及社区慢性病的管理与防治工作做出更大贡献，从而提高社区居民的健康生活品质。

（五）慢性病与健康管理的家庭化体系与服务

以往慢性病患者管理中的家庭因素往往被忽略，家庭支持是有效开展慢性病管理的前提，让家庭在慢性病管理中发挥更大的作用是慢性病最简单、直接、有效的管理模式。在慢性病管理模式中，创新照护模式的微观层面就是指患者和家庭，患者自我管理的家庭支持是有效开展慢性病管理的前提。从慢性病患者的角度看，每月与医生接触是时间主要是在看病取药的几个小时，大多时间是与家庭成员在一起，而慢性病的危险因素中60%以上与家庭生活密切相关。在个人生活中，家庭占有十分重要的作用，长期共同生活的家人常常有很多相同的饮食、行为方式。每一个家庭都是社会的细胞，也是亚健康状态产生、发展的重要因素。因此，慢性病管理对象除慢性病患者外，还应该加强对家属的健康教育，引导家庭改变不良生活习惯，重点是戒烟、低油、减盐、限酒，改变不合理膳食，减少静坐，增加适量运动等内容。

1. 家庭保健员制度

家庭保健员由家庭成员中，经过系统培训，掌握了一定慢性病防治知识和技能，能够承担起家庭成员间的健康教育、健康生活方式指导，督促家庭成员改变不良生活方式，并能与社区医务人员相互联络、相互配合，起到沟通作用的家庭成员担任。实施以家庭为单位的健康管理模式，是将一个家庭作为单元和整体来实施健康管理。家庭保健员培养活动是一种新型的社会动员与社会服务方式，家庭保健员是慢性病患者的家庭成员，甚至很多保健员本身就是慢性病患者，更是家人饮食起居的主要力量，以家庭保健员作为健康教育的传播人和健康行为监督人，家庭成员更容易接受，整个家庭的不良生活方式也更容易改正，因此，以家庭保健员联合慢性病管理必然更高效，且有利于提高患者的自我管理能力和生活质量。

2. 配置相应检测器具和设备

在高血压慢性病管理中，血压监测是评估疗效和指导用药的重要手段。家庭自测血压具有真实、可靠、简便等诸多优点，越来越受到重视和提倡，其应用于社区高血压慢性病管理中能提高社区高血压检出率、改善患者依从性和血压控制率，具有重要价值和作用。我国高血压患者自测血压意识不强，血压监测通常依赖门诊医生。部分患者虽然购置了血压计，但往往不能正确使用，或不能长期坚持测量，或测量后不能及时将异常血压数据反馈给医生，以致没有采取相应措施，因此，须加强对家庭自测血压的健康宣教，注重以家庭为中心的慢性病管理。研究证实，以家庭为中心共同管理高血压，可有效控制患者收缩压、舒张压，并且提升患者自我效能、运动能力及自我管理能力。

在慢性病管理中，非药物方法干预更有效。通过健康生活方式重建和非药物干预，注重机体内部多系统功能平衡，以及社会适应能力、心理压力、睡眠监测、运动、饮食等，进行全维度健康管理，可以改变目前糖尿病管理中对血糖指标管理比较重视的现况。有研究证实，慢性病非药物干预、生活方式重建，对于解决目前慢性病治疗费用开销大的社会问题、树立国人积极防病的信心等有积极意义。

3. 家庭智能终端与服务平台对接

慢性病的治疗是一个漫长的过程，不可能经常性地去往医院。因此，慢性病监测/检测家庭化就成为当前主要趋势。然而，没有患者系统档案和常态化数据，是导致医生无法跟踪患者最大问题。互联网时代，尤其是 5G 的到来，O2O 作为一种新的商业实践在医疗领域迅速发展，在线就医就是通过这种互联网工具延伸到医疗服务领域，以响应用户非标准化健康医疗的一种市场需求。通过家庭病理档案和日常检测数据，将大大改善精准化管理与治疗效果，为在线就医提供了可靠、稳定、快捷的依据和方法。例如，微医平台推出"医生服务包"，将医院不便于提供的非治疗性服务转化成稳定供应性服务，从平台购买数据来看，带有人文关怀服务类别的专病就医指导，以及诊后随访的增值服务等非常受用户欢迎。另外，"二孩时代"的优生优育咨询服务也颇受关注。

4. 家庭管理风险管控

家庭健康管理风险主要体现在以下 3 个方面。

一是设备使用风险管理。无论是租用还是自购设备的使用都有安全使用或错误使用的问题，需要通过现场指导、操作培训、定期检查校准等工作。

二是数据准确性风险。主要是通过健康体检数据选用、健康档案修订及指标异常发现、判断、评估等进行风险把控。需要平台指定专业人员负责个人健康档案管理。对客户的个人资料，以及健康体检报告等基础性、历史性数据进行分类，建立明细、体系清晰的大健康数据库，再通过合网（各大健康管理机构或体检机构通过网上数据共联共享），不仅形成健康洞察，制定相关预案，防患于未然，而且可以据此进行结构化细分，通过和医疗机构进行合作研究，更好地提供健康一条龙服务。

三是精准化服务风险。在护理对象上，通过体检数据分类，作出准确的诊断，针对性地提出个性化的治疗方案。对于"亚健康"人群提供咨询与健康生活知识培训，引导人们更好地进行疾病预防。对于全能、半失能和失能人群，具有明确服务安排的短期护理和长期护理为家庭护理服务提供全新的服务。

总之，人一生主要面对的是解决疾病"痛苦"问题，高龄人群更是如此。愉快地生活变成了对健康的需求，良好的生活习惯和心态可以改变健康状况。实现慢性病治疗向健康生活、预防保健转化是延年益寿的有效途径和科学方法，也是改革现行医疗服务体系的目标，创建新型医疗服务体系和模式，运用科技手段推动、帮助和提升健康，形成新的医疗保健协同体系等，更是解决医疗资源短缺，缓解"看病难，看病贵"等问题的有效手段和方法。运用科技手段把握和管理自己健康，在生理寿命期内具有良好的生活品质，健康快乐地活着，对于解决老龄化社会的矛盾和问题同样具有现实和积极意义。

第六节　脑科学技术与慢性病管理

探索和揭示人脑功能的奥秘一直是人类和科学界的梦想。早在 1990 年，美国就曾把 20 世纪 90 年代命名为"脑的十年"，并执行了相应的科学计划。1995 年，国际脑研究组织（IBRO）在日本京都举办的第四届世界神经科学大会上提议把 21 世纪称为"脑的世纪"。进入 21 世纪以来，随着知识的积累、科技手段的不断推陈出新，美国和欧洲等国家和地区先后启动了脑研究计划。欧盟成立了"欧洲脑的十年委员会"及脑研究联盟。日本推出了"脑科学时代"计划纲要。中国提出了"脑功能及其细胞和分子基础"研究项目，并列入了国家的"攀登计划"。中国也在几年前由国家推动以重大专项的形式开展脑研究计划。与此同时，以借鉴脑工作原理服务于人工智能等为目标的类脑研究也在积极布局。

现代科学研究已经知道，人脑工作时会产生自己的脑电波，可用电子扫描仪检测出，至少有 4 个重要的波段。经过研究证实，大脑至少有 4 个不同的脑电波。脑电波是一些自发的有节律的神经电活动，其频率变动范围在每秒 1～30 次之间的，可划分为四个波段，即 δ、θ、α、β。由此推理，人体生理状态发生变化或者病理参数变化同时，脑电波自然也会产生与之相同的电波信息，只要获取和解读这些信息，寻找出与病理相对应的关系模型，从另一个侧面反映出病态或者病理变化趋势和规律，无疑对于各种慢性病数据监测与管理寻求了一种新的途径与方法。

一、脑电波数据的挖掘与创新应用

生物电现象是生命活动的基本特征之一，各种生物均有电活动的表现，大到鲸鱼，小到细菌，都有或强或弱的生物电。其实，英文细胞（cell）一词也有电池的含义，无数的细胞就相当于一节节微型的小电池，是生物电的源泉。人脑中有许多神经细胞在活动着，呈电器性的变动，也就是说，有电器性的摆动存在。而这种摆动呈现在科学仪器上，看起来就像波动一样。脑中的电器性变动我们称为脑波。用一句话来说明脑波的话，可以说它是由脑细胞所产生的生物能源，或者是脑细胞活动的节奏。

早在 1857 年，英国的一位青年生理科学工作者卡通（R.Caton）在兔脑和猴脑上记录到了脑电活动，并发表了脑灰质电现象的研究论文，但当时并没有引起重视。15 年后，贝克（A.Beck）再一次发表脑电波的论文，才掀起了研究脑电现象的热潮，直至 1924 年德国的精神病学家贝格尔（H.Berger）看到电鳗发出电气，认为人类身上必然有相同的现象，才真正地记录到了人类的脑电波，从此诞生了人类的脑电图。

（一）人脑的神经电活动

现代科学研究表明，人脑工作时会产生自发性电生理活动，是一些有节律的神经电活动，其频率变动范围为 1～30 次/秒，该活动可通过专用的脑电记录仪以脑电波的形式表现出。经脑电研究发现至少存在 4 个重要的波段。

（1）δ波。频率为 1～3Hz，幅度为 20～200μV。当人在婴儿期或智力发育不成熟、成年人在极度疲劳和昏睡或麻醉状态下，可在颞叶和顶叶记录到这种波段。

（2）θ波。频率为 4～7Hz，幅度为 5～20μV。在成年人意愿受挫或者抑郁，以及精神病患者中这种波极为显著。但此波为少年（10～17 岁）的脑电图中的主要成分。

（3）α波。频率为 8～13Hz（平均数为 10Hz），幅度为 20～100μV。它是正常人脑电波的基本节律，如果没有外加的刺激，其频率是相当恒定的。人在清醒、安静并闭眼时该节律最为明显，在睁开眼睛或接受其他刺激时，α波即刻消失。

（4）β波。频率为 14～30Hz，幅度为 100～150μV。当精神紧张、情绪激动或亢奋时出现此波。当人从噩梦中惊醒时，原来的慢波节律可立即被该节律所替代。

在人心情愉悦或静思冥想时，一直兴奋的β波、δ波或θ波此刻弱了下来，α波相对来说得到了强化。因为这种波形最接近右脑的脑电生物节律，于是人的灵感状态就出现了。除此之外，在觉醒并专注于某一事时，常可见一种频率较β波更高的γ波，其频率为 30～80Hz，波幅范围不定；而在睡眠时还可出现另一些波形较为特殊的正常脑电波，如驼峰波、σ波、λ波、κ复合波、μ波等。

脑电波的节律来源于丘脑，科学家曾将动物大脑皮层与丘脑的联系切断，脑电波的节律消失，而丘脑的电节律活动仍然保持着。如果用 8～13Hz 的电脉冲刺激丘脑，在大脑皮层可出现类似α节律的脑电波。因此，正常脑电波的维持需要大脑与丘脑都要完好无损。

（二）功能研究

另外，大家都知道"电生磁，磁生电"的道理，也就是说，电场与磁场总是相伴而生的。既然人脑有生物电或电场的变化，那么肯定有磁场的存在。科学家 Cohen 于 1968 年首次测到了脑磁场。由于人脑磁场比较微弱，加上地球磁场及其他磁场的干扰，必须有良好的磁屏蔽室和高灵敏度的测定仪才能测到。1971 年，国外有人在磁屏蔽室内首次记录到了脑磁图。人脑磁场的测量是一种无损伤的探测方法，可以确定不同的生理活动或心理状态下脑内产生兴奋的部位，无疑是检测脑疾病的有效方法之一。

作为一种有效的对神经活动进行间接测量的工具，脑电图（EEG）及其相关联的相关电位（ERP）的研究广泛应用于神经科学、认知科学、认知心理学、神经科学和心理生理学研究中。其具有较高的时间分辨率（temporal resolution），可以检测毫秒级的电位变化，但空间分辨率（spatial resolution）则相对较差。目前，借助脑电图及事件相关电位，已发现了多种同人脑认知功能相关联的成分。例如，P300 成分同个体的内源性注意有关，N400 成分同语义加工有关。

当前，在脑科学领域，存在着引领世界科学的 10 大前沿科学问题有待于突破。

（1）大脑里的"海洋"与"森林"——解析神经胶质细胞在大脑活动中的作用。

（2）动物模型是否能帮助攻克老年性痴呆和帕金森病。

（3）孤独症的秘密。

（4）记忆的巩固与长期存储如何实现。

（5）人为什么会成瘾。

（6）如何使中枢神经再生。

（7）疼痛：为什么与生俱来又要与死俱去。

（8）驯服抑郁症的黑狗。

（9）意识、睡眠与梦的生物学基础是什么。

（10）人脑与人工智能融合等。

除此之外，针对脑科学发展前沿问题，从基础神经生物学、神经精神性疾病、类脑人工智能三大重点方向来看，存在着较大创新性研究内容有待突破。例如，人工智能与脑机融合智能的对应关系与应用结合，非人灵长类模型在生物医学的应用，以及快速抗抑郁药物的脑机制模型与应用等与大脑活动相关性研究。更为实际的是临床慢性病病症应用，如抑郁、失眠、多动、痴呆、健忘、测谎等状态的实际脑电波变化信息及对应关系，以及处理方法的研究。

（三）临床检测应用

脑电波或脑电图是一种比较敏感的客观指标，不仅可以用于脑科学的基础理论研究，而且更重要的意义在于它在临床实践上的应用，与人类的生命健康息息相关。脑电波的临床检测如图 6-9 所示。

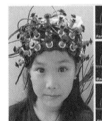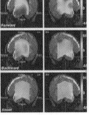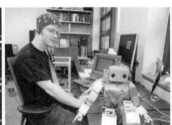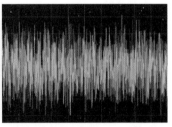

图 6-9 脑电波的临床检测

脑电波是诊断癫痫的必要依据，脑电波对于各种颅内病变的诊断（如脑中风、脑炎、脑瘤、代谢性脑病变等）亦有很大帮助。脑电图仍是目前研究睡眠最客观的依据，通过监测睡眠中脑波变化，人们可以区分睡眠中的不同时期。

应用无创伤脑成像技术，如正电子发射断层扫描术（PET）、功能性磁共振成像术（FMRI），多导程脑电图记录术和经颅磁刺激术等，对脑实施功能时不同脑区大群神经元（数以万计的神经细胞）的活动及其动态变化的检测和分析，形成了脑科学的另一个重要发展趋势。这是在宏观层面上的研究，试图回答不同脑区神经元活动如何协同以实现脑的高级复杂功能。而在病理条件下，研究这些活动发生了何种变化，导致脑功能的紊乱，这是对细

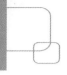

胞、分子水平方面研究的重要补充。

与此同时，临床中最大的问题是寻找病症在大脑中的反应，也就是说，不同的慢性病在症状出现或变化过程中，脑电波是什么样子的，其波形图样或者频率变化等规律；众多病历与波形、频率的相似性、差异性或一致性数据分析；同种病症与不同人群的脑电波形状和频率相似性状况分析；更期待着脑电波与不同病症对应关系的数据模型不断成熟、完善，形成创新成果。

二、脑科学研究面临的主要挑战与发展趋势

20 世纪 60 年代初，脑科学（神经科学）作为一门独立的综合性学科诞生了。近几十年来，人类对脑和神经系统的研究深入到了细胞、分子水平，可以说是脑科学发展的主要趋势，这是在微观层面上的研究。例如，对与神经信号的发生和传递有紧密关联的基本单元的结构、功能及运转方式，对神经信号传递的关键部位在细胞、分子水平上所发生的事件和过程，对脑的不少重要部位实施功能的神经环路的信号传递、调制及其机理等，已有十分清楚的认识；对基因和神经系统功能间的关系已有许多知识的积累；对困扰人们已久的若干脑及神经系统疾病的病因和发病机制也做了深入的分析。

（一）脑科学研究面临的主要挑战

上述研究互相推动、互相促进，刷新了脑科学的"面貌"，使人类对脑的奥秘的探索向前跨进了一大步。但是科学家们清楚地意识到，在脑科学领域仍面临着重大的挑战。其一，现在的研究要么是在细胞、分子水平上对单个神经细胞或少数细胞组成的神经环路的微观研究，要么是应用活体成像技术对一大群神经细胞总体活动的宏观分析，而这种分析由于眼下成像技术的空间分辨率和时间分辨率的低下，对神经细胞集群中每一个单元的活动几乎一无所知。这显然是因为目前对神经元集群和集群中各单元活动的监测仍然缺少有效的技术手段。也就是说，在介于微观与宏观的介观层面，对于各种神经元的活动如何动态地组合、编码、加工，最终完成其使命的过程，我们目前的了解还非常有限。这就要求我们开发新技术来标记大范围神经环路的各个神经元，并研发具有高时间、空间分辨力的新型成像技术和工具，对大群神经元各单元活动进行同步检测，搭建起微观与宏观之间的桥梁，如此才能弥合微观与宏观之间存在的"明显的鸿沟"，这是脑科学研究面临的重要挑战，但同时也是脑科学发展的重大机遇。

应用无创伤脑监测与成像技术（如图 6-10 所示）在脑实施高级复杂功能（如语言、感知、思维、意识等）时，对脑各分区的活动进行分析，取得了许多有用的信息。但神经活动是如何升华成脑所实施的高级复杂功能的，脑是如何整合各种信息实现主观有意识的经验（即精神）的？这是脑科学研究面临的另一项挑战。这方面的研究有其特殊的困难性，目前还停留在基于若干实验证据上进行演绎和推测的阶段。难点之一是，在同样的外界条件下，脑的高级活动存在不可预测的易变性。以人们熟知的做梦为例，虽然科学家们已经知道，以脑电图中快速眼动波出现为标志的睡眠表示了梦境的出现，但除了睡眠者的梦呓和觉醒后的主诉外，我们迄今并无客观的方法来探知梦境的内容；而即使在严格控制的环境条件下，梦境也会具有明显的不可重复性。这一例子说明这些高级复杂功能（即精神活动）固然有其物

质基础（大脑神经细胞的活动），但当物质运动一旦升华成精神活动，就会凸显不同于物质世界的一些特殊规律，这就决定了对其本质的了解，需要某些与探索物质世界迥然不同的手段和方法。这对科学家的思维是重大的挑战，也意味着探索其奥秘是一个漫长的过程。

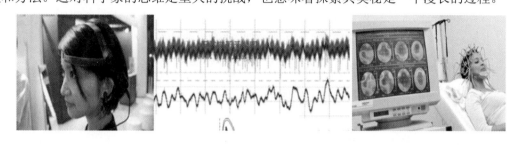

图 6-10　无创伤脑监测与成像示意图

严重影响人类健康的脑疾病给社会带来了沉重的负担，这是脑科学面临的又一挑战。应用多学科手段的集成，如应用新的脑影像技术、光遗传技术、脑电技术和细胞、分子生物学技术，展开对主要脑疾患（如阿尔茨海默症、帕金森症、精神分裂症、抑郁症、自闭症、中风等）的病因和发病机制的研究，以及在此基础上研发早期诊断指标和新的治疗对策已成为迫切的社会需求，也是当今脑科学研究的热点领域。中枢神经系统损伤后的修复一直是脑科学研究的一大问题。我们知道，低等冷血动物的中枢神经是可以恢复再生的，但进化到哺乳动物以后，由于某种未知的原因中枢神经无法修复再生。例如，运动员在运动时受伤，造成高位截瘫后几乎无法成功恢复。几十年来，科学家们为此殚精竭虑，却仍然步履维艰。以神经干细胞用于中枢神经系统损伤后的修复为例，这涉及干细胞向特定神经细胞的分化、移植后存活、分化细胞与宿主细胞形成特有的连接，以及整合至原有的神经环路等神经生物学的基本问题。通过生物类传感器可检测人体非正常脑电波、肌电波、眼电波、心电波、血氧定量产生的反应和变化，形成病理大数据，为模型算法提供依据。

（二）国际和我国的研究进展

目前，脑科学正处于发展的关键时期，一方面是研究发展的态势迅猛，另一方面是面临强烈的社会需求。因此，近几年来，美国、欧盟和日本相继启动了脑科学计划。在中国，脑科学研究已被列为事关未来发展的重大科技项目之一，脑科学计划也在紧锣密鼓的筹备之中。据悉，该计划涵盖认识脑、保护脑和模拟脑 3 个方面，即以认识脑认知原理（认识脑）为主体，以脑重大疾病诊治（保护脑）和类脑计算与脑机智能（模仿脑）为两翼。国际上的脑计划在这 3 个方面都有涉及。美国的脑计划中提出了一个生动的口号——记录神经环路中每一个神经元的每一个峰值电位，这正是为了填补上述提到的宏观与微观之间存在的明显鸿沟。欧盟的脑计划更侧重于模拟脑方面的研究。

目前，在我国脑科学计划研究内容和目标中，资源协同融合有待提高，以避免碎片化和孤岛化。首先，是建立中国脑计划强有力的领导专家组，进行顶层设计，应该把握脑科学发展全局，对现状透彻了解并进行统一协调部署。同时需要组织业内各类专家，集思广益，形成一个可操作的脑科学研究规划，进行分工协作，避免重复研究和有限资源的浪费。

在保护脑的临床研究方面，国内拥有最广大的各种神经系统疾患的患者群，可以形成种类齐全、资料完整的样本库，因此，研究的重点是相关疾病在区域的发病率和特点。在模拟脑的类脑人工智能研究方面，则需要紧密联系产业发展和转型的重大需求，从而在创新驱动经济发展、社会进步的进程中起到更重要的作用。

目前，此类研究最大问题是缺乏复合型人才。应注重人才培养，树立脑科学领域阶梯化、跨学科和领域的人才观点，培养多学科交叉融合的复合型人才。基于长期性、战略性准备，采取各种必要的措施，确保研究方向和研究团队的可持续发展。

（三）人工智能与脑科学研究

受脑的工作原理的启发，借鉴脑处理信息实现智能的特点来推进人工智能的研究，即类脑人工智能。大脑是长期进化的产物，是一个有着高度信息处理能力的极复杂的系统，其处理信息的机制与传统计算机有着迥然不同的特点，如平行信息处理、神经元间信息的交互性传递、信息处理的高度可塑性等。类脑人工智能的核心在于脑科学、计算科学、信息科学和医学等学科领域密集的交叉融合，它将有力地推进新的产业革命，甚至改变社会范式。不仅如此，它还将为人脑功能和结构研究提供有力的方法和手段，乃至崭新的思路。

目前深度学习对脑信息处理机制的模拟还十分初级，应进一步促进两个领域的密切交流与合作，充分借助脑科学的研究成果，利用脑的框架结构和工作原理，以解析神经系统算法为目标的计算神经科学作为桥梁，从而把人工智能推向新的阶段——类脑人工智能。类脑人工智能的研究无疑是脑计划的重要组成部分，与脑工作原理的基础研究相互促进，将成为未来科学研究和产业革命新的爆发点和增长点。

综上所述，建立一个协同合作关系的智慧医疗体系，通过云计算、虚拟化、移动医疗、大数据等新型互联网技术，以及泛在网络等技术手段，为民众提供更好的医疗保健、健康管理服务，能够给人们日常生活提供科学的信息数据和指导建议，使人们能自主、有效地预防疾病发生，同时还能激励、引导人们在正常生活或出现不适反应时，作出更正确明智的选择。让全社会树立新的理念，即"我的健康我知道，我的健康我管理"，这就是智慧医疗终极目标。

第七章　应用案例分析

未来几年将是中国智慧医疗建设飞速发展的时期，在新医改方案的指导下，各地方政府将会加大当地智慧医疗建设方面的投入，将会有更多的医疗机构参与到信息化建设中，一些信息化建设较好的医疗机构也将致力于建设更为先进的医院管理系统，提升自身竞争力，给广大居民带来更好的医疗体验。

一、中国医疗信息化的市场规模

推动医疗信息化发展的主要动力来自两个方面。一方面，从医疗管理理念来说，随着多项医疗信息化政策的出台及医改的不断深入，老龄化问题得到关注，促使医疗管理的理念从"以治疗为中心"到"以病人为中心"过渡，因而对医疗信息化建设提出了更高的要求。另一方面，云计算、大数据、移动互联网等新的信息技术的不断发展也在客观上为深化其应用提供了更丰富的可能性。

1. 市场规模

我国医疗信息化产业呈现年 10%以上的高速增长。2016 年，医疗卫生行业的信息化市场规模达到 333.8 亿元，较 2015 年增长 10.38%；2017 年，我国医疗信息化市场规模达到 375.2 亿元。

2. 硬件市场

硬件是主要市场，占医疗信息化整体规模的 66.79%。2016 年，硬件市场规模达到 229.32 亿元，同比增长 6.96%；2017 年，硬件市场规模为 250.59 亿元。

3. 软件市场

软件市场发展迅速，2016 年，软件市场规模达到 54.41 亿元，同比增长 20.75%；2017 年，软件市场规模增长至 62.69 亿元。

4. 服务市场

2010 年，服务市场规模仅为 20.95 亿元；2016 年增长至 50.07 亿元，同比增长 16.6%；2017 年，服务市场规模增长至 61.92 亿元。

由此可见，虽然各个市场规模都不大，但各自增长率较高，增长速度较快。

二、智慧医疗建设发展前景预测

自"十三五"规划中明确提出"大健康"概念后，人们对诊疗保健的需求也发生了质的变化，从被动、应对性的就医诊疗，逐渐转向主动、常态性的预防保健。中国作为老龄化人口大国，医疗资源却仅占世界的 2%，且分配不均衡、城乡医疗服务水平悬殊等问题都在推动着众多医疗机构走向智能化、信息化。在智慧医疗广阔前景的吸引下，以 BAT 为首的互联网企业纷纷对医疗行业展开布局，诸多大型企业通过并购整合医疗资源，布局智慧医疗产业链。在推动了智慧医疗产业发展的同时，也呈现出体制机制不同、政策法规制约、服务内容不规范、技术标准不统一、商业模式繁杂混乱等一系列问题，这需要在过程中不断迭代前行，不断完善。

在大数据、移动设备的普及，以及资本和政策的双重支持下，智慧医疗建设的发展主要体现在以下 5 个方面。

1. 人工智能+大数据同步发展

未来大数据分析将在疾病监控、辅助决策、健康管理等领域发挥重要的作用，是目前智慧医疗关注的重点。人工智能技术也必不可少，在诸多方面当之无愧、不可替代，发挥着至关重要的作用。两种技术的内容融合与协同应用成为智慧医疗的发展方向，同时对于智能医疗产品和产业发展起到推动作用。

2. NB-IoT 芯片推动设备商用

传统的移动医疗设备普遍基于 WiFi、蓝牙等通信手段，存在不能独立使用、功耗较高、隐私泄露等问题，难以促成用户形成良好的使用习惯。随着新一代通信技术（5G）的出现，将成为移动医疗设备标配，以运动、心律、睡眠等检测为主的各类医疗设备发展较快，数据应用便利化，充分推动移动医疗设备的商用化。

3. 政策扶持下智能养老产业开始发力

目前，我国智能养老产业还面临着盈利模式不清晰、养老项目融资难等问题。但随着时间的推移，新一代老年人口的教育水平、生活消费水平都有所改变，从长期发展来看，政策扶持智能养老产业，撬动的很可能是数以万亿计的"银发市场"。

4. 医药电商竞争，用户体验是关键

随着医药电商三证的取消，更多的企业加盟医药电商。但由于药品是特殊商品，消费者习惯与场景影响着医药电商的发展。纵观国内医药电商的领军企业，均在保障用户体验方面努力。例如，京东医药城，通过物流平台优势保障了药品的送达效率；康爱多建立线下体验馆以提升用户体验等。

5. 医疗电子元件生产商成长空间大

随着医疗设备在人们日常保健中应用比例的提高，医疗电子产品的安全性、可靠性、智

能性等人性化需求成为未来产品设计的关注重点。因此，智能传感器、可穿戴设备等医疗健康配件，成为近年来硬件商、开发商积极抢进的市场。

医疗卫生体系的发展水平关系到人民群众的身心健康和社会和谐，一直是社会关注的热点之一。随着大数据、人工智能时代的到来，传统的医疗领域也迎来了一次变革的机会。而我国医疗健康行业能否在这次变革中抓住机遇，实现均衡、智能、健康的发展，取决于政策推动力度、医疗机构响应程度和企业参与程度，以及百姓是否深刻体会并有充分的获得感。只有做到这些，才能真正实现智慧医疗，形成全民健康管理的效果，实现"我的健康我知道，我的健康我管理"的目标。

我国的智慧医疗还处于探索阶段，目前，医疗资源整体仍属于短缺状态、医疗设备需求量大，但就近几年快速发展的情况来看，无论是市场需求的驱动，还是科技的进步和融合，智慧医疗还是需要我们以人为重心，以数据为驱动，在提高医疗效用的同时，找准医疗痛点，使医疗服务更好地满足人们的健康需求。

本书通过 3 个不同主题与模式的案例，从不同角度进一步阐明智慧医疗基本功能与运营模式，试图形成基本样板项目内容，仅供参考。

第一节　案例1：贯众云医——互联网医院技术平台

上海贯众健康管理咨询有限公司是专业从事互联网医院设计、平台建设运营服务型企业。其整合优质实体医院医疗资源，联合开发商、运营商、服务商一起搭建区域化的供医疗服务和健康管理的一站式专业医疗平台。目前，已在国内帮助 10 余家医疗机构建立了互联网医院，并已经实际运行。涉及的实体医院达到 50 家以上，服务范围已达 9 个省市、700 多家单位，累计服务患者人次达 30 万人以上。同时贯众云医还整合了全国范围内的各类诊所、药店、社区服务中心等基层医疗机构，以专业的医疗服务和快速的发展走在互联网医疗行业的前端，可为患者节约医疗费用达 20%以上。

要点一：搭建以医疗机构为载体的互联网医疗信息化平台，为医院、医生、病人等提供了一个便捷、高效的互联网医疗健康平台。与智能医院平台协同一致，数据来源于医院院内系统，建立有用户中心、数据中心和医疗通信中心。

要点二：整合全国家庭医生、私人医生、退休医生和全职医生等资源，并组建了一支专家级的健康管理团队。借助贯众云医，提供健康咨询及健康保障服务，同时也为医疗机构提供协助性的随访、健康咨询、慢性病管理等服务。

要点三：实现互联网医疗和互联网健康云服务模式，通过开放式平台接口，实现运营维护与服务相结合的运营模式，可推广应用至地市级、区县级的医疗机构。

一、贯众云医技术平台

1. 总体技术架构图

总体技术架构如图 7-1 所示。

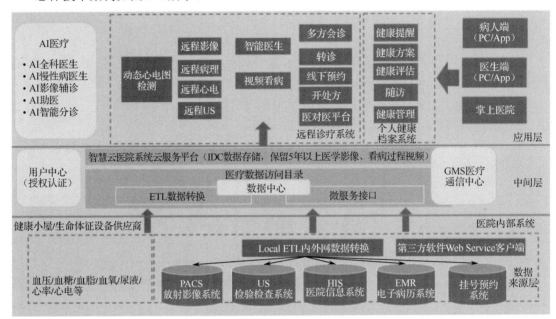

图 7-1　总体技术架构图

贯众云医技术平台结构分为 3 层：数据来源层、中间层和应用层，为医院、医生、病人等提供了一个便捷、高效的互联网医疗健康平台。其中，数据来源层的数据来源于医院院内系统（放射影像系统、检验检查系统，医院信息系统、电子病历系统、预约挂号系统、第三方系统）；中间层由平台打造三大中心构成，分别是用户中心、数据中心、GMS 医疗通信中心；应用层涵盖了互联网医疗和互联网健康的主要流程，如远程医疗、慢性病管理、药物流转等。

2. 医疗通信中心

医疗通信中心示意如图 7-2 所示。

主从通信服务达到的性能指标有以下 5 个方面。

（1）高并发+低延时。

（2）抗丢包+抗抖动。

（3）码率自适应，根据网络状况实时优化码率，并兼顾画质和流畅度。

（4）多分辨率，支持 1080P、720P、360P。

（5）多终端，支持 iOS、Android、Windows、macOS、Web、IPTV。

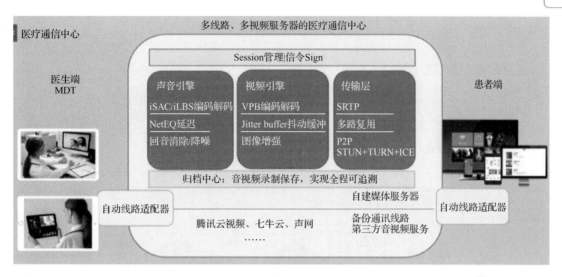

图 7-2　医疗通信中心示意图

3. 医疗数据中心

医疗数据中心示意图如图 7-3 所示。

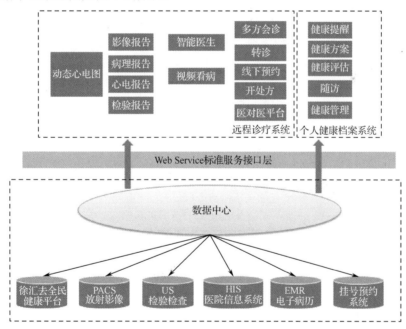

图 7-3　医疗数据中心示意图

医疗数据中心是将医院各系统的数据整合成以患者为单位的集合体，通过微服务标准接口的方式为云医院提供功能服务，实现患者预约线下门诊，以及查看影像报告、心电报告、检验报告、病理报告等，形成以患者为中心的全程健康档案，云医院医生可以调阅患者心电、影像、病理等图像信息及健康档案信息。

4. 医疗用户中心

医疗用户中心示意如图 7-4 所示。

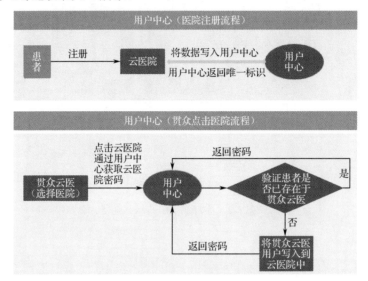

图 7-4　医疗用户中心示意图

医疗用户中心实现多个云医院平台下的用户统一认证和授权，这是实现用户健康信息互通的基础。

二、贯众云医平台功能实现

1. 贯众云医平台功能

互联网+医疗平台的功能如表 7-1 所示。

表 7-1　互联网+医疗平台的功能

功　能	备　注
视频看医生	基于实体医院为本市、周边城市和全国患者打造的互联网、物联网智慧医院视频看病平台，人们可以随时随地通过手机 App、电脑、IPTV 实现线上看病
云诊室	在药店、政府学校医务室、养老院、养老地产、乡村卫生室等地点布置远程云诊室、健康服务点，布置现场检验匹配检查设备，匹配直接对接实体医院的医生资源
云配送	患者在贯众云医平台完成视频问诊之后，如果医生开具有药品处方，那么患者可以直接通过贯众云医平台购买处方内药品。患者在处方有效期内下单之后，可以选择医院配送、附近药房或云配送（目前已对接了上药、国药），贯众云医平台将根据患者所选方式将药品配送给患者
远程影像	远程影像中心建成之后，可实现影像上传、影像管理、影像阅片和在云诊室中查看患者影像等功能。影像上传之后，医生可异地对患者影像进行管理，对患者的影像进行读片及写报告
远程检验	（1）检验数据接收功能：实现对接社区医院 LIS 信息系统，将患者数据整合到检验中心。 （2）数据管理功能：获取各个社区整合检验数据，医生可依据姓名、检验号等组合查询。 （3）接入云诊室：实现云医院医生可以看到患者在检验中心存储的历史检验报告

功　能	备　注
远程心电	远程心电中心建成后，可以实现心电数据采集和心电数据管理。心电数据采集将实时将患者采集的心电数据上传到云端心电中心。在云端有针对心电数据而开发的心电数据管理功能，可以将患者监护的信息展示到监护屏上，以及分配相应的监护级别
远程多方会诊（MDT）	首先，远程多方会诊，连接了云医院专家和更上级医院的专家医生，解决基层医疗中的疑难杂症的诊断、治疗等问题。其次，远程多方会诊可以邀请多学科的专家医生，完成对患者的多学科会诊及多学科综合治疗。最后，借助远程多方会诊，协作医疗机构可以定期或不定期开展相关业务培训或病例探讨，连接教授与学生，帮助医生提高相关医疗业务水平
AI智能辅助诊断	以大数据和机器学习为基础，具备对指南文献、循证经验及临床诊疗案例的深度学习功能。医生在贯众云医中输入患者症状，贯众云医综合患者病史、既往史、用药史等信息，给出相应诊断。同时，贯众云医根据诊断，给出推荐的检验/检查、处方等。改变了诊疗流程，协助医生提高诊断能力，提高优质诊疗服务供给，帮助医生实现业务价值

互联网+健康管理平台的功能如表 7-2 所示。

表 7-2　互联网+健康管理平台的功能

功　能	备　注
智能慢性病管理	智能慢性病管理利用大数据和人工智能技术，融合顶级专家的经验和智慧，通过对用户的慢性病信息数据进行综合分析，精准给出慢性病管理方案和康复方案
心理咨询	（1）检验数据接收功能：实现对接社区医院 LIS 信息系统，将患者数据整合到检验中心。 （2）数据管理功能：在检验中心中对个社区整合的检验数据进行管理，医生可依据姓名、检验号等多种形式的组合查询。 （3）接入云诊室：实现云医院医生可以看到患者在检验中心存储的历史检验报告
云随访	为帮助医院管理部门、临床科室实现信息化的随访工作，解决大量门诊患者、住院患者的随访问题，贯众云医平台搭建了一套全程的云随访功能。云随访不仅提高临床科研管理信息，以及统计效率和准确度，而且可将医院各科室相关随访工作统一管理并实现所需的各项业务功能
远程多方会诊	首先，远程多方会诊连接了云医院专家和更上级医院的专家医生，解决基层医疗中疑难杂症的诊断、治疗等问题。其次，远程多方会诊可以邀请多学科的专家医生，完成对患者的多学科会诊及多学科综合治疗。最后，借助远程多方会诊，协作医疗机构可以定期或不定期开展相关业务培训或病例探讨，连接教授与学生，帮助医生提高相关医疗业务水平
云康复	通过贯众云医平台，在一、二、三级医院开展冠心病患者康复工作，建立与应用一套冠心病康复网络系统，包括冠心病康复评估、双向转诊、运动等康复、安全监测、健康教育及随访的操作规程
24小时健康守护	充分利用现有医院信息系统的数据资源，利用 4G/5G 网络和智能终端，实现了心电监护系统向社区、家庭的扩展和延伸，帮助医生、病人等实现移动诊疗、移动监护、线上线下服务，提升服务质量，提高管理水平

2. O2O 医疗数据互通

（1）中心医院与社区医院系统架构现状

中心医院与社区医院系统架构如图 7-5 所示。

贯众云医平台是通过在互联网建立与社区医院布点端的信息交流通道，中心医院院内 HIS 系统与社区医院院内 HIS 系统是通过区域医疗平台来建立信息交流通道的，而贯众云医平台现阶段与医院 HIS 系统及社区 HIS 系统是完全隔离的。

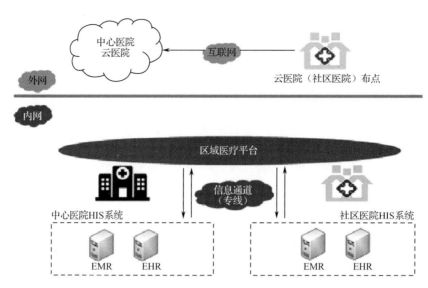

图 7-5 中心医院与社区医院系统架构图

（2）接入方式

接入方式采用内网接入如图 7-6 所示。

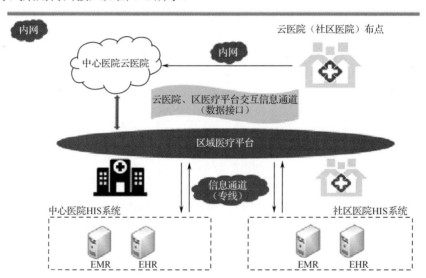

图 7-6 内网接入图

在内网中建立云医院体系后，贯众云医平台通过院内医疗信息网络（内网）建立与社区医院布点端的信息交流通道，实现云医院基础问诊功在内网的正常运行。中心医院院内 HIS 系统与社区医院院内 HIS 系统是通过区域医疗平台来建立信息交流通道，在院内 HIS 系统产生的 EMR、EHR 信息通过区域医疗平台数据接口同步到区域医疗平台。内网的云医院与区域医疗平台处于相同的网络环境中，在建立云医院系统与区医疗平台的可访问路径后，贯众云医平台将 EMR、EHR 数据写入接口或区域医疗平台提供 EMR、EHR 等数据查询接口，实现数据互通功能。

业务场景如图 7-7 所示。

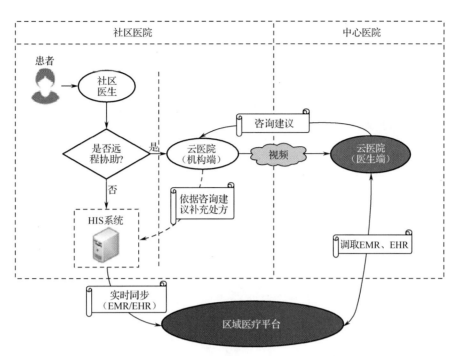

图 7-7　业务场景示意图

在患者进入社区医院找医生问诊的过程中，医生发现患者症状复杂，需要找贯众云医的医生远程协助，即打开云医院机构端连线贯众云医的医生进行咨询，云医院医生通过机构端传递的患者标识，调取该患者在区域医疗平台的 EMR、EHR 信息等对患者的病症进行确定，然后给出咨询建议，社区医院的医生依据咨询建议补充进患者处方中。如不需要远程协助，即直接开具患者处方，然后 HIS 系统定时或实时地将 EMR、EHR 数据同步到区域医疗平台。

内、外网接入图如图 7-8 所示。

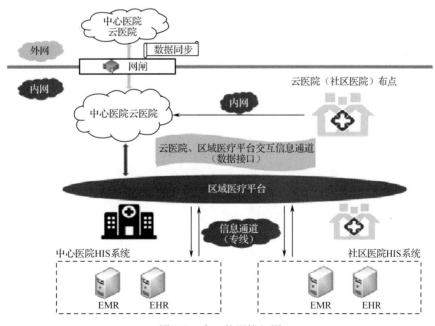

图 7-8　内、外网接入图

在内网云医院体系建立后，外网云医院与内网云医院处于完全独立的网络环境中，如要实现内外网的数据通信，须借助网闸来实现。在内外网通信时，网闸负责在最前端对外网和内网的数据实现数据包封装，采用的是非原始 TCP/IP 的模型，由网闸来阻隔具体的数据传输，实现内外网云医院的数据交互工作。

3. 医联体协作模式

医联体协作模式如图 7-9 所示。

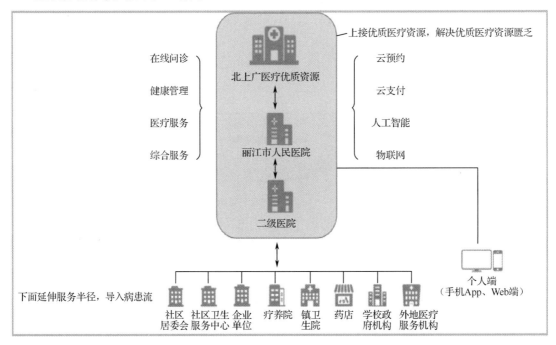

图 7-9　医联体协作模式

医院集健康大数据、健康管理、医疗服务、综合服务、人工智能、物联网、评价监管、支付平台于一体。医疗资源不仅可对接社区卫生服务中心、民营医院等医疗机构，而且打通了社区居委会、企业单位、养老院、学校、药店、政府等非医疗机构。互联网医院的优质医疗资源可以下沉对接所有的布点机构，并且通过处方流转，实现便捷的药品流通。在线问诊的病患可以获取具有 CA 认证的电子处方，在网上购药或者线下就近药房购药。对于慢性病等病患可以开具长处方，可以从贯众云医平台开到延续医嘱的处方药品。互联网医院的处方也可延伸到布点社区，病患可以在社区购买基本药品目录之外的药品。协议下的处方流转不仅方便了病患，而且减少了医院的药占比。

互联网医院的服务端口分医生端和患者端，并且能够进行三医联动，运营管理。医生可以通过医生端进入平台进行管理和诊疗服务。患者可以通过电脑、手机等设备作为平台登录载体，从患者端登录。医联体联动模式如图 7-10 所示。

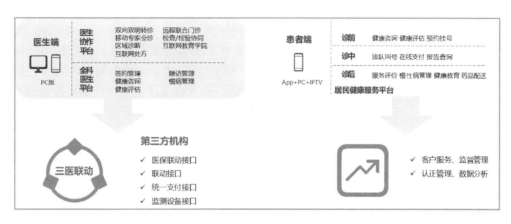

图 7-10 医联体联动模式

第二节 案例2：利安科技"一云三端"慢性病监测与健康管理模式

利安科技搭建了互联网+健康管理的系统平台，整合各层级医疗机构的医疗服务和多类型、多参数、医疗级的智能化检测技术与智能终端产品等资源聚集于平台上；构建慢性病监测、家庭化服务等健康管理协同创新模式及服务内容，具有人工智能技术在线服务、自主健康指标检查与监测结果自动上传等功能，已经在北京、河北、浙江、辽宁、山西、宁夏、青海、新疆等多个省市的多个地区应用，反应强烈，效果良好。

要点一：2017 年，中国 60 岁及以上老年人已达 2.41 亿人，占总人口的 17.3%，并以每年 800 万人的速度增长，已超过人口出生量。老年人口高龄化和失能化同样呈现明显趋势。与世界其他进入人口老龄化的国家相比，中国人口老龄化呈现绝对规模大、发展速度快、高龄化显著、发展不均衡和波动幅度大等特征。

要点二：人们对健康的需求和期望越来越高，但医疗资源配置薄弱，总供给不足。发展健康老龄化产业需要面对两大难点。一方面，发达和欠发达地区经济发展不平衡，医疗资源不均衡，医疗服务差距较大。另一方面，对养生医学知识普及程度和深度较差，使得人们重看病、轻防病、重治疗、轻预防。

要点三：平台服务是以企业为主体，对接高端医疗资源，面向基层医疗机构与家庭，形成培训、知识普及、数据检测（包括 18 项生理参数指标）、个人健康检测报告提供、慢性病监测管理与咨询服务，实现了健康管理的区域全覆盖。

一、概况

利安科技采用"一云三端"的模式架构，主要有智慧社区数字服务云平台、全民智能健康管理云平台及"多参数检测仪"可穿戴智能设备。形成以数据采集为基础、以网络平台为通道、以健康管理服务为核心的开放式、兼容性健康管理服务，通过随时、全周期的动态监测来替代一年一次的体检。通过线上全智能+线下专家级体验式面对面的医疗服务模式，创造"有病智医，无病智养，医而转养，养而不医"的健康生活理念。同时，制定了完善的培训与管理流程，从监测设备功能及使用方法、软件 App 下载及功能操作、健康数据采集及实操等多方面，形成了严格的具有智能化、医疗专业等级、18 项检测指标的个人健康评估评审报告。

2016 年 1 月，该系统平台正式启动并正常运转；2018 年，进入社区健康管理服务站及居民家庭，运行效果反应良好，并荣获多个国家级奖项。目前，已组建并培训卫生部门专家 12 人、设备平台研发工程师 4 人、设备维护技术人员 4 人、设备数据采集人员 35 人、社区推广宣传小队 20 人等相关团队共计 75 人。截至 2018 年 4 月，共进驻小区 200 个，开展户外活动 150 场次，室内健康讲座 100 余场，采集有效数据信息 1218000 人次。为各企事业单位、医疗机构及社区居民提供智慧医疗健康管理基础运营落地方案。参与运营的互联网+家庭健康管理项目已覆盖北京、河北、浙江、辽宁、山西、宁夏、青海、新疆等多个省市。

二、技术体系与平台架构

利安科技研发了具有自主知识产权的全民智能健康管理云平台（图 7-11），推广智能健康多参数检测仪赋能患者，并在微信端提供个性化的智能健康管理云服务，创建移动互联网+健康双联体模式惠及民生。

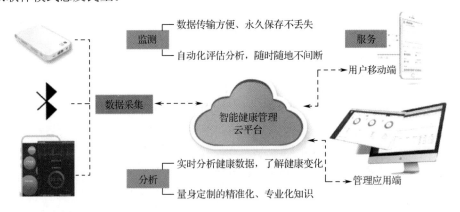

图 7-11　全民智能健康管理云平台

（一）产品技术及应用

系统包括硬件和软件两个部分。硬件是可穿戴设备，采用先进的红外、光电、生物电传感技术通过蓝牙连接智能手机，检测人体 18 项指标。软件是全民智能健康管理云平台，通过数据采集、分析，提供健康生活方式指导，实现了智能健康检测整体解决方案。

（二）平台架构与功能

全民智能健康管理云平台架构与功能如图 7-12 所示。

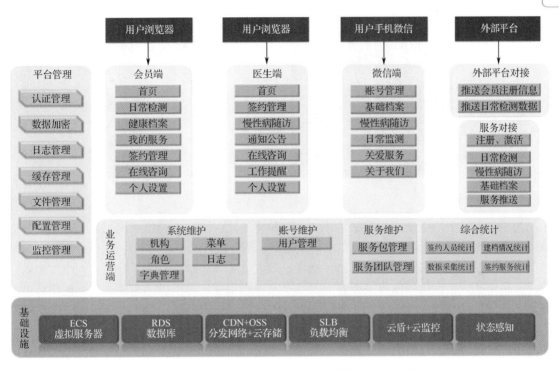

图 7-12　全民智能健康管理云平台架构与功能示意图

1. 检测端：医疗级智能可穿戴设备——QR-103 多参数检测仪

其创新性技术算法包括单手指触摸光电反射式脉搏波血压检测算法、光电反射式脉搏波实时呼吸检测算法、光电反射式脉搏波实时心率检测算法、额温算法补偿检测技术、反射式光电——单手指心率/血氧检测算法技术、生物电极式——单导心电图/身体指数检测算法技术，可检测 18 项身体指标如下。

（1）基础健康检测：血糖、血氧、体温、心率、心电图、血压、呼吸频率、皮肤水分、皮肤油分。

（2）身体指数检测：体脂率、体质指数、基础代谢率、皮下脂肪、内脏脂肪、肌肉比例、骨量、身体水分、基础代谢年龄。

其技术功能特点为硬件终端设备采用红外光电传感器、红外温度传感器、生物电传感器和血糖采集技术，获取心率、血氧、心率波形、体温、血压、心电图、血糖、身体机能、身体指数等数据，通过蓝牙传输至智能手机，在手机应用功能进行健康自助评估服务。系统根据预设不同年龄段、性别健康数据库，进行自动分析并给出评估结果。该产品具备小型化、方便携带的特点，被称为"口袋医生"。

经过 6 年对人体模型的数据分析潜心研发，2017 年 11 月 6 号，QR-103 多参数检测仪通过了 CFDA 的二类医疗器械注册，并获得了生产许可证，填补了国内医疗级智能可穿戴设备的空白。

2. 服务端：智能化、个性化的微信健康管理服务

微信服务端示意如图 7-13 所示。

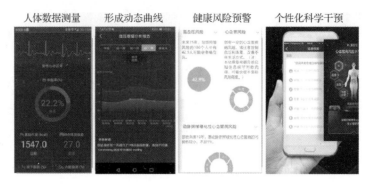

图 7-13　微信服务端示意图

为避免市场上千篇一律的健康知识文章库和模式化、固定化的推送规则，及时生成并提供医疗级诊断结果。系统采用居民电子健康档案、基本医疗与健康体检中常用的 500 多种常见健康信息，融合了万余种逻辑算法，结合运用人工智能与专家系统进行智能判断与逻辑分析，提供精准、个性化的健康干预方案，每个服务产品都包含了以亿为单位的个性化组合分类，实现面向大人群、大数据、广覆盖的个性化健康管理服务。通过对个体健康水平的量化、动态、可视化展现，对健康数据积累与状态变化进行跟踪分析，对个人数据与人群平均数据进行对比分析，以及为个人提供的真正个性化、人性化的健康管理服务方案，增强服务体验并提高用户黏性。

目前，微信服务端能够提供的较为成熟的健康服务项目主要针对高血压、糖尿病、高血脂等慢性病，还可以提供以各类健康危险因素干预的亚健康管理服务方案。

3. 云端：全民智能健康管理云服务平台

全民智能健康管理云服务平台是为家庭健康及慢性病管理流程而设计的，包括家庭健康及慢性病管理风险自我评价体系建设；患者血压、血糖监测周报；患者血压、血糖监测月报；患者健康指数报告；健康教育等极具用户黏性的贴身服务设计。既可赋能基层医疗在临床的辅助决策，包括高血压风险评估服务、糖尿病风险评估服务、冠心病风险评估服务、脑卒中风险评估服务；又能个性化地服务百姓，让患者成为健康的主宰者，化被动为主动，降低就医成本。

由全民智能健康管理云平台、多参数检测仪、微信健康云服务组成的健康、慢性病管理产品方案，可以把每个家庭成员的实时健康信息和医疗机构的诊疗信息有效对接，让医生真正了解每个人的身体情况；可以为企事业员工进行动态健康管理，让决策者把握企业未来；可以为社区内居民进行健康筛查和健康知识普及，让居民的健康握在自己手里；更是基层卫生机构的好帮手、慢性病患者的福音，社区医生实时可知病患的身体指标，使慢性病可知、可防、可控。

三、商业模式与服务成效

1. 商业模式

在新的技术条件下，对于居家人群的体征进行持续性监测已成为可能，已经通过 CFDA

二类医疗器械注册认证的 QR-103 多参数检测仪作为便携式智能可穿戴移动检测设备，除了带给用户更方便的体验感受外，还可以让人们通过长期监测采取及时、有效的对应措施，在人们生活质量大大提升的同时也节省了大量的医疗资源。

（1）家庭健康管理

社区居民通过购买或租赁智能可穿戴健康自检仪的方式，在家就可以测量自己的健康数据。患者和家属、基层社区医生都可以通过健康管理云平台系统查询信息。

社区卫生服务中心的后台系统与健康管理云平台融合，全科医生将这些居家采集的居民身体数据进行分析并给出患者评估报告，从而即时给用户提供科学的健康指导，帮助居民合理地安排健身运动及膳食；居民可以在线与专家进行咨询和交流，从而解决目前社区医护人员数量不足的问题，这种模式便捷、快速、准确而高效，能最大效率地为患者提供健康管理服务。

（2）企事业职工健康管理

开展的企事业职工健康管理是以职工关爱为导向，全员管理员工健康。将一年一次的体检福利，变成全年、动态、全周期的健康管理红利。各单位按科室划分，配备智能多参数检测仪，采集、监测、关爱职工健康。企业人口规模在 500 人以内的，在 2 个月内就能实现对试点单位职工健康管理的全覆盖。

服务内容包括建立职工电子健康档案，开展职工健康教育、对高危作业职工的健康评估、预警和干预、进行健康管理。

（3）特殊人群健康管理

《残疾预防和残疾人康复条例》于 2017 年 7 月 1 日起实施，国家残联、利安科技携手打造残疾预防与康复精准传播云服务平台。对全国 8000 多万重点残疾人群的健康数据采集、健康管理项目已经立项，试点工作在银川市刚刚启动。残疾预防与康复精准传播云平台的服务，旨在以社区和家庭为基础，坚持普遍预防和重点防控相结合；建立残疾人信息收集、共享制度；将残疾预防和康复融入疾病防控管理服务之中，提升康复服务水平；帮助残疾人掌握自身健康状态，减轻功能障碍，增强生活自理能力和社会参与能力。残疾预防与康复精准传播云平台如图 7-14 所示。

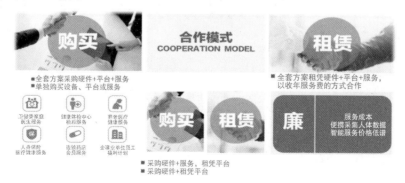

图 7-14 残疾预防与康复精准传播云平台

2. 服务成效

媒体报道的服务成效如图 7-15 所示。

政府综合管理

为地方政府主管部门提供辖区大数据汇总、统计、分析，提供质优价廉、安全高效、标准规范的大人群、广覆盖的健康管理服务，降低服务成本提升决策效率，带动区域健康产业发展。

基层医疗赋能

提供健康数据信息，提升基层医生的诊治能力，促进家庭医生签约；实现医疗资源下沉、远程医疗、分级诊疗，实现医患多渠道连反馈，加强慢病管理，改善居民健康状况，防止发展成为重症。

企业健康促进

为事业、集团公司改善员工健康状况，提升工作效率、减少企业医疗保健费用支出、增加经济效益，从而促进企业良性持续发展。为社会机构提供个性化增值服务，让机构运营更加快速高效、智能化。

健康普惠民生

居民用户及时、便捷地检测身体健康状况，获取个性化、专业化、可视化的健康管理方案；智能分析健康数据，随时知晓健康变化情况，帮助居民进行健康及慢病管理，享受远程医疗和医生指导服务。

效果评价 2015年12月，首都医科大学在北京市朝阳区左家庄、团结湖、劲松、奥体中心、平房、南磨房、呼家楼二社区、望京等社区选择高血压患者400例研究可穿戴设备的应用效果。

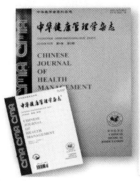

可穿戴健康监测设备
在社区高血压患者管理中的应用效果评价

首都医科大学卫生管理与教育学院 李星明

中华健康管理学杂志，2018,12

关键词：高血压 社区卫生服务 健康管理 可穿戴设备

摘要：

目的	评价可穿戴健康监测设备在社区高血压患者管理中应用的有效性和适宜性。
结论	《利安健康管家》可穿戴健康监测设备具有较好的稳定性和可靠性，可以辅助社区医务人员有效地做好高血压患者的疾病管理，且设备能在日常高血压管理基础上，有效提升患者的健康生活方式依从性与血压知晓率和管理率，辅助患者有效减少疾病负担，提升生活质量。

图 7-15　服务成效

利安科技与宣武医院、阜外医院、湘雅医院等医疗机构共同制定并正式发布了《21 项高血压国家卫生信息团体标准》，使家庭血压检测有据可依。

第三节　案例3：上海"徐汇云医院"医疗服务模式

"徐汇云医院"（简称云医院）是上海市首家智慧医疗试验平台。该平台对于化解分级诊疗、医药分离、医生多点执业、医保联动等当前主要矛盾具有较大的推进和实践作用，成为改善和解决当前"看病贵、看病难"问题的有效途径。

"徐汇云医院"通过前期投入与运行，基本实现预期目标，形成具有一定规范的云医院诊疗方式和服务流程，通过"1+1+1"3 级医疗机构及职业医护，为病患、群众提供视频看医生服务，以及多种形式的健康管理及随访。将医疗服务及健康管理延伸至家庭、居委会、社区、养老机构、工会单位、社会药房，辐射至包括边远山区的每一位患者百姓。截至目前，已经有 220 万辖区内居民和全国 30 万人员接受了线上服务，取得了一定的知名度和影响力，受到党和国家领导人及相关部门的重视。

要点一：以大型综合性三级甲等医院为主体，承担了网络诊疗中的医疗责任，患者是以信任医院为前提的，避免了虚拟网络诚信问题；利用网络技术，解决了高端专业化医疗资源的"一号难求"问题，可实现远程无缝对接，也解决了百姓"看病难，看病贵"的社会性难题，为推进医改提供了示范案例。

要点二：通过医院选择并使用的各类终端仪器设备，智能终端产品下沉到企事业单位、街道医疗机构、社区及家庭。在医疗专业化决策、技术水平、设备功能、数字采集与应用的专业化能力等诸多方面，都发挥了从专业水平到医疗责任、从慢性病诊疗到健康管理的一条龙服务作用，形成了产用结合的产业链和有机整体。

要点三：服务内容的精细化和层级化可满足不同人群的个性化需求。通过不同层级和类别的会员制度，按照跨区域、按病种类型进行分类管理；结合人工智能与专家系统，提供24 小时实时专业化的慢性病咨询与管理，形成不同病种类别的专业化慢性病大数据，为区域卫生健康和预防研究提供可靠依据。

一、基本情况

上海徐汇区中心医院创建于 1934 年，年门急诊量为 110 万余人次，住院人次为 3 万人，年收入为 9 亿元。其拥有核磁共振、CT 扫描、彩色超声心动仪、电子内窥镜、高压氧舱、CCU 和 ICU 监护系统等先进的现代化临床诊疗设施与设备，汇集了一大批专业的医务人员及科研人员。上海徐汇区中心医院是国内首批智慧医疗试验平台，是通过大数据、云计算、物联网、人工智能等信息技术运用，结合医院各种医疗资源，将智慧医疗与健康服务有效融合的创新性应用的平台。通过"未病先知、未病先治"理念创新模式的探索，尝试解决当前医改过程中的分级诊疗、医药分离、医生多点执业等诸多问题，改善了辖区内当前"看病贵、看病难"问题，同时推行与实现"个人健康管理信息化"，加快推进智慧医疗与健康养老模式的有效结合，是"居家养老、社区与机构帮老、科技助老"的养老模式顺利实施的有效途径。云医院把智慧医疗和健康养老的创新性服务理念，推向每一个家庭，融入百姓的日常生活。云医院智慧医疗服务平台示意如图 7-16 所示。

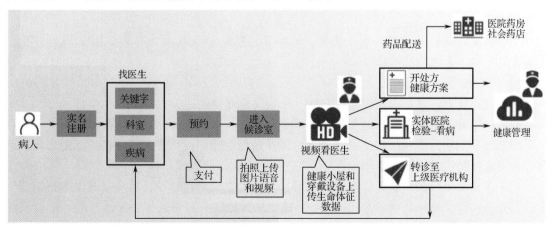

图 7-16 云医院智慧医疗服务平台示意图

二、系统结构和体系架构

(一)系统结构与功能

云医院系统结构与功能示意如图 7-17 所示。

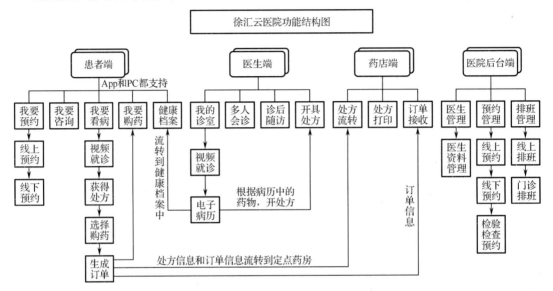

图 7-17　云医院系统结构与功能示意图

1. 患者端

1)我要预约

在客户端可看到医生介绍和医生线上的排班时间,患者可以根据自己的时间来预约医生。医生上线开诊室时,系统会发出提示信息,患者可直接上线就诊。

2)我要咨询

当患者要询问检验检查报告、康复、营养等问题时,可进入"我要咨询",现已开设康复科、营养科、血液科等科室。

3)我要看病

(1)视频就诊:患者进入相应诊室后,开始视频就诊。

(2)获得处方:在线就诊结束后,获得医生处方,并附有医生的电子签名。

(3)选择购药:患者可根据系统提示,选择是否购药,可选择到定点药房、医院药房购药,也可选择药房、医院配送药物。

(4)生成订单:当患者选择配送药物后,系统会生成配送订单,并可以在"选择购药"中查看到当前订单及配送状态。订单和处方信息同时流转到患者选择的配送方。

4)我要购药

在"我要购药"中,存放着患者所有的处方信息和产生的药物配送订单。为了防止患者乱买药和买错药的情况发生,处方信息可生成药物配送订单的期限为 3 天。过期后处方不能生成订单，也无法在定点药店或医院药房购药。

5）健康档案

就诊结束后，医生会发送一张电子病例给患者，并转存在个人健康档案中。患者可查看自己线上病历，其中包括了健康提醒、健康评估、健康方案等内容。

2. 医生端

1）我的诊室

（1）视频就诊：医生开启自己诊室，有患者进入后，医生进行接诊，接诊后就可以和患者进行面对面、实时的线上视频问诊。

（2）电子病例：当患者进入诊室后，会显示一张当前患者的电子病例，其中包含有患者基本信息。也可获得通过可穿戴设备检测到的数据和远程影像，供医生诊断参考。同时具备帮助患者预约线下的检验/检查项目和下次线上复诊的时间等功能，并将问诊内容流转到患者"健康档案"中。

2）多人会诊

可通过现有的各种通信传输媒体，将人物静态和动态图像、语音、文字、图片等多种信息分送到各个用户的终端设备上，使得在地理上分散的用户可以共聚一处，通过图像、语音等多种方式交流信息，增加双方对内容的理解能力，使人们犹如身临其境参加在同一诊室一样。

3）诊后随访

医院对诊治后的患者通过各种方式，定期跟踪、了解患者病情变化，通过发布随访任务，患者配合完成，对患者进行专业性的康复指导。

4）开具处方

医生根据电子病例中的药物信息，开具处方，并带有医生独有的手写的电子签名。如果处方中没有电子签名，此处方不予有效。开出的处方会流转到患者端，在患者"选择购药"后，会发送到药店或者医院药房。

3. 药店端

1）处方流转

在患者"选择购药"后，系统将处方发送到药店。药店终端接收处方信息并留底。患者就可以凭借客户端的处方信息来药店购药。

2）处方打印

处方信息需要电子留底，也需要纸质留底。

3）订单接收

如果患者选择药物配送，订单将发送到药房，药房根据订单信息进行药物的配送。

4. 医院后台端

1）医生管理

对医生资料进行管理，包括医生信息、医生会诊量等。

2）预约管理

包括线上预约、线下预约和检验/检查预约。

3）排班管理

包括线上排班和门诊排班。

（二）体系架构

云医院体系架构如图 7-18 所示。

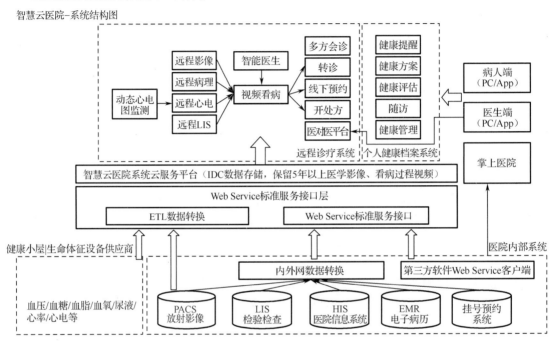

图 7-18 云医院体系架构

1. "数字化医院+徐汇云医院"全面建设与打通

（1）数字化医院是核心、是阵地。其指医联体实体的医院信息化建设与共享开放，包括电子病历、HIS、LIS、PACS 的建设与互通交互。医联体掌上 App 的打通，在诊前预约、挂号方面可实现三级优势资源的合理分配。

（2）徐汇云医院是主线和纽带。以视频看医生为重心，集远程会诊、远程心电、远程影像、远程病理、远程检验为一体，实现云预约、云挂号、云支付、云配送，更融入远程医疗机器人、医用可穿戴设备、居家智能终端等。进一步依托顶层设计，依托大数据、云计算、物联网技术，将"云医院"全面升级为实际意义上的"智慧云医院"。

（3）实体虚拟医院的全面打通。实体的数字化医联体医院，包括推出"徐汇云医院"的上海市徐汇区中心医院，以及新近组建的医联体所属医院——复旦大学附属中山医院和社区卫生服务中心，都是由三级医疗机构组建的医联体实体。上海市徐汇区中心医院的 420 名注册执业医师及 421 名注册执业护士构建了云医院医务团队主体，徐汇区医疗资源丰富，包括医联体在内的近万名医护人员已纳入云医院。虚拟云医院，背靠向线上延伸的三级医疗机构及医护人员，以医疗服务为重心、以健康随访为延伸，依托实体医院的数字化建设进程，实现院内院外、线上线下的信息贯通与流转。

实体与虚拟医院全面信息数据对接、三级医疗机构信息数据的全面打通开放共享、三级医疗团队云扁平化管理等正在全面推进，医疗资源合理配置不是空话。

2.　云上共享、云下给力的"分级诊疗+医药分开"

三级医疗机构的检验/检查报告在云端流转，是实现"人流社区、大病去医院"的便捷实践途径。社区患者在"云医院"上可方便地找到医生"视频看病"，一、二级医院解决不了的病例可在云首诊医生的帮助下转诊到云上级医生处，患者通过"视频看专家"接受医联体的知名专家解读检验报告（如心电、病理及影像）。基于线上的转诊，患者可享受线下的优先优惠政策，如优先住院、检查、手术，以及挂号费减免优惠等。基本实现轻中症线上处理，重危症云上移动数据，线下基本不动、必要时云转诊后落地二、三级医院抢治，切实体现分级诊疗要求"人留社区，大病去院，疑难重症看 3 级"。患者数据在云上共享，便于上级医院医生的调阅解读，更方便了普通老百姓共享紧缺医疗资源、于云端获得了公平的医疗并可落地享受到基于线上的线下优先治疗，助力了单纯线下很难实现的分级诊疗。

目前，自费患者已实现处方流转及药品配送，医保患者可在"云医院"签约的社会药房"视频看病"后支付取药，这是实现"医药分开"的初探。

三、运营管理模式、服务模式、商业模式和盈利模式

徐汇云医院启用实体医院与互联网结合，即"实体医院+虚拟医院"的运营管理和服务模式。服务端是由以徐汇区中心医院为主体的包括架构在云医院上的三级医院及一级医院等实体医院组成，医疗卫生人员由以徐汇区中心医院为主体的包括在网上注册的三级医院及一级医院的医护技人员组成，进行排班协同工作。需方端采用会员制，是通过允许的实名注册的个人、家庭及单位会员。

"实体医院+虚拟医院"是把多家实体医院的功能与服务延伸到云端，打造 O2O 的医疗服务模式，达到线上线下的优势医疗资源整合。在实施操作中，以医联体、分级诊疗、远程医疗、双向转诊、慢性病管理、家庭医生制、医养结合等为主轴而开展工作。最终目的是为患者提供院前咨询、挂号预约、购药、收费、检查结果查询、联系专家或病床、院后随访、院外康复等全程无缝隙的医疗的闭环、多家医疗机构协同服务、以患者为中心的健康管理服务，实现向全新医疗服务模式、医疗职能和医疗边界的转变。

（一）运营管理模式

1.　管理结构与范围

目前，徐汇区中心医院为"徐汇云医院"的运营主体，购买第三方技术公司的技术支持与运营服务，签约社会药房 90 家、养老机构 41 家、上海市总工会会员单位 130 家、上海市医疗急救中心、保利集团养老社区 3 家、迪士尼等，形成闭环、合作共赢的模式，并在政策允许下逐步融入第三方投资机构持续运行。

2.　三级管理

第一级是院长总负责制。实行"一把手"工程，分管副院长具体负责，总体设计方案经

院党政联席会议通过，院领导班子形成合力全力支持。第二级是职能部门负责制。门诊办公室、信息科、第三方公司具体负责落实。第三级是团队组长负责制。由医疗团队、健康管理团队、技术支持团队、管理团队负责，分设组长。

3. 制度规范

在实践中制定，边实践边修订。在国家法律、法规、制度框架下，医院制度允许范围内，徐汇云医院制定了 53 项工作制度，并明确列举、引证了国家最新出台的相关政策 11 项。将这一创新工作推进中呈现出的突出问题，予以罗列总结，并不断修订完善《徐汇云医院工作制度》，拟摸索一条可行的实践规范。

4. 奖惩机制

自创建开始，制定了一系列的激励政策，陆续出台了 10 项奖励激励举措，涉及云医院实名制注册、云医院 App 下载、关于住院及门诊部加强云随访的奖励办法、云医院医护绩效考核办法、关于云医院微视频的遴选与奖励方案等。其核心目的是鼓励创新，奖励实干。医院内外踊跃下载使用量已近 6 万，近 2 成的用户与云医院的黏性很高且其比例在逐月上升。医院上下积极献言献策，成效显著。

（二）服务模式

1. 院外布点

目前，云医院院外布点共 300 余家，其中上海市总工会会员单位 130 家、社区卫生服务中心及站点 30 家、社会药房 90 家、养老院 41 家、街道居委会 5 家；跨区县签约服务浦东、苏州 2 家医院，更将这一创新医疗服务模式延伸至甘肃省卫计委属下医疗机构 10 余家、江西赣江的卫生院；此外，沃尔玛山姆店、保利集团养老社区、迪斯尼均已落地服务。

2. 院内服务

200 平方米独立建筑，11 位全职全科"云医师"、5 名健康管理师、2 名技术客服全日制服务；全院 420 名医生及 421 名护理人员提供线上线下结合的医疗健康服务。远程会诊中心逐步实现了远程心电、远程病理、远程影像、远程检验；各临床科室办公区、各医技科室办公区、云急诊 365 天 24 小时无休，汇聚云专家、云医师、云影像师、云检验师、云营养师、云麻醉师等。

3. 全程服务

提供诊前的分诊、预约、挂号，诊中视频看医生、诊间预约、叫号提醒，诊后支付、取药、随访、健康管理的全程医疗服务。

4. 8 大服务功能

上海"徐汇云医院"8 大服务功能包括视频看医生，远程心电、影像、病理检验，全程云随访，全程云健康管理，云预约，云挂号，云支付，云配送。目前，正实现 8 大服务的模块化管理与运营（见商业模式）。

（三）云医院的商业模式和盈利模式

1. 实名制和会员制

（1）单位会员：以年费形式。可根据单位会员人数分级，也可根据服务项目分层，分为A、B、C 3套，以此升级。

（2）个人会员：以会员卡形式。可根据年限分级，分为 1 年、3 年、5 年，也可根据服务项目分层，分为 A、B、C 3套，以此升级。

实行实名制和会员制，根据不同需求制定相应的服务项目，并收取相应的服务费以保障持续、正常运营。同时保证医疗数据的真实性、完整性，并为将来可能实现的医保支付的线上延伸、网上医疗项目收费标准，以及随之带来的效益作全面铺垫。

2. 产业链延伸

（1）会员单位及个人会员的服务年费。目前，徐汇云医院主要盈利点聚焦于各布点会员单位针对供方提供的服务项目购买单位会员卡（年费制），约为 900 万元/年；个人会员卡共分 9 种，预计年销售额为 50 万元。

（2）可穿戴设备、家庭智能终端等硬件销售及租用收益预计为 3000 万元/年。

（3）医用机器人租用收益为 10 万元/年。

（4）药品销售收益分成为 250 万元/年。

（5）大数据服务收益为 100 万元/年。

（6）专业培训收益为 50 万元/年。

（7）医养结合延伸收益为 100 万元/年。

（8）广告收益为 20 万元/年。

自徐汇云医院正式上线运营以来，与同期相比医院总收入上升逾 10%，间接收益值为 0.9 亿元，其中，医疗收入上升近 30%，抵消甚至弥补了医药分开引发的医院收入下降，云医院模式下的分级诊疗及医药分开已取得显著成效。效率的提高、患者满意度的提升，缓解了"看病难、看病贵"的问题，云医院成为新医改实践初具成效的有力佐证。

四、经验体会和创新点总结

（一）起步早、发展快，引领性好

早在 2002 年，朱福医生开发了"智能化高血压病专家系统"，并于 2010 年 10 月率先搭建了"高血压网络医疗平台"，为高血压患者提供便捷、经济、规范的医疗服务。2011 年，上海市徐汇区卫生健康委及上海市科委又予立项资助，上海交大 IT 博士后加盟技术支持。2014 年 7 月，该项目获批国家科技委员会中国高科技产业化研究所科技成果鉴定。2014 年 10 月，国家卫生健康委吴阶平医学基金会予重大项目立项"基于大数据云计算慢性病移动医疗管理模式的构建"，项目资助 270 万元，后徐汇区卫生健康委及上海市徐汇区中心医院分别予 1∶1∶1 资金配套支持，为项目顺利推进奠定了坚实的基础。随"互联网医疗"的各项政策出台，给开创人巨大动力与畅想空间，率队在短期内研发出"视频看医生"功能，2015 年 8 月，徐汇云医院试上线，大型公立医院搭建、医生专业、患者踏实。2015 年 10 月，中国医药教育协会医学科技促进会审批上海市徐汇区中心医院为医学科技成果转化基地，资助 300 万元。2015 年 12 月 16 日，"徐汇云医院"正式上线运营。

（二）勇承担、敢突破，创新性强

1. 院长主抓落实"一把手"工程

平台建设是医院的一项重要工作，朱福院长亲自挂帅，医院领导班子团结一致，并执行三级管理：院部、门办协助信息及第三方信息技术公司、云医院团队。从医疗业务、技术、管理层面予以统筹协调分工管理。

2. 调动雄厚医疗资源支持"视频看医生"

420 名专业注册医师及 421 名执业注册护士构建了徐汇云医院的医疗团队主体，依托医联体及徐汇区丰富的医疗资源（复旦大学附属中山医院等三级医院 10 家、大华医院等二级医院 4 家、社区卫生服务中心 13 家及其站点、社会办医 100 余家，共万余名医护人员）；为患者、百姓输送专业医师的标准化诊疗及健康管理服务，老百姓体验便捷就医的同时，更享受着有效的治疗、安心的医疗。

3. "医院+互联网"模式落地有声

要真正解决老百姓"看病难、看病贵"的问题，让福音落地惠及百姓。朱福院长认为必须着陆实体医院，依托互联网、物联网最新技术，将大部分医疗延伸至线上去完成，云端可以覆盖线下无法触及的数据开放共享、人力协同共享（当然其可行、高效的实践依赖于区域信息数据打通、医师多点执业等政策的真正落地）等资源整合，以提高效率、减轻百姓负担。如此，实体医院的负荷明显减轻，可以将小部分线上无法完全解决的抽血、手术、住院，落地完成，减少病患往返与费用的同时，更使实体医院，尤其是大型二、三级医院可将重心放在危重、疑难、急救病人的救治工作上来，将重点落在科研教学培训上。徐汇云医院在"1+1+1 双向转诊的云分级诊疗模式"的实践中，体会颇深，此"医院+互联网"创新模式明显较单纯传统医疗模式提高了效率，分级诊疗率得到提高，伴随医药分开正逐步在云端显现完成。

4. 夯实基础建设、服务运维创新、管理商业并重，运营模式初见成效

（1）基础建设：基础建设针对数据的安全、采集、储存和分析。随工作的推进，各种相关数据将是海量的"大数据"，为管理和应用好这些数据，保障其安全性，经医院反复论证后决定搭建"徐汇智慧云医院服务平台"。

（2）服务运维模式：注重院外布点、院内服务的模式。采用最新内网穿透技术保障视频通畅，逐步建立自身数据平台，实行 CA 认证，保障医院正常运维。

（3）管理商业模式：徐汇云医院的三级管理体系，从制定制度、规范培训、奖惩机制，到完善管理，仍须国家出台相应的法律法规及指南规范；实行实名制+会员制，目前对单位

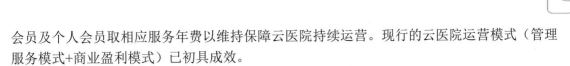

会员及个人会员取相应服务年费以维持保障云医院持续运营。现行的云医院运营模式（管理服务模式+商业盈利模式）已初具成效。

5. 医疗健康为主线，研发创新为核心，智慧医疗不是梦

为大众提供基于线上的、落地的、便捷规范的医疗健康服务是医院工作主线；创新才会有生命力、才可持续，可穿戴设备的研发与数据对接、家居智能终端的开发与互联互通、医用家用机器人的开发与智能应用、人工智能的初探实践等核心技术不断升级。依托大数据、云计算、物联网等最新技术，融入 3D 打印、人工智能、VR 等技术，创新没有止境。

五、运营中存在的突出问题和矛盾

（一）软硬件问题

1. 服务器问题

现有的应用服务平台为服务对象提供安全、可靠和高并发处理服务的能力不够，未来需要一个拥有良好扩展性的平台，来支撑并高效开展更多的应用和服务。防止 DDoS、漏洞攻击及网络欺诈，保证云医院工作平台有 7×24 小时的服务时间窗。在日后云医院的运营中，如何处理日益增长的数据是需要慎重考虑的一件事情。以后，在视频云、影像云、心电云的建立方面，服务器的考量是相当重要的。

2. 网络问题

信号数据的传输直接影响用户的体验、医务的诊疗效果，图像与音频的模糊现象仍有发生。首先，医院内部 WiFi 全覆盖，徐汇云医院各系统专网专线，更须考虑到院外主要布点的专网专线布局，如社区卫生服务中心及站点、加盟的大华医院、主要的街道居委会、养老院等。基础建设的夯实是这项重大工程得以顺利、稳健推进的基石。

3. 技术能力与安全问题

目前，病历文本结构化输入仍存在能力不足、服务效率不高等问题，应予以升级改造，适当可使用智能语音识别技术。为体现云医院工作平台的专业性，使虚拟医院表现出实体医院服务的严谨性，云医院服务平台亟待实现医患双方身份的登录验证机制。例如，医生端使用数字签名，客户端使用生物识别技术等。

（二）体系架构问题

1. 安全问题

在体系架构中，最突出的问题就是安全问题。系统安全是一项复杂而庞大的系统工程，单靠一种或几种单元安全技术都无法解决系统安全问题。必须以完整的安全体系结构模型为依据，确保整个安全体系的完备性、合理性和适应性，为提供全面的、多方位的和合理的安全服务，切实满足各方面各层次的安全需求，在合理的代价下将各种安全风险降低到可以接

受的水平，最终达到保证正常、可靠运行和使用的目的。

2. 云平台与数字化医院信息的全面打通

云医院线上服务平台必须与实体医院就诊服务系统打通，实现院内院外、线上线下的全程服务闭环管理。

3. 从医疗到健康，再到预防的全覆盖体系建立

目前，云医院以医疗为主线，并逐步延伸至健康管理。如需最终实现智慧医疗，大胆构建从出生到死亡的全生命周期的云管理势在必行。

4. 诊疗平台评价体系的完善

目前，云医院评价标准还较为单一。云医院作为一个区别于传统诊间服务的线上点对点交互服务平台，必须建立诊疗评价服务体系与诊后即时评价机制，以便更好地完善云医院的综合服务质量，合理有效的绩效评估与奖惩对工作的持续改进与推动有重要作用。

（三）人才问题

"互联网+医疗"是跨界融合的平台，需要在互联网医疗方面通过重构就诊流程、医院协同模式、健康管理方式、药品服务形式、保险支付管理结构、治疗诊断方法和数据分析处理能力等方面的服务，重新打造新的医疗生态，衍生出众多的互联网医疗服务模式，需要大批专业化、复合型人才。

一是需要全科及专科医生。需要大量的全科医生能提供在线服务，并帮助用户进行健康管理，医生资源不足是普遍存在的问题。

二是需要健康管理人员。包括健康管理师、助理治疗师或康复理疗师，以及营养师。

三是需要跨界技术人员。具有平台综合设计和处理互联网信息安全处理能力的人员。

四是需要营销人员。不仅要能做移动医疗项目的运营服务团队，而且要有与医疗界打交道的经验，懂得医学知识，了解医疗的属性，将线上线下相结合。

五是需要管理人员。有丰富互联网运营管理经验，有清晰的认识与长远的规划，熟悉医疗健康事业，拥有博大的胸怀与前瞻思维。

（四）政策突破问题

1. 互联网医疗相关法律法规的政策制定的空白

2014 年，《国家卫生计生委关于推进医疗机构远程医疗服务的意见》对远程医疗的具体流程及须具备的条件等进行了规范，但相关法律法规却鲜见。需要医疗界及卫生监管部门、信息技术及监管部门、执法部门、社会各方力量在实践中呼吁法律法规的出台以及修订。例如，"医师网上执业的管理办法""医院+互联网的管理办法""关于互联网医疗的病历管理规定""互联网医疗的电子处方的管理细则""互联网医疗相关的医疗事故处理条例""互联网医疗赔偿损害法""关于网络医疗数据安全的责任认定管理办法""关于保护网络患者隐私权所有权的管理办法"等。为更好地培育这一新兴的医疗模式，希望同时配套建立"互联网医疗保险制度""互联网医疗行为豁免条例""互联网医疗的知识产权认定条例"等。

2. 互联网医疗服务项目的收费标准及医保支付（包括异地医保）的政策空白

目前，我国远程医疗等互联网医疗服务诊疗费用尚未纳入基本医疗保险支付范围，挫伤了医患双方选择互联网医疗服务的积极性。在限定居民每年网上医疗的次数及医保支付总额基础上，从互联网医疗服务的诊疗费用入手，逐步将网上医疗服务各项逐一纳入基本医疗保险基金支付范围，并制定相应收费标准。

3. 医师多点职业政策的真正落地

医师仍是紧缺的医疗资源，虽然医师多点执业管理办法已出台，但受医疗机构约束，或个人职业生涯规划需要，以及继续教育及职称评定、大医疗平台等考虑，医生很难从体制中完全脱身，成为一名真正的职业人或自由人。这就需要政府给医师多点执业更多空间。例如，无须第一用人单位的同意，医师作为职业人可以以个人名义在官方网站注册申请继续教育及职称评定考试并得到平等待遇，医师作为职业人与医疗机构（包括互联网医疗单位）签订工作合约并履行等，所以需要配套相应的在《中华人民共和国执业医师法》中认定多点执业医师的医疗责任认定及保险制度、补偿制度等。

4. 电子处方的流转与网上药品交易的规范及政策

2016 年 12 月，国家食品药品监督管理总局发布《互联网食品药品经营监督管理办法》，放开处方药在互联网的销售。要实现真正的闭环，网上药品交易行为的合法性认定是很重要的环节，是解决互联网医疗"最后 1 公里"的关键，相信此举可加快"医药分开"的进程。患者可自行选定药品配送机构，这就间接打断了一些利益链，减少腐败、促进公平，降低医疗支出。但应对此制定相应的法律法规，进行责任划分，如网上交易的药品在患者出现不可预料的不良反应时的赔偿、网上药品交易的后续服务管理办法等。

5. 互联网医疗的体系标准、实践规范与指南的制定

目前，国内正处于探索初步实践阶段，希望在更多实践点、实践层面上共同积累经验，用循证、科学的态度，同时依托大数据，逐步形成"中国云医院规范实践指导意见""网上医疗健康行为规范与指南"等，并以此为依据，扩大宣传与规范化培训，不断在规范实践中提升优化实践能力与创新意识，使医疗互联网相关的指南规范不断完善，进一步规范实践。

参 考 文 献

[1] 单文卫. 我国医疗设备行业发展的不足与未来展望[A]. 2014 中国医疗设备民族工业发展大会征文集[C].《中国医疗设备》杂志社，2014：2.

[2] 叶玲珑. 基于两部模型的家庭医疗需求与消费结构研究[D]. 厦门大学，2014.

[3] 郭清. 移动智慧医疗与智能健康管理[J]. 健康人生，2014（10）：6-7.

[4] 陈骞. 智能可穿戴设备在医疗健康领域的发展与应用[J]. 上海信息化，2014（12）：83-85.

[5] 黄海诚，汪丰. 可穿戴技术在医疗中的研究与应用[J]. 中国医疗设备，2015，30（1）：1-5.

[6] 孙焱，戴启锐. 可穿戴设备与医疗健康产业关系研究及发展趋势分析[J]. 中国数字医学，2015，10（8）：25-28.

[7] 徐蕾，陈敏亚. 可穿戴医疗设备在医疗监测系统中的应用[J]. 中国数字医学，2015，10（5）：23-24+35.

[8] 赵长勇. 面向智慧医疗的诊断信息数据挖掘应用研究[D]. 浙江大学，2014.

[9] 邹北骥. 大数据分析及其在医疗领域中的应用[J]. 计算机教育，2014（7）：24-29.

[10] 黄波. 基于云计算的医疗联合体信息化建设研究[D]. 北京交通大学，2014.

[11] 姜黎辉. 移动健康与智慧医疗商业模式的创新地图和生态网络[J]. 中国科技论坛，2015（6）：70-75.

[12] 李瑾，赵琦，骆文香. 移动智慧医疗系统的构建与思考[J]. 东南国防医药，2015，17（3）：329-331.

[13] 莫胜男，尚武. 智慧医疗服务平台中的移动健康服务[J]. 医学信息学杂志，2015，36（9）：14-17.

[14] 蒲亚川. 可穿戴医疗开启大健康时代[J]. 互联网经济，2015（4）：16-19.

[15] 孙文德，沈风桂，张伟忠. 杭州智慧医疗建设现状及对策建议[J]. 2013，8（4）：34-37.

[16] 汤熙，彭丽丽，刘凯琴，等. 家庭养老模式下我国子女养老压力的现状[J]. 医学信息，2015（31）：387-388.

[17] 马广瑞，张永亮. 基于 RFID 技术的药品物联网仓储管理的分析与设计[J]. 速读旬刊，2016（4）：364.

[18] 杨坤，邵蕾. 大型医院医疗设备采购流程精细化管理的探讨[J]. 生物医学工程学进展，2014，35（2）：108-111.

[19] 姚国红，吴豪，刘运成，等. 基于互联网+技术医疗设备招标采购管理系统的构建[J]. 人民军医，2015，58（10）：1239-1240.

[20] 余进，胡益民，甘霖，等. 物联网技术在消毒医疗器械追溯管理中的应用[J]. 中

国医疗设备，2014，29（12）：95-97.

[21] 褚湜婧，王猛，杨胜慧．典型福利类型下居家养老服务的国际比较及启示[J]．人口与经济，2015（4）：119-126.

[22] 崔恒展．居家养老的源起演变及其内涵探究[J]．山东社会科学，2015（7）：120-124.

[23] 郑秉文．美国的养老制度[J]．中国民政，2015（1）：55-56.

[24] 马颖颖，申曙光．老年医疗保障制度探析[J]．中国社会保障，2014（9）：28-29.

[25] 张新生，王剑锋．发达国家居家养老服务产业及其对我国的启示[J]．理论导刊，2015（9）：79-81.

[26] 仇明．基于物联网 ZigBee 技术的智能社区居家养老系统[J]．佛山科学技术学院学报：自然科学版，2015，39（2）：71-75.

[27] 韩璐，阿细．机器人养老[J]．二十一世纪商业评论，2014（24）：38-43.

[28] 蒋皆恢，潘晓洁，姜贤波，等．基于智能检测与康复的多功能护理床[J]．中国医疗器械杂志，2016，40（1）：47-51.

[29] 孔庆莹，李青云，王波，等．适用于居家养老的智能护理设备应用综述[J]．电脑编程技巧与维护，2015（14）：103-104+108.

[30] 罗超．安防开启智慧养老新模式[J]．中国公共安全：学术版，2015（8）：50-54.

[31] 潘峰，宋峰．互联网+社区养老：智能养老新思维[J]．学习与实践，2015（9）：99-105.

[32] 王亮．养老护理智能化系统分析[J]．智能建筑电气技术，2015（2）：83-86.

[33] 徐超．构筑"没有围墙的养老院"——智慧养老新体验[J]．上海信息化，2015（1）：46-48.

[34] 许加明，蒋晓玲．互助服务与智能服务：城市空巢老人居家养老的历史传承及现代创新[J]．社会工作，2015（2）：35-40+59+126.

[35] 朱勇，庞涛．中国智能养老产业发展报告[M]．社会科学文献出版社，2015.

[36] 糕传君，高艳杰，曲鸿儒，等．养老院智能护理系统的设计及应用[J]．中国医疗设备，2015，30（9）：76-78+81.

[37] 左美云，陈洁．"SMART"智慧居家养老新模式[J]．中国信息界，2014（4）：41-43.

[38] 左美云．智慧养老的内涵、模式与机遇[J]．中国公共安全，2014（10）：48-50.

[39] 易旻，张佳悦．中国未来理想养老方式——前医后院养老方案[J]．中小企业管理与科技（上旬刊），2016（8）：149-150.

[40] 廖毅敏，秦业．互联网健康养老：打造智慧化养老服务新模式[J]．世界电信，2015（8）：75-77.

[41] 国家卫生计委．中国居民营养与慢性病状况报告（2015 年）[R]．北京，2015.

[42] 李霄，吴艳艳，唐源．远程医疗服务对促进新型社区医疗体系建设的意义[J]．计算机光盘软件与应用，2014，17（2）：22-23.

[43] 黄海诚，汪丰．可穿戴技术在医疗中的研究与应用[J]．中国医疗设备，2015，30（1）：1-5.

[44] 徐蕾，陈敏亚．可穿戴医疗设备在医疗监测系统中的应用[J]．中国数字医学，2015，10（5）：23-24+35.

[45] 孙焱，戴启锐. 可穿戴设备与医疗健康产业关系研究及发展趋势分析[J]. 中国数字医学，2015，10（8）：25-28.

[46] 李瑾，赵琦，骆文香. 移动智慧医疗系统的构建与思考[J]. 东南国防医药，2015，17（3）：329-331.

[47] 莫胜男，尚武. 智慧医疗服务平台中的移动健康服务[J]. 医学信息学杂志，2015，36（9）：14-17.

[48] 倪荣，陈启岳，楼毅. 智慧医疗背景下移动在线支付医疗模式创新应用[J]. 医学信息学杂志，2014，35（12）：8-12.

[49] 廖毅敏，秦业. 互联网+健康养老：打造智慧化养老服务新模式[J]. 世界电信，2015（8）：75-77.

[50] Bernard Kamsu-Foguem. Systemic modeling in telemedicine[J]. European Research in Telemedicine, 2014, 3(2): 57-65.

[51] Bernard Kamsu-Foguem. Ontological view in telemedicine[J]. European Research in Telemedicine, 2014, 3(2): 67-76.

[52] Kamsu-Foguem B，Tchuenté-Foguem G, Foguem C. Conceptual graph operations for formal visual reasoning in the medical domain[J]. IRBM, 2014, 35(5): 262-270.

[53] Kamsu-Foguem B，Tchuenté-Foguem G, Foguem C. Using conceptual graphs for clinical guidelines representation and knowledge visualization[J]. Information Systems Frontiers, 2014, 16(4): 571-589.